Kohlhammer

Die Herausgeber

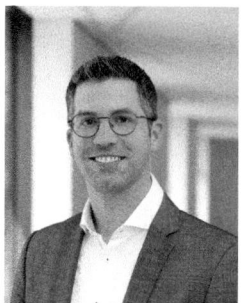

Prof. Dr. phil. Kai Koch, Professor für Musik und ihre Didaktik an der Pädagogischen Hochschule Karlsruhe und erster Vorsitzender der Deutschen Gesellschaft für Musikgeragogik (DGfMG e. V.).

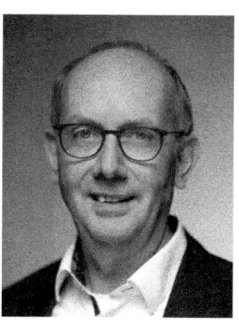

Prof. Dr. phil. Bernd Reuschenbach, Professor für gerontologische Pflegewissenschaft und Qualitätsmanagement an der Katholischen Stiftungshochschule München.

Kai Koch/
Bernd Reuschenbach (Hrsg.)

Musik in der Altenhilfe

Gestaltung musikalischer Angebote
für ältere Menschen

Verlag W. Kohlhammer

Dieses Werk einschließlich aller seiner Teile ist urheberrechtlich geschützt. Jede Verwendung außerhalb der engen Grenzen des Urheberrechts ist ohne Zustimmung des Verlags unzulässig und strafbar. Das gilt insbesondere für Vervielfältigungen, Übersetzungen, Mikroverfilmungen und für die Einspeicherung und Verarbeitung in elektronischen Systemen.

Die Wiedergabe von Warenbezeichnungen, Handelsnamen und sonstigen Kennzeichen in diesem Buch berechtigt nicht zu der Annahme, dass diese von jedermann frei benutzt werden dürfen. Vielmehr kann es sich auch dann um eingetragene Warenzeichen oder sonstige geschützte Kennzeichen handeln, wenn sie nicht eigens als solche gekennzeichnet sind.

Es konnten nicht alle Rechtsinhaber von Abbildungen ermittelt werden. Sollte dem Verlag gegenüber der Nachweis der Rechtsinhaberschaft geführt werden, wird das branchenübliche Honorar nachträglich gezahlt.

Dieses Werk enthält Hinweise/Links zu externen Websites Dritter, auf deren Inhalt der Verlag keinen Einfluss hat und die der Haftung der jeweiligen Seitenanbieter oder -betreiber unterliegen. Zum Zeitpunkt der Verlinkung wurden die externen Websites auf mögliche Rechtsverstöße überprüft und dabei keine Rechtsverletzung festgestellt. Ohne konkrete Hinweise auf eine solche Rechtsverletzung ist eine permanente inhaltliche Kontrolle der verlinkten Seiten nicht zumutbar. Sollten jedoch Rechtsverletzungen bekannt werden, werden die betroffenen externen Links soweit möglich unverzüglich entfernt.

1. Auflage 2024

Alle Rechte vorbehalten
© W. Kohlhammer GmbH, Stuttgart
Gesamtherstellung: W. Kohlhammer GmbH, Stuttgart

Print:
ISBN 978-3-17-042424-1

E-Book-Formate:
pdf: ISBN 978-3-17-042425-8
epub: ISBN 978-3-17-042426-5

Vorwort

Für Menschen, die von chronischen Erkrankungen betroffen oder zunehmend auf Pflege angewiesen sind, erschöpft sich ihr Lebensziel nicht allein im Streben nach »Gesundheit« oder der »Genesung«. Vielmehr sind Lebenszufriedenheit, Lebensfreude, Sinnfindung und Teilhabe die elementaren Bedürfnisse, nach denen sich Menschen sehnen.

Die Qualität der Versorgung, die bauliche und strukturelle Ausstattung, die Mitmenschen und Betreuungskräfte sowie die breite Palette qualifizierter Angebote spielen eine bedeutende Rolle bei der Gestaltung eines lebenswerten Daseins in Einrichtungen der Altenhilfe. Diese Angebote können auf vielfältige Weise zur Lebensqualität beitragen und Teilhabe ermöglichen. Besonders die Musik nimmt dabei eine herausragende Stellung ein, wie die tief berührenden Erfahrungen von Menschen mit und ohne Demenz sowie ihren Bezugspersonen eindrucksvoll zeigen. Professionelle Akteurinnen und Akteure im Bereich der Altenhilfe können dazu beitragen, die oben genannten Ziele zu erreichen, indem sie über die Formen und Wirkungen von Musik informiert sind und durch Kooperationen und Netzwerke sowie die eigene Expertise entsprechende Angebote ermöglichen. In den letzten Jahren, nicht zuletzt auch durch die Coronapandemie, ist die Relevanz künstlerischer und musikalischer Angebote immer deutlicher geworden. Dies resultiert auch aus einem breiteren wissenschaftlichen Fundament, der Entstehung neuer Therapieansätze, vielfältiger Forschungs- und Praxisprojekte sowie einer zunehmenden Differenzierung der Angebote.

Der vorliegende Sammelband beleuchtet konkrete Praxisprojekte, um neue Impulse zu geben. Diese sollen die Rolle der Musik in Einrichtungen der Altenhilfe verdeutlichen und zu deren Qualitätsverbesserung beitragen. Dabei vereint der Band musikgeragogische und musiktherapeutische Ansätze mit Fragestellungen aus dem Bereich der Pflegewissenschaften. Ein besonderer Fokus liegt darauf, nicht nur Wissenschaftlerinnen und Wissenschaftler zu Wort kommen zu lassen, um Studien und theoretische Grundlagen zu präsentieren, sondern auch die Praxis selbst und ihre alltagsnahe Perspektive einzubeziehen. Es ist eine persönliche Auswahl aus den vielfältigen Verbindungsmöglichkeiten von Pflege und Musik, die Anregungen zur Vertiefung geben möchte.

Der erste Teil des Sammelbands mit dem Titel »Grundverständnis und Organisation« umfasst nicht nur grundlegende Texte zur Pflegewissenschaft, Musikgeragogik und Musiktherapie (▶ Kap. 1, ▶ Kap. 2, ▶ Kap. 3), sondern beinhaltet auch Beiträge zur kulturellen Teilhabe in Altenpflegeeinrichtungen und zur Alltagsgestaltung durch Musik (▶ Kap. 4, ▶ Kap. 5). Finanzierungsfragen musikalischer Angebote, Perspektiven aus dem Kultur- und Musikmanagement und soziologische Aspekte der Musikrezeption werden ebenfalls einbezogen (▶ Kap. 6, ▶ Kap. 7, ▶ Kap. 8). Der zweite Teil fokussiert verschiedene Perspektiven (▶ Kap. 9, ▶ Kap. 10) und Orte, an denen ältere Menschen mit Musik in Berührung kommen können, wie etwa musikalische Hausbesuche, offene Settings in der stationären Betreuung von Menschen mit Demenz und andere ambulante Angebote (▶ Kap. 11, ▶ Kap. 12). Der Teil schließt mit Beiträgen zur Musik am Bett (▶ Kap. 14), Musik und ihre digitalen Möglichkeiten (▶ Kap. 15) und Gedanken zur musikalischen Begleitung am Lebensende (▶ Kap. 16). Im dritten Teil »Praxis und Projekte« werden zunächst Chorarbeit in Alteneinrichtungen (▶ Kap. 17), integrative Musikangebote am Beispiel von Musikvereinen (▶ Kap. 18), Drum Circles (▶ Kap. 19), musikalische Andachten (▶ Kap. 20) und virtuelle Musik-Cafés (▶ Kap. 21) beschrieben. Es folgen Ansätze zum Songwriting mit Menschen mit Demenz (▶ Kap. 22), aus der elementaren Musikpraxis (▶ Kap. 23) sowie der Rhythmik mit intergenerationeller Perspektive (▶ Kap. 24). Der Teil schließt mit zwei Beiträgen, die den Blick nochmals weiten, indem ein Begegnungs- und Kooperationsprojekt des SWR Symphonieorchesters (▶ Kap. 25) und ein Teilhabeprojekt des Bayerischen Demenzfonds vorgestellt werden (▶ Kap. 26).

Wir hoffen, mit diesem Sammelband eine inspirierende und anregende Mischung von Texten zusammengestellt zu haben. Diese sollen dazu ermutigen, die Möglichkeiten musikalischer Angebote in Einrichtungen der Altenhilfe zu reflektieren und weiter zu erschließen. Es soll das Ziel sein, den Bewohnerinnen und Bewohnern kulturelle Teilhabe zu ermöglichen und so zur Steigerung ihrer Lebensqualität beizutragen.

Kai Koch und Bernd Reuschenbach

Inhalt

Vorwort 5

Teil A: Grundverständnis und Organisation

1 Pflegewissenschaftliche Perspektive zur Musik für ältere Menschen 17
Bernd Reuschenbach

    1.1 Musikalische Angebote im Bereich stationärer Altenpflege 18
    1.2 Musik als Aufgaben im Community Health Nursing 20
    Literatur 22

2 **Musikgeragogik** 23
Kerstin Schatz

    Literatur 28

3 **Musiktherapie im Alter und bei Demenz** 31
Jan Sonntag und Alexander F. Wormit

    3.1 Einleitung 31
    3.2 Musiktherapie im Alter 32
    3.3 Musiktherapie bei Demenz 32
    3.4 Wirkungen von Musiktherapie 33
    3.5 Warum wirkt Musik und damit Musiktherapie? 34
    3.6 Musikalische Biographie 35
    3.7 Spezifische Ansätze 36
    Literatur 37

4 **Kulturelle und soziale Teilhabe in stationären Altenpflegeeinrichtungen durch Musikangebote** 39
Andrea Kenkmann

    4.1 Öffnung von stationären Pflegeeinrichtungen in den Sozialraum 39
    4.2 Bedeutung von sozialer und kultureller Teilhabe ... 40
    4.3 Besuche von externen musikalischen Angeboten ... 42
    4.4 Gestaltung von internen Angeboten 44

	4.5	Verbesserte Lebensqualität durch musikalische Aktivitäten und soziale Teilhabe	45
	Literatur		46

5 Musikalische Selbstverständlichkeiten – Musik als Teil des Alltags in einer Pflegeeinrichtung ... 48
Simone Viviane Plechinger

6 Finanzierung von musikalischen Angeboten ... 52
Marcus Maier

6.1	Regelungen	52
6.2	Refinanzierungsquellen	54
6.3	Inhalte der Leistungsbereiche	54
6.3.1	Pflege und Betreuungsleistungen	55
6.3.2	Zusätzliche Betreuungsleistungen	55
6.3.3	Zusatzleistungen nach § 88 SGB XI	56
6.3.4	SGB V Leistung »Rezeptgeschäft«	56
6.4	Fazit	57
Literatur		57

7 Kultur- und Musikmanagement in Seniorenresidenzen — 58
Jürgen Bachmann

7.1	Einleitung	58
7.2	Kultur- und Musikmanagement anders denken	58
7.3	Zielüberschneidung Altenhilfe und kulturbetrieblich verankertes Musikmanagement	61
7.4	Best Practice eines geragogisch orientierten Kulturmanagements	62
7.5	Empfehlungen zur Verbindung von Kulturmanagement und geragogischer Musikpädagogik/-therapie	63
7.6	Fazit	64
Literatur		64

8 Welche Musik hören wir im Alter? Soziologische Aspekte der Musikrezeption in Pflegeeinrichtungen ... 66
Ludwig Amrhein

8.1	Einleitung	66
8.2	Musikhören in stationären Einrichtungen der Altenpflege	67
8.3	Musikalische Hörpräferenzen im Alter	69
8.4	Musikgeragogische Schlussfolgerungen	71
Literatur		72

Teil B: Perspektiven und Orte

9 Musik und Klänge in der Altenpflege 77
Armando Sommer und Juno Sommer

    9.1   Musik und Klänge kommen ins Haus: Beispiele aus der Praxis 77

10 Wie klingt das andere Ohr? Alter – Interkulturalität – Musik 82
Friederike Frenzel

    10.1   Praxis: Die seltsamen Töne im Pflegeheim 82
    10.2   Kulturtypische Klänge im Prozess des Alterns 83
    10.3   Praxis: Wenn das Pflegeheim nach Heimat klingt .. 84
    10.4   Interkulturelle Sensibilität und Kompetenz bei der Erstellung von Angeboten 85
    10.5   Der geheime Schatz der liebsten Musik 86
    10.6   Praxis: Von der Sprache und vom Unverständnis .. 87
    10.7   Musik als universelle Sprache 88
    10.8   Die Stimme – ein berührendes Instrument 90
    10.9   Konzepte der Fremdheit und wie Vertrautheit entstehen kann 90
    10.10   Praxis: Gelingensbedingungen interkultureller musikbezogener Angebote 91
    Literatur 93

11 Musikalische Hausbesuche – aktives Musizieren im eigenen Zuhause 95
Anette Zanker-Belz

    11.1   Wie alles begann 95
    11.2   Ein Leben lang kulturelle Teilhabe ermöglichen ... 96
    11.3   Senioren und Seniorinnen erreichen 98
    11.4   Zeitlicher Rahmen 98
    11.5   Inhaltliche Gestaltung von musikalischen Hausbesuchen 99
    11.6   Lebenslanges Lernen und neue Erfahrungen mit Musik ermöglichen 100
    11.7   Aufbau eines musikalischen Hausbesuchs 101
    11.8   Erfahrungen 101
    Weiterführende Links 102

12 Musik in der ambulanten Versorgung – Perspektiven aus der Musiktherapie 103
Oliver Schöndube und Katrin Steudemann

    12.1   Es klingelt an der Tür – die Musiktherapie geht los, endlich! 103

12.2	In Kontakt kommen	104
12.3	Musik – Therapie?	105
12.4	Mobilität, Gast sein und Vielfalt	106
12.5	Ausrüstung	106
12.6	Finanzierung und Praxistauglichkeit	107
12.7	Fallvignette 1 – zu Gast sein	108
12.8	Fallvignette 2 – Auftragsklärung	110
12.9	Fazit – Vorrangstellung hat die Musik	112
	Weiterführende Literatur	113

13 Mitten im Leben – Musiktherapie gegen Isolation in offenen Settings stationärer Betreuung von Menschen mit Demenz ... 115
Jan Sonntag

13.1	Einleitung	115
13.2	Verwirrt nicht die Verwirrten	115
13.3	Musiktherapie neu gedacht	116
13.4	Sind Gemeinschaftsräume Räume erlebter Gemeinschaft?	117
13.5	Atmosphären der Gemeinschaft therapeutisch fördern	118
13.6	Varianten der Partizipation im offenen Setting	120
	13.6.1 Aufsuchen	120
	13.6.2 Anlocken	121
	13.6.3 Mitgehen	122
	13.6.4 Passager teilhaben	123
	13.6.5 Peripher teilhaben	124
13.7	Fazit	125
	Literatur	126

14 Musik am Bett ... 127
Sabine Baumbach

14.1	Was hat mich bewegt?	127
14.2	Welche Möglichkeiten stehen zur Verfügung?	128
14.3	Umsetzung musikalischer Angebote im therapeutischen Kontext – drei Fallbeispiele	128
14.4	Musik als therapeutische Maßnahme zur Begleitung von bettlägerigen Menschen mit Demenz im Rahmen der Ergotherapie	133
	Literatur	134
	Weitere Literaturempfehlungen	135

15 Musik und ihre digitalen Möglichkeiten ... 136
Andrea Glodek

15.1	Digitalisierung im Alter	136

15.2	Musikveranstaltungen sehen	137
15.3	Musikveranstaltungen übertragen	138
15.4	Gottesdienste gestalten	138
15.5	Musik abspielen	139
	15.5.1 Playlisten nutzen	140
	15.5.2 Singkreise und Karaoke	141
15.6	Digitale Musik machen	141
	15.6.1 Tablets und iPads	141
	15.6.2 Musik mit Touchscreens	142
	15.6.3 Interaktiver Projektor	143
	15.6.4 Therapieball	143
15.7	Was zu bedenken ist…	144
Literatur		144

16 Da ist Musik drin – von der Kraft und Bedeutung unserer Stimme in der Begleitung am Lebensende 145
Simone Viviane Plechinger

Teil C: Praxis und Projekte

17 Chorarbeit in Alteneinrichtungen 151
Jutta Michel-Becher

17.1	Allgemeines	151
17.2	Organisation und Konzeption	151
17.3	Methodik	152
17.4	Literatur und Stimme	153
17.5	Weitere Aspekte	154
Literatur und Empfehlungen		155

18 Integrative Musikangebote im stationären Bereich – Kooperationen mit Musikvereinen 157
Ute Konrad

18.1	Einführung	157
18.2	Proben von Musikvereinen als aufsuchende Angebote in der stationären Altenhilfe	159
18.3	Partizipationspotenzial in offenen Proben als integrative Angebote	160
Literatur		162

19 Drum Circle: Rhythmus pur – wir verbinden Menschen 164
Ricarda Raabe

19.1	Faszination der Trommel	164
19.2	Drum Circle – was ist das?	165
19.3	Aufgaben der Facilitatorinnen und Facilitatoren	166
19.4	Drum Circle – vom Chaos zum Groove!	167

	19.5	Drum Circle – eine Einladung zur Improvisation	167
	19.6	Instrumente	168
	19.7	Drum Circle in der Praxis	168
		19.7.1 Vorbereitung	168
		19.7.2 Warm-ups	169
		19.7.3 Drum Circle – Moderationstechniken – Körpersprache	170
		19.7.4 Abschluss	171
	19.8	Erfahrungen und Anregungen aus der Praxis	172
	Literatur		173

20 Musik in Andachten in Senioreneinrichtungen — 174
Martina Stauber

	20.1	Grundkonzept der Andacht	174
	20.2	Rahmenbedingungen und praktische Umsetzung	175
	20.3	Ablauf der Andacht	176

21 Virtuelle Musik-Cafés in der Altenpflege – Einblicke in ViVerA — 180
Jeremy Apken, Bernd Josef Leisen, Devin Kwasniok, Kai Koch, Vanessa Mertins

	21.1	Grundkonzept des Angebotes und thematische Eingrenzung	180
	21.2	Rahmenbedingungen in Altenpflegeeinrichtungen	182
	21.3	Entwurf eines musikalisch-programmatischen Konzeptes	183
	21.4	Umsetzung und Erfahrungen aus der Praxis	186
	21.5	Evaluation und Übertragbarkeit	187
	Literatur		188

22 Wie aus Lebensanekdoten neue Lieder entstehen – Musikwerkstatt für Menschen mit Demenz — 191
Irina Lehnert

	22.1	Einleitung	191
	22.2	Rahmenbedingungen	191
	22.3	Didaktisch-methodische Überlegungen	192
	22.4	Umsetzung	193
	22.5	Bilanz	197
	Literatur		198

23 »Es könnte immer Dienstag sein« – Elementare Musikpraxis (EMP) in Alteneinrichtungen — 199
Barbara Metzger

| | 23.1 | Konzept zum Elementaren Musizieren | 199 |

	23.2	Rahmenbedingungen zum Elementaren Musizieren in Alteneinrichtungen	200
	23.3	Verlauf eines Musikprojektes im Sinne der Elementaren Musikpädagogik	202
	23.4	Erfahrungen aus dem Elementaren Musizieren im Seniorenheim	204
	23.5	Perspektiven und Übertragbarkeit des Elementaren Musizierens	206
	Literatur		207

24 »Die Kinder sind immer ein Lichtblick« – Rhythmik als Möglichkeit der Begegnung von Kindern und älteren Menschen 208
Monika Mayr

24.1	Chancen durch intergenerative Bildung	208
	24.1.1 Intergenerative Bildung	208
	24.1.2 Rhythmik – Inhalte, Ziele, Methoden	209
24.2	Rhythmikpädagogik inspiriert Rhythmikgeragogik ...	211
	24.2.1 Begegnung auf Augenhöhe	211
	24.2.2 Verlauf einer Rhythmikeinheit: »Die fleißigen Handwerker«	211
24.3	Erfahrung und Übertragbarkeit	216
	24.3.1 Unendliche Themenvielfalt	216
	24.3.2 Rhythmik ermöglicht soziale und kulturelle Teilhabe	216
Literatur		217

25 Wenn mein Mond deine Sonne wäre – intergenerationelles Begegnungsprojekt des SWR Symphonieorchesters 218
Wolfram Lamparter

25.1	Vorgeschichte	218
25.2	Generationenprojekt	218
25.3	Workshopinhalte	220
25.4	Musikalische Erfahrungen	221
25.5	Hürden	221
25.6	Erfahrung in der Umsetzbarkeit	222
25.7	Folgeprojekte	222
Literatur		223

26 »Sing ma a weng« – ein Teilhabeangebot des Bayerischen Demenzfonds 224
Eva-Luisa Schnabel, Aiske Ihnken, Christine Schwendner

26.1	Musik als Königsweg zur Lebenswelt von Menschen mit Demenz	224

26.2 Erforderliche Strukturen zur Umsetzung von
musikalischer Teilhabe 225
26.3 Von der Idee zum erfolgreichen Projektantrag 226
26.4 Ziele und Maßnahmen des Teilhabeangebots 227
26.5 Fazit 230
Literatur 231

Teil D

Die Autorinnen, die Autoren 235

Teil A: Grundverständnis und Organisation

1 Pflegewissenschaftliche Perspektive zur Musik für ältere Menschen

Bernd Reuschenbach

Die Beiträge in diesem Buch adressieren vielfältige musikalische Angebote für gesunde ältere Menschen, Pflegebedürftige, Sterbende und Menschen mit Behinderung in unterschiedlichen Settings (Heim, zuhause, ambulante Angebote etc.). Wenn dieses Kapitel die Schnittmenge von Pflege und Musik beleuchtet, dann erscheint das auf den ersten Blick als Einengung auf Musik in Altenpflegeeinrichtungen und für Pflegebedürftige. Allerdings ist das professionelle Pflegeverständnis breiter als die Zuständigkeitszuschreibung für die Pflege und die Pflegenden in der Öffentlichkeit. Pflege, so formuliert es das International Counsil of Nursing (ICN), hat als Zielgruppe »individuals of all ages, families, groups and communities, sick or well and in all settings«.[1] Es geht also um die Sorge (»Caring«) für Gesunde und Kranke, für Pflegebedürftige und von Pflegebedürftigkeit bedrohte, von jungen, alten und sehr alten Menschen, von Menschen, die zuhause wohnen, und Menschen die wohn- und obdachlos sind. Pflege richtet sich an einzelne Personen, die je nach Setting Pflegebedürftige, zu Pflegende, Patientinnen oder Patienten, Bewohnerinnen und Bewohner, Klientinnen und Klienten genannt werden. Pflege hat den Anspruch, Gesundheit zu erhalten, zu fördern und die Heilung zu unterstützen. Diese Änderung des pflegerischen Grundverständnisses findet sich auch im Berufsbild wieder: Aus der einstigen Krankenpflege wurde die Gesundheits- und Krankenpflege.

    Allerdings hat Pflege auch einen Auftrag über Personen hinweg, indem sie auf der Ebene der »Community« planend, gestalterisch und handelnd unterwegs ist. So ist beispielsweise die Planung von Hilfsangeboten, Präventionsangeboten und die Ermöglichung von Teilhabe in einer Gemeinde auch eine pflegerische Aufgabe, die in jüngster Zeit mit dem Aufgabenfeld »Community Health Nursing« klar beschrieben ist (Primig & Reuschenbach, 2021).

    Mit dieser Beschreibung des professionellen Anspruchs der Pflege wird deutlich, dass Pflege und Musik in vielen Bereichen Kontaktstellen und Berührungspunkte haben. Für zwei Bereiche soll das hier verdeutlicht werden, zum einen auf individueller Ebene, für die Versorgung in stationären Altenpflegeeinrichtungen. Zum zweiten für die Rolle der Pflege auf kommunaler Ebene.

breiter professioneller Anspruch der Pflege

---

[1] ICN (Hrsg.) (2002). *Nursing definitions*. Zugriff am 08.01.2024 unter: https://www.icn.ch/resources/nursing-definitions

1.1 Musikalische Angebote im Bereich stationärer Altenpflege

kulturelle Teilhabe als gesetzlicher Auftrag

Wenn im Alltagsgebrauch von Seniorenresidenzen oder Altenheimen die Rede ist, dann handelt es sich im Sinne des Sozialgesetzbuches meist um Einrichtungen der stationären Altenhilfe oder Altenpflege. Gesetzlich geregelt sind die Anforderungen und der Versorgungsauftrag im Sozialgesetzbuch XI und in landesspezifischen Regelungen des Heimrechts. Zwar wird in jedem Bundesland die (kulturelle) Teilhabe der Bewohnerinnen und Bewohner als Zielsetzung in den Heimgesetzen benannt, im Bundeslandvergleich ragt das rheinland-pfälzische Landesgesetz über Wohnformen und Teilhabe (LWTG) aber positiv heraus, denn es formuliert in § 3 sehr konkret, dass Altenpflegeeinrichtungen sich zur Gemeinde hin öffnen sollen. Es fordert die Einbeziehung von Personen und Institutionen »der Kultur« für die Belange der Bewohnerinnen und Bewohner. Hier werden also schon auf gesetzlicher Ebene die Grundlagen für die Musik in den Einrichtungen benannt.

kulturelle Teilhabe: gefordert, aber unterfinanziert

Trotz der normativen Forderung nach sozialer und kultureller Teilhabe für Bewohnerinnen und Bewohner kann daraus nicht abgeleitet werden, dass musikalische Angebote auch zu finanzieren sind. Vielmehr ist für die Einrichtungen eine sehr komplexe Mischkalkulation notwendig, um adäquate Musikangebote in Altenpflegeeinrichtungen zu sichern (► Kap. 6). Viele musikalische Formen werden in Pflegeeinrichtungen ehrenamtlich organisiert und so sind auch die Heimgesetze zu verstehen: Aufgabe der Einrichtungen ist es, den Zugang zu musikalischen Angeboten zu ermöglichen und nicht zwingend diese selbst anzubieten. Wie in vielen Bereichen der Pflegeversorgung muss den Betroffenen und Angehörigen klar sein, dass die Pflegeversicherung ohnehin nur als eine Art »Teilkaskoversicherung« angedacht ist, d. h., dass auch beispielsweise Gelder für Musik oft aus anderen Quellen (z. B. eigenes Vermögen, Spenden oder andere Sozialleistungsquellen) kommen sollen.

Für Pflegende gehören musikalische Angebote zu einem unerlässlichen Bestandteil guter Pflege (Wilson et al., 2019). Die Angebote in stationären Pflegeeinrichtungen sind sehr vielfältig, wie auch die verschiedenen Kapitel dieses Buches zeigen. Die Formen lassen sich auf vier Ebenen verorten:

1. rezeptive (hörende) vs. gestalterische (musikmachende) Angebote
2. individuelle vs. gemeinschaftliche Angebote
3. aufsuchende vs. aufgesuchte Angebote
4. begleitende vs. separierte Angebote

Das Singen einer Pflegeperson bei der Unterstützung der Körperpflege einer Bewohnerin ist demnach als rezeptives, individuelles, aufsuchendes und begleitendes Musikangebot zu verstehen.

Grundlegende Prinzipien für die Integration von Musik in die Pflege sind:

- *Ressourcen statt Retrogenese fördern:*
  Unterscheidendes Merkmal professioneller Pflege zur Laienpflege ist der Blick auf vorhandene Ressourcen der Pflegebedürftigen mit den Leitfragen: Welche musischen Fähigkeiten hat die Person? Welche Möglichkeiten zum Erleben und zur Gestaltung von Musik sind vorhanden? Diese ressourcenorientierte Sichtweise drückt sich auch in der professionellen Sprache aus: Bei »Menschen mit Demenz« und »Menschen mit der Behinderung« steht der Mensch im Mittelpunkt, bei »Demenzkranken« und »Behinderten« eher die Defizite.
- *Interindividuelle Differenzierung:*
  Die Auswahl an musikalischen Angeboten muss zu den Präferenzen der Pflegebedürftigen passen. Oft unterscheidet sich der Musikgeschmack von Pflegenden und zu Pflegenden, schon allein aufgrund des Alters, aber auch aufgrund des Geschlechts und Bildungsstands. Es gilt daher, die Angebote interindividuell anzupassen, was eine umfangreiche Einschätzung (Assessment) unter Hinzuziehung von Angehörigen und Betroffenen notwendig macht.
- *Intraindividuelle Differenzierung:*
  Die Neigungen, Musik zu machen oder zu hören, sind von der Tagesform, aktuellen Stimmungen und Rahmenbedingungen abhängig. Was gestern noch passend war, kann heute schon unpassend sein. Gerade bei Menschen mit Demenz kann sich der Stimmungszustand schnell ändern. Es ist daher wichtig, sensibel für positive und negative Änderungen zu sein und ggf. Angebote auch abzubrechen (vgl. Reuschenbach, 2022). Nicht immer tun gut gemeinte Angebote auch wirklich gut.
- *Aufbau von Ermöglichungsstrukturen:*
  Selbstbestimmte Musiknutzung oder -produktion setzen einen Zugang zu entsprechenden Angeboten voraus. Pflegende sollten dafür Sorge tragen, dass ein ebensolcher Zugang zu musikalischen Angeboten besteht. Zu den Aufgaben zählen:
    - Sensibilisierung von anderen Pflegenden, der sozialen Betreuung und Angehörigen für die Notwendigkeit von musikalischen Angeboten
    - Aufbau und Förderung von Ehrenamtsstrukturen
    - Initiierung kultureller Veranstaltungen in der Einrichtung
    - Unterstützung von Besuchen kultureller Veranstaltungen außerhalb der Einrichtung
    - Bereithalten digitaler und medialer Angebote für die individuelle Musiknutzung

Orientierung der Pflege für musikalische Angebote

Besonders bei aufsuchenden und pflegebegleitenden Angeboten ist sicherzustellen, dass die Präferenzen der Personen beachtet werden. Bei individuell gestalteten Angeboten ist das leichter möglich als bei gemeinschaftlichen Angeboten. Professionelle Pflege ist dadurch gekennzeichnet, dass sie sensibel erspürt, ob und was Bewohnerinnen und Bewohner hören oder tun möchten. Leider steht dieser personenzentrierte Ansatz oft in Wider-

personenzentrierter Ansatz

spruch zu institutionellen Ritualen. Es ist ein unprofessionelles Agieren, wenn älteren Menschen ein »typischer« Musikgeschmack zugewiesen wird und auf einer Pflegestation volkstümliche Klänge erschallen oder wenn Personen, die evtl. nicht mehr ihren Willen kommunizieren können, mit Rollstuhl oder Pflegebett zum Zuhören gezwungen werden, nur weil die Tagesstrukturierung es so vorgibt.

Gerade unter dem Aspekt des differenziellen Alterns und damit einer zunehmenden Differenzierung von Musikpräferenzen sind singuläre institutionelle Angebote nur dann hilfreich, wenn Pflegende unter Beteiligung von Angehörigen und Betroffenen Präferenzen erfragen und während der Begegnung mit Musik erspüren, welchen Emotionen die Musik auslöst. In einer Pflege-Wohngemeinschaft, die auf gemeinsamen Interessen gründet, sind musikalische Angebote besser zu entwickeln und umzusetzen als in großen Einrichtungen. Die Zukunft stationärer Altenpflegeeinrichtungen wird daher in kleinteiligen Versorgungsstrukturen liegen, bei denen Raum- und Kulturgestaltung nach Präferenzen gestaltet werden, z. B. auf der Grundlage von Sinus-Milieus (vgl. GKV-Spitzenverband, 2018). Eine besondere Form der musikspezifischen Differenzierung sind spezielle Pflege- und Wohneinrichtungen, die Menschen mit gleichen Musikpräferenzen zusammenbringen. Exemplarisch ist das Wohnheim *Casa di Risposo per Musicisti*[2] in Mailand zu nennen, in dem Musikschaffende, die sich der klassischen Musik verschrieben haben, gemeinsam ihren Lebensabend verbringen.

1.2 Musik als Aufgaben im Community Health Nursing

Neben den Aufgaben auf individueller Ebene haben sich Pflegende auch auf kommunaler Ebene für die Förderung von Teilhabe älterer Menschen einzubringen. Dies leitet sich zum einen aus dem grundsätzlichen Professionsverständnis ab, wie es im International Counsil of Nursing (siehe oben) beschreiben ist: Adressaten der Pflege sind eben auch gesunde und nichtpflegebedürftige Menschen.

Der gesetzliche Auftrag zur Förderung der Teilhabe leitet sich aus dem Sozialgesetzbuch XII ab, demnach sind Leistungen der Altenhilfe auch »Leistungen zum Besuch von Veranstaltungen oder Einrichtungen, die der Geselligkeit, der Unterhaltung, der Bildung oder den kulturellen Bedürfnissen alter Menschen dienen« (§ 71 SWGB XII). Der Begriff »Geselligkeit« hat enge Bezüge zum Community-Ansatz, geht es doch darum, nicht

---

2 McGrane, S. (2018). *Ihre Familie bleibt die Musik*. In: Zeit Online. Zugriff am 08.01.2023 unter: https://www.zeit.de/kultur/2018-05/altersheim-casa-verdi-zusammenleben-musiker-10nach8

exklusive Angebote für ältere Menschen zu schaffen oder Sonderwelten zu etablieren, sondern gemeinsam mit anderen Menschen aktiv zu sein (Wißmann & Ganß, 2020). Es geht also nicht um betreute und separierende Angebote für ältere Menschen, sondern um »gesellige« Projekte mitten im Leben und in der Gemeinde.

Planung und Umsetzung von kommunalen Aufgaben folgen dem klassischen Pflegeprozess: von der Ist-Analyse (Community Assessment), über die Planung von Angeboten bis hin zur Evaluation. Am Anfang steht die Erfassung von Bedarfen und Bedürfnissen, die eng mit dem Kulturmanagement verbunden ist:

- Welche Angebote sind vorhanden und wie werden diese genutzt?
- Welche Erwartungen hat die Zielgruppe (hier ältere Menschen) an musikalische Angebote?

Weil Musik eben nicht nur die Lebensqualität verbessert, sondern auch positive Effekte auf körperliche und geistige Fähigkeiten hat, ist die Maßnahmenplanung auch an diesen Bedarfen auszurichten: Welche Bevölkerungsgruppen profitieren gesundheitsbezogen am ehesten von Musikangeboten?

Während die Bedarfserfassung Aufgabe im Community Health Nursing ist, sind für die Initiierung und Umsetzung zwingend Kooperationen mit musikschaffenden Personen und Institutionen notwendig. Vieles, was sinnvoll ist, scheitert oft an finanziellen Mitteln, sodass ein strukturiertes kommunales Kulturmanagement notwendig ist.

Als letzter Schritt des Pflegeprozesses erfolgt die Evaluation, die Antwort auf folgende Fragen geben sollte:

- Welche Personengruppe profitiert in welcher Weise von den musikalischen Angeboten?
- Welche bedürftigen Personengruppen werden erreicht und welche nicht?
- Was sind Hemm- und Förderfaktoren für die Akzeptanz und Nutzung musikalischer Angebote?
- Welche Effekte auf gesundheitsbezogene Outcomes lassen sich nachweisen?

In allen Phasen sind interprofessionelle Kooperationen zwischen Pflegenden unterschiedlicher Qualifikationsstufen, musikschaffenden Personen und Institutionen und dem regionalen Kulturmanagement notwendig.

Unabhängig vom Setting wird deutlich, dass es sich auch für Pflegende lohnt, sich mit der Wirkung und Planung musikalischer Angebote auseinanderzusetzen, denn »nurses have a major responsibility to understand, appreciate, and use music in their practice« (Kramer, 2001, S. 191).

Literatur

GKV-Spitzenverband (Hrsg.) (2018). *Weiterentwicklung neuer Wohnformen für pflegebedürftige Menschen – Das Modellprogramm nach § 45f SGB XI*. Berlin: GKV-Spitzenverband.

Kramer, M.K. (2001). *A trio to treasure: the elderly, the nurse, and music*. Geriatric Nursing, 22(4), 191–195.

Reuschenbach, B. (2022). *Menschen mit Demenz – (Er)leben im »Anderland«*. In: Koch, K. & Reuschenbach B. (Hrsg.) *Konzerte für Menschen mit Demenz* (S. 11–16). Stuttgart: Kohlhammer.

Primig, M. & Reuschenbach, B. (2020). *Community Health Nursing in der Gemeinde: Mittendrin statt nur dabei*. Pflegezeitschrift, 73(11), 54–57.

Wilson, C., Bungay, H., Munn-Giddings, C., Boyce, M. (2016). *Healthcare professionals' perceptions of the value and impact of the arts in healthcare settings: A critical review of the literature*. Internal Journal of Nursing Studies, 56, 90–101. doi: 10.1016/j.ijnurstu.2015.11.003.

Wißmann, P. & Ganß, M. (2020). *Öffentliche Einrichtungen als Orte gesellschaftlicher Teilhabe für Menschen mit Demenz*. Zugriff am 08.01.2023 unter:https://www.bmfsfj.de/bmfsfj/service/publikationen/oeffentliche-einrichtungen-als-orte-gesellschaftlicher-teilhabe-fuer-menschen-mit-demenz/160816

2 Musikgeragogik

Kerstin Schatz

Alteneinrichtungen bieten Menschen in besonderen Lebensphasen und Lebenslagen im Alter einen Wohn- und Lebensraum, wenn der gewohnte Alltag aufgrund körperlicher und/oder geistiger Veränderungen nicht mehr alleine bewältigt werden kann. Professionelle Unterstützung bei Pflegebedürftigkeit gehört somit zu den Kernaufgaben der Einrichtungen, ebenso die soziale Begleitung der Bewohnerinnen und Bewohner in ihren letzten Lebensphasen.

Wohn- und Lebensraum für besondere Bedürfnisse im Alter

Sozialarbeit in Alteneinrichtungen umfasst verschiedene Maßnahmen, die alten Menschen auf der Grundlage ihrer vorhandenen Möglichkeiten ein hohes Maß an Selbstständigkeit, Selbstbestimmtheit und Eigenverantwortlichkeit ermöglichen sollen (vgl. Wickel, 2009, S. 77 f.; Hartogh & Wickel, 2019, S. 401 f.). Wegen des mittlerweile hohen Altersdurchschnitts von Seniorinnen und Senioren in stationären Alten- und Pflegeeinrichtungen und einer starken Zunahme des Pflegebedarfs der Bewohnerinnen und Bewohner stellt dieser »Empowerment«-Ansatz eine immer größere Herausforderung dar.

selbstbestimmtes Leben durch soziale Interventionen

Fehlende Ressourcen bei Personal und Finanzen sowie strukturelle Hindernisse erschweren oder verhindern es, Menschen auch im fortgeschrittenen Alter »zum Entdecken der eigenen Stärken zu ermutigen« (Bubolz-Lutz et al. 2022, S. 177). Interdisziplinäre Zusammenarbeit und kreative Wege im Umgang mit den begrenzenden Rahmenbedingungen werden deshalb zukünftig noch mehr an Bedeutung gewinnen.

erschwerende Rahmenbedingungen

Einen wertvollen Beitrag können hier Bildungsangebote aus dem weiten Feld der Musik leisten, da Musik einen ganzheitlichen, ressourcenorientierten, emotionalen und motivationalen Zugang zu Menschen ermöglicht (vgl. Krieger & Marquardt, 2019). Musikgeragogische Angebote eignen sich aufgrund ihrer spezifischen Eigenschaften und Prinzipien nachweislich dazu, auch in den verschiedenen Lebensphasen und Lebenslagen im Alter vorhandene musikalische und außermusikalische Kompetenzen zu erhalten bzw. zu verbessern und neue Fähigkeiten zu erlangen. Musizieren kann dazu beitragen, die Lebenszufriedenheit zu steigern und Krisen besser zu bewältigen (vgl. Fung & Lehmberg, 2016; Grosse & Wickel, 2018; Hartogh & Wickel, 2018). Innerhalb der Disziplin Musikgeragogik nimmt die Förderung der Lebenszufriedenheit einen hohen Stellenwert ein, sie verfolgt außerdem vielfältige weitere Ziele. Die folgenden Abschnitte geben einen grundlegenden Einblick in die Disziplin Musikgeragogik, ihre Prinzipien, Zielsetzungen und Potenziale.

musikalische Bildungsangebote für mehr Lebensqualität

Definition Musikgeragogik	»Musikgeragogik ist Musik für und mit Menschen in allen Lebenslagen und Lebensphasen im Alter.« (Deutsche Gesellschaft für Musikgeragogik, o. J.)

Diese Kurzdefinition, formuliert auf der Homepage des Fachverbandes Deutsche Gesellschaft für Musikgeragogik e. V., steht zusammenfassend für das breite Spektrum, das im Rahmen der wissenschaftlichen Disziplin Musikgeragogik erforscht und gefördert wird (vgl. Hartogh, 2005, S. 185; Hartogh & Wickel, 2018, S. 200 f.):

- musikalische Bildungsprozesse im Alter
- musikbezogene Erfahrungen älterer, alter und sehr alter Menschen
- Beziehungen zwischen alten Menschen und Musik
- musikpädagogische Handlungsfelder und Interventionen im Bereich der Altenarbeit
- biografische Bedeutung von Musik im Alter
- musikgeragogische Aus- und Weiterbildungskonzepte
- Verortung der musikgeragogischen Arbeit im gesellschafts- und kulturpolitischen Handeln

Musik und Musizieren ist Grundrecht in jeder Lebensphase

Musikgeragogik gilt als Fachdisziplin innerhalb der wissenschaftlichen Disziplinen Geragogik und Kulturgeragogik (Fricke & Hartogh, 2016) und basiert auf gesetzlich verankerten Grundrechten (Artikel 27 Absatz 1 der Allgemeinen Erklärung der Menschenrechte und Artikel 24b der UN-Behindertenrechtskonvention):

»Jeder hat das Recht am kulturellen Leben der Gemeinschaft frei teilzunehmen, sich an den Künsten zu erfreuen und am wissenschaftlichen Fortschritt und dessen Errungenschaften teilzuhaben.« (Vereinte Nationen, 1948)

»Die Vertragsstaaten anerkennen das Recht von Menschen mit Behinderungen auf Bildung. Um dieses Recht […] zu verwirklichen, gewährleisten die Vertragsstaaten ein inklusives Bildungssystem auf allen Ebenen und lebenslanges Lernen mit dem Ziel, […] Menschen mit Behinderungen ihre Persönlichkeit, ihre Begabungen und ihre Kreativität sowie ihre geistigen und körperlichen Fähigkeiten voll zur Entfaltung bringen zu lassen […]« (Bundesministerium für Arbeit und Soziales, 2018, S. 21)

Im Zentrum: Wünsche, Möglichkeiten, Wertschätzung

Im Mittelpunkt musikgeragogischer Interventionen steht der ganze Mensch mit seiner Würde, seinen individuellen Möglichkeiten und Bedürfnissen. Die musikalischen Begegnungen sind daher geprägt von Wertschätzung, Warmherzigkeit und Verständnis (vgl. Hartogh & Wickel, 2008, S. 42). Im gemeinsamen Prozess des Musizierens treten altersbedingte Defizite, z. B. Pflegebedürftigkeit oder Krankheit, in den Hintergrund, die vorhandenen Kompetenzen werden hingegen herausgestellt und gefördert.

kompetenzorientierte Wegbegleitung auf Augenhöhe

Musikgeraginnen und -geragogen verfolgen primär keine musiktherapeutischen Ziele (Heilung oder Linderung von Krankheiten), sondern verstehen sich als fördernde musikalische Begleitung älterer Menschen. Sie bieten zielgruppenspezifische musikbezogene Bildungsräume an und stellen sich eher als sogenannte »Facilitator« (Ermöglicher/Erleichterer) für den individuellen musikalischen Weg der Seniorinnen und Senioren zur Verfügung. Lehren und Lernen erfolgt nach den Grundsätzen der Ermöglichungsdidaktik (vgl. Bubolz-Lutz et al., 2022, S. 174–180) in gegenseitiger Absprache und auf Augenhöhe.

Da Menschen in ihren unterschiedlichen Lebensphasen anders lernen, erfordern musikalische Bildungsangebote für die heterogene Gruppe alter Menschen jeweils zielgruppenspezifische didaktische und methodische Konzepte (vgl. Hartogh, 2005, S. 48; zu Besonderheiten des Musiklernens Älterer siehe Hartogh, 2018, S. 300–306). Sämtliche Interventionen orientieren sich am Prinzip der Partizipation (lat. particeps = teilhabend), denn Geragoginnen und Geragogen gehen grundsätzlich »[…] von der Prämisse aus, dass Menschen ein Bedürfnis nach Teilhabe und Eingebundensein haben: sie wollen ihre Lebenswelt aktiv mitgestalten. Auch im hohen Alter wollen sie nicht nur hilfebedürftige EmpfängerInnen von Versorgung sein. Sie sind stets auch als ›helfensbedürftig‹ anzusehen.« (Schramek & Bubolz-Lutz, 2016, S. 162)

Teilhabe und Mitgestaltung durch Musik

Neben den bereits genannten Prinzipien *Wertschätzung, Kompetenzorientierung, Begleitung* und *Teilhabe* stellt die *Biografie- und Lebensweltorientierung* ein weiteres Merkmal musikgeragogischer Angebote dar (zu Prinzipien und Haltungen in der Musikgeragogik vgl. Hartogh & Wickel, 2008, S. 37–47). Musik erfüllt als Medium dabei unterschiedliche Aufgaben:

Biografie- und Lebensweltorientierung

Sie kann Erinnerungen an biografisch bedeutsame Ereignisse wecken und somit eine emotionale, kommunikative und soziale Brückenfunktion in der Begleitung alter Menschen einnehmen. Biografisch positiv erinnerte Musik erzeugt Wohlgefühl, was Ressourcen für eine bessere Alltagsbewältigung aufbaut und zur Steigerung der allgemeinen Lebenszufriedenheit beitragen kann. Mit aktiven Musizierangeboten erhalten auch kommunikationseingeschränkte Bewohnerinnen und Bewohner Möglichkeiten, ihre Gefühle und Befindlichkeiten auszudrücken. Dies kann zu einem besseren Verständnis der Klientel führen und hilfreiche, unterstützende Interventionen anstoßen.

Musik baut Brücken

In der Begleitung demenziell veränderter Menschen zeigen sich die Potenziale von biografisch ausgerichtetem Musizieren besonders eindrücklich (vgl. u. a. Hoedt-Schmidt, 2010; Kehrer, 2013; Liesk et al., 2014; Feierabend, 2019; Smith et al., 2022). Mithilfe des musikgeragogischen Prinzips *Validierende Orientierung* (lat. valere = gültig sein) nehmen Musikgeragoginnen und -geragogen dort eine besonders wertschätzende, akzeptierende Haltung gegenüber aktuellen Gefühlen und Verhaltensweisen der Demenzerkrankten ein. In deren scheinbarer Realitätsferne oder Desorientiertheit vermitteln sie Halt und Sicherheit, treten in einen musikalischen Dialog auf Augenhöhe und ermöglichen somit auch in dieser Lebensphase musikalische und außermusikalische Bildungsprozesse, z. B. die »Intensivierung der Wahrnehmung« (Hartogh, 2005, S. 58) oder die »Erweiterung des (musikalischen) Handlungsrepertoires« (ebd.).

musikalische Begleitung förderlich bei Demenz

Die Wertschätzung verschiedener Kulturen (*kultursensible Orientierung*) ist eine weitere, selbstverständliche Grundhaltung in musikgeragogischen Angeboten, die dadurch eine wichtige Brücken- und Bindegliedfunktion in der zunehmend pluralen Gesellschaft einnehmen kann. Brücken zueinander werden in besonderer Weise auch dort gebaut, wo die musikalische

intergenerative Begegnungs- und Lernorte

Begegnung verschiedener Generationen ermöglicht wird (*intergenerationelle Orientierung*). Intergenerative Angebote, in denen Kinder/Jugendliche und ältere Menschen gemeinsam musizieren, miteinander und voneinander lernen, fördern das gegenseitige Verständnis füreinander und den Respekt voreinander.

persönliche Sinnerfahrung und Zufriedenheit

Gemeinsames Ziel aller musikgeragogischer Haltungen und Interventionen ist die förderliche Begleitung alter Menschen auf der Suche nach Sinnerfahrung und Lebenszufriedenheit. Hierzu benötigen Musikgeragoginnen und -geragogen vielfältige musikbezogene, adressatenbezogene und persönliche Kompetenzen, u. a. Kenntnisse in Musiktheorie, Improvisation und Arrangement, Fähigkeiten in verschiedenen Formen der Musikvermittlung, Basiswissen aus den Disziplinen Geragogik, Gerontologie und Alternspsychologie, Verantwortungsbewusstsein, Charisma, Kommunikationsfähigkeit, Digitalkompetenz etc. (vgl. Hartogh, 2005, S. 192–194; Wickel & Hartogh, 2020; Schatz, 2023, S. 53 f.).

interdisziplinäres Arbeitsfeld

Die große interdisziplinäre Bandbreite der Anforderungen stellt einerseits eine Herausforderung dar, geeignete Personen für die musikgeragogische Arbeit in Alteneinrichtungen zu finden bzw. zu qualifizieren, eröffnet andererseits aber Möglichkeiten für den Einsatz von musikgeragogisch geschulten Menschen aus unterschiedlichen Berufsfeldern. In ihrer Studie zu den Potenzialen musikbasierter Angebote für Menschen mit Demenz sichteten Koch und Wormit (2023) verschiedene Berufsgruppen, die derzeit musikalische Angebote in Alteneinrichtungen zur Verfügung stellen:

- Musikinteressierte Personen aus der Pflege oder dem Sozialen Dienst
- Zertifizierte Musikgeragoginnen und -geragogen
- Zertifizierte Musiktherapeutinnen und -therapeuten (Studium oder anerkannter Abschluss)
- Künstlerische Berufsmusikerinnen und -musiker (Konzert, Orchester, Sänger*in)
- Musikpädagoginnen und -pädagogen (privat, Musikschule, Schulmusik)
- Personen mit anderen Musikabschlüssen (z. B. Elementare Musikpädagogik, Rhythmik, Kirchenmusik)
- Studierende im Musikstudium
- Musikinteressierte Personen (ohne o. g. Qualifikationen, ggf. Fortbildungen o. ä.)

Potenzialanalyse macht Bedarf sichtbar

Die Studienergebnisse zeigen die Notwendigkeit professioneller Musikangebote in Alten- und Pflegeeinrichtungen und den momentanen Mangel an qualifiziertem Personal für diese Aufgaben (vgl. ebd.). Eine flächendeckende musikgeragogische Fort- und Weiterbildungsstruktur für musikalisch interessierte Fachkräfte aus dem hausinternen Personalstand (Pflege, sozialer Dienst, sonstige Mitarbeitende) könnte zu einer Verbesserung der Situation beitragen (vgl. Jaunich, 2020). Außerdem müssten regionale und überregionale Strukturen zur Kontaktaufnahme und Vermittlung von externen, qualifizierten Personen auf- bzw. ausgebaut werden.

Musikgeragogische Angebote in Alteneinrichtungen bilden inhaltlich und formal die gesamte Breite musikalischer Bildungsarbeit ab. Abgestimmt auf die Wünsche, Bedürfnisse und Zielsetzungen der Teilnehmenden finden sie in altershomogenen, altersgemischten oder intergenerativen Settings und als zielgruppenorientierte Veranstaltungen, z. B. in Form von speziellen Konzertformaten, statt. Der formale Rahmen umfasst sowohl Gruppen- als auch Einzelangebote, zu denen die Bewohnerinnen und Bewohner täglich, wöchentlich, phasenweise oder punktuell eingeladen werden. Praxisberichte und Beiträge in der einschlägigen Fachliteratur geben Einblick in das weite Feld musikgeragogischer Arbeit in Alteneinrichtungen, das sich laufend weiterentwickelt und neue bzw. angepasste Formate hervorbringt. Die dort gängigsten Grundkonzepte werden im Folgenden benannt, ohne Anspruch auf eine vollständige Abbildung des dynamischen Handlungsfeldes zu erheben (zur inhaltlichen Ausgestaltung vgl. u. a. Wickel & Hartogh, 2019; Wickel & Hartogh, 2020; Koch & Reuschenbach, 2022 sowie die Beiträge in diesem Band):

breit gefächerte Angebote für individuelle musikalische Begleitung

- *Elementarmusische Gruppenangebote:*
  In den meist thematisch ausgerichteten Angeboten (»roter Faden«) erhalten die Teilnehmenden vielfältige Gelegenheiten zum ganzheitlichen Musizieren, z. B. Singen, Instrumentalspiel, Musikhören, Musik und Bewegung, Musiktheorie etc.
- *Gruppenangebote Tanz, Rhythmik:*
  Bewegung zu Musik bildet den inhaltlichen Schwerpunkt dieser musikgeragogischen Angebote.
- *Musiktheater:*
  Bewohnerinnen und Bewohner werden aktiv in speziell konzipierte Musiktheater- und Opernprojekte eingebunden (Proben und Aufführungen).
- *Musikalische Einzelbegleitung:*
  Musikgeragogische Angebote, die sich an den individuellen Bedürfnissen, biografischen Hintergründen und aktuellen Lebenssituationen der Bewohnerinnen/Bewohner orientieren, z. B. Musikunterricht (Instrument/Gesang), Musikhören (personalisierte Musikauswahl), ganzheitliche Musikangebote im Zimmer/am Pflegebett, musikalische Sterbebegleitung etc.
- *Vokal- und Instrumentalgruppen:*
  Je nach Ausgangssituation (musikalische Vorbildung, körperliche und geistige Disposition, Wünsche, Zielsetzungen) singen und musizieren Ältergewordene in unterschiedlich konzipierten Chören, Ensembles, Singgruppen, Musizierkreisen, Bands, Drumcircles etc.
- *Konzerte:*
  Zielgruppenspezifische Konzerte in der Einrichtung und begleitete Konzertbesuche außerhalb ermöglichen den Bewohnerinnen und Bewohnern die lebenslange Teilhabe an Kulturangeboten.
- *Digitalangebote:*
  Digitale Musiziermöglichkeiten, digitale Konzerte, hybride Proben- und Musizierformate etc. erweitern das Angebotsspektrum im musikgerago-

gischen Handlungsfeld und eröffnen zusätzliche Möglichkeiten zur musikalischen Partizipation im Alter.

Praxismaterial

Zur praktischen Umsetzung der genannten Formate und zur inhaltlichen Ausgestaltung existieren mittlerweile verschiedene Veröffentlichungen. Eine thematisch gegliederte Zusammenstellung von Literatur zu Musikgeragogik ist auf der Website der Deutschen Gesellschaft für Musikgeragogik zu finden: https://www.dg-musikgeragogik.de/literatur.html (29.04.2024).
Praxismaterialien, Artikel, Bücher u. a. können dort mithilfe einer Filterfunktion (»Bewegung und Tanz«, »Bildung, Lernen und Entwicklung«, »Biografiearbeit«, »Demenz«, »Instrumente und Improvisation«, »intergenerationell«, »interkulturell«, »Musik hören«, »Musiktherapie«, »Singen und Stimme«, »Trauer, Sterbebegleitung, Hospiz«) ausgewählt werden.

Ausblick: flächendeckende Angebote

Für die Zukunft von Musik in Alteneinrichtungen wäre es wünschenswert, die o. g. musikgeragogischen Grundformen situations- und zielgruppenangepasst an allen Orten bzw. in möglichst vielen Einrichtungen anbieten zu können. Erfreulicherweise ist das Bewusstsein für die positiven Auswirkungen von Musik in den verschiedenen Lebensphasen und Lebenslagen im Alter in den letzten Jahren gewachsen, sodass musikbasierte Angebote schon in vielen Alten- und Pflegeheimen in unterschiedlicher Qualität und Ausprägung zu finden sind. Dennoch ist ein flächendeckendes, professionell konzipiertes und gestaltetes musikgeragogisches Angebot weiterhin anzustreben, um allen daran interessierten Menschen den lebenslangen Zugang zu Musik und Musizieren zu ermöglichen und dadurch u. a. ihr Wohlbefinden zu steigern. Musikgeragogik ist kein Allheilmittel für die vielfältigen Herausforderungen, denen Menschen in Alteneinrichtungen, Angehörige, Leitungspersonen und Personal gegenüberstehen, sie kann aber mit ihren vielfältigen Potenzialen dazu beitragen, dieser gemeinsamen Wegstrecke im Leben von älteren Menschen mehr Freude, Sinnhaftigkeit und Zufriedenheit, kurz: mehr Lebensqualität hinzuzufügen.

Literatur

Bubolz-Lutz, E., Stefanie, E., Kricheldorff, C., Schramek, R. (2022). *Geragogik. Bildung und Lernen im Prozess des Alterns. Das Lehrbuch.* 2., erweiterte und überarbeitete Aufl. Stuttgart: Kohlhammer.

Bundesministerium für Arbeit und Soziales (2018). *Demokratie braucht Inklusion. Die UN-Behindertenrechtskonvention. Übereinkommen über die Rechte von Menschen mit Behinderungen. Die amtliche, gemeinsame Übersetzung von Deutschland, Österreich, Schweiz und Lichtenstein* [sic!]. Zugriff am 17.08.2023 unter: https://www.institutfuer-menschenrechte.de/fileadmin/Redaktion/PDF/DB_Menschenrechtsschutz/CRPD/CRPD_Konvention_und_Fakultativprotokoll.pdf

Deutsche Gesellschaft für Musikgeragogik (Hrsg.) (o. J.). *Musikgeragogik*. Zugriff am 17.08.2023 unter: https://www.dg-musikgeragogik.de

Feierabend, A. (2019). *Violinunterricht mit einer demenziell erkrankten Schülerin*. In: Wickel, H.H. & Hartogh, T. (Hrsg.) *Musikgeragogik in der Praxis. Musikinstitutionen und freie Szene* (S. 107–112). Münster: Waxmann.

Fricke, A. & Hartogh, T. (Hrsg.) (2016). *Forschungsfeld Kulturgeragogik – Research in Cultural Geragogy.* (Kulturelle Bildung Band 52). München: kopaed.

Fung, C.V. & Lehmberg, L.J. (2016). *Music for life. Music participation and quality of life of senior citizens*. Oxford: Oxford University Press.

Grosse, T. & Wickel, H.H. (2018). *Musik in sozialen Arbeitsfeldern*. In: Dartsch, M., Knigge, J., Niessen, A. et al. (Hrsg.) *Handbuch Musikpädagogik. Grundlagen – Forschung – Diskurse* (S. 142–151). Münster: Waxmann.

Hartogh, T. (2005). *Musikgeragogik – ein bildungstheoretischer Entwurf. Musikalische Altenbildung im Schnittfeld von Musikpädagogik und Geragogik*. Augsburg: Wißner.

Hartogh, T. (2018). *Musikalisches Lernen im dritten und vierten Lebensalter*. In: Gruhn, W. & Röbke, P. (Hrsg.) *Musiklernen. Bedingungen – Handlungsfelder – Positionen* (S. 292–312). Innsbruck: Helbling.

Hartogh, T. & Wickel, H.H. (2008). *Musizieren im Alter*. Mainz: Schott.

Hartogh, T. & Wickel, H.H. (2018). *Musikgeragogik*. In: Schramek, R., Kricheldorff, C., Schmidt-Hertha, B., Steinfort-Diedenhofen, J. (Hrsg.) *Alter(n) – Lernen – Bildung. Ein Handbuch* (S. 197–204). Stuttgart: Kohlhammer.

Hartogh, T. & Wickel, H.H. (2019). *Musik in der Sozialen Altenarbeit*. In: Hartogh, T. & Wickel, H.H. (Hrsg.) *Handbuch Musik in der Sozialen Arbeit. Neuausgabe* (S. 400–410). Weinheim: Beltz Juventa.

Hoedt-Schmidt, S. (2010). *Aktives Musizieren mit der Veeh-Harfe. Ein musikgeragogisches Konzept für Menschen mit dementiellen Syndromen* (Musik als Medium Bd. 5). Münster: Waxmann.

Jaunich, K. (2020). *Lust auf Musik – Mut zur Musik. Musik in der Aus- und Weiterbildung von Betreuungspersonen, Ehrenamtlichen und Altenpflegefachkräften*. In: Wickel, H.H. & Hartogh, T. (Hrsg.) *Musikgeragogik in der Praxis. Alteneinrichtungen und Pflegeheime* (S. 213–222). Münster: Waxmann.

Kehrer, E.-M. (2013). *Klavierunterricht mit dementiell erkrankten Menschen – ein instrumentalgeragogisches Konzept für Anfänger* (Musikgeragogik Bd. 2). Münster: Waxmann.

Koch, K. & Reuschenbach, B. (Hrsg.) (2022). *Konzerte für Menschen mit Demenz. Grundlagen, Durchführung, Erfahrungen*. Stuttgart: Kohlhammer.

Koch, K. & Wormit, A. (2023). *Potenzialanalyse musikalischer Angebote in Alteneinrichtungen*. In: Wickel, H.H. & Hartogh, T. (Hrsg.) *Musikalische Bildung im Alter. Musikgeragogik Bd. 9* (S. 169–178). Münster: Waxmann.

Krieger, W. & Marquardt, P.P. (2019). *Potenziale von Musik in der Sozialen Arbeit*. In: Hartogh, T. & Wickel, H.H. (Hrsg.) *Handbuch Musik in der Sozialen Arbeit* (S. 28–46). Weinheim: Beltz Juventa.

Liesk, J., Hartogh, T., Kalbe, E. (2014). *Kognitive Stimulation und Musikintervention bei stationär versorgten Menschen mit Demenz. Eine Pilotstudie, Probleme und Perspektiven*. Zeitschrift für Gerontologie und Geriatrie, 48(3), 275–281. https://doi.org/10.1007/s00391-014-0661-6

Schatz, K. (2023). *Musikgeragogik im Kontext von Kirche und Kirchenmusik. Modellierung des Handlungsfeldes Kirchenmusikgeragogik* (Musikgeragogik Bd. 8). Münster: Waxmann.

Schramek, R. & Bubolz-Lutz, E. (2016). *Partizipatives Lernen – ein geragogischer Ansatz*. In: Naegele, G., Olbermann, E., Kuhlmann, A. (Hrsg.) *Teilhabe im Alter gestalten. Aktuelle Themen der Sozialen Gerontologie* (S. 160–179). Wiesbaden: Springer VS.

Smith, S.K., Innes, A., Bushell, S. (2022). *Music-Making in community with people living with dementia and care-partners – ›I´ m leaving feeling on the top of the world‹*. Health and Social Care in the community, 30(1), 114–123. https://doi.org/10.1111/hsc.13378

Vereinte Nationen (Hrsg.) (1948). *Resolution der Generalversammlung. 217 A (III). Allgemeine Erklärung der Menschenrechte.* Zugriff am 17.08.2023 unter: https://www.un.org/depts/german/menschenrechte/aemr.pdf

Wickel, H.H. (2009). *Zur Organisation musikalischer Angebote in der Sozialen Arbeit mit älteren Menschen am Beispiel von Altenpflegeheimen.* In: Tüpker, R. & Wickel, H.H. (Hrsg.) *Musik bis ins hohe Alter. Fortführung, Neubeginn, Therapie* (S. 76–92). Norderstedt: Books on Demand.

Wickel, H.H. & Hartogh, T. (Hrsg.) (2019). *Musikgeragogik in der Praxis. Musikinstitutionen und freie Szene* (Musikgeragogik Bd. 5). Münster: Waxmann.

Wickel, H.H. & Hartogh, T. (Hrsg.) (2020). *Musikgeragogik in der Praxis. Alteneinrichtungen und Pflegeheime* (Musikgeragogik Bd. 7). Münster: Waxmann.

3 Musiktherapie im Alter und bei Demenz

Jan Sonntag und Alexander F. Wormit

3.1 Einleitung

Die heilsame Wirkung von Musik wurde vermutlich schon immer von Menschen in unterschiedlicher Weise und Anwendung therapeutisch genutzt. Dabei nimmt das Hören von Musik (Rezeptive Musiktherapie) eine ebenso wichtige Rolle ein, wie das gemeinsame Spielen von Instrumenten und Singen (Aktive Musiktherapie). Musiktherapie wird heute als praxisorientierte Wissenschaftsdisziplin definiert (DMtG, 2022a), mit deren Hilfe Veränderungsprozesse begleitet und sowohl seelisches als auch körperliches Leid gemindert werden können. Seit den 1970er Jahren besteht in Deutschland die Möglichkeit, Musiktherapie im Rahmen eines Hochschulstudiums zu erlernen. Es existiert eine Infrastruktur von Berufsorganisationen sowie umfangreiche Forschungs- und Fachliteratur (DMtG, 2022b & 2022c).

<small>aktuelle Situation der Musiktherapie</small>

Musiktherapie bündelt eine Vielzahl von Interventions- und Behandlungskonzepten, bei denen Musik – neben Gesprächen und anderem – eine zentrale Rolle spielt. Je nach Konzeption, Klientel und Menschenbild ist der Musikbegriff so unterschiedlich wie das Vorgehen und die Zielsetzungen (vgl. Weymann & Sonntag, 2011). Im Unterschied zu anderen Verwendungsformen von Musik, wie dem konzertanten oder pädagogischen Einsatz, findet Musiktherapie immer im Rahmen einer therapeutischen Beziehung statt, wobei auch Aspekte des Sozialen und der Teilhabe am Leben in Gemeinschaft sowie am kulturellen Leben einbezogen werden (vgl. Tüpker, 2019).

<small>Konzepte und Ansätze</small>

Musiktherapie findet im Zusammenhang mit Alter und Demenz wachsende Anerkennung und Verbreitung. Musiktherapeutinnen und -therapeuten sind in Alten- und Pflegeeinrichtungen tätig, ebenso wie in gerontopsychiatrischen und geriatrischen Stationen von Krankenhäusern. Über gesetzliche Regelungen zu niedrigschwelligen Betreuungsangeboten ist es bisweilen möglich, Musiktherapie auch im ambulanten Bereich anzubieten. Im Folgenden wird Musiktherapie in Bezug auf Alter und Demenz überblickshaft dargestellt und die Möglichkeiten einer interdisziplinären Zusammenarbeit in der professionellen Altenhilfe aufgezeigt.

<small>Orte der Musiktherapie im Kontext von Alter und Demenz</small>

3.2 Musiktherapie im Alter

Traditionen der Musiktherapie im Kontext Alter

Die Lebensspanne nach Beendigung der Berufstätigkeit, das sogenannte dritte und vierte Lebensalter, wird von der Musiktherapie seit über 40 Jahren sowohl praxisbezogen als auch wissenschaftlich begleitet. Unter den musikbezogenen Unterstützungsangeboten für alte Menschen, wie z. B. singende Altenheime, Musikgeragogik oder Klangschalentherapie, verfügt Musiktherapie über die längste Tradition und einen hohen Standard an wissenschaftlicher Evidenz. Für die häufigsten psychischen, psychiatrischen und neurologischen Erkrankungen im Alter bietet Musiktherapie grundlegende Hilfen (vgl. Wormit et al., 2020).

Chancen der Musiktherapie

Mit ihrem Fokus auf therapeutische Beziehungen bringt die Musiktherapie in allen denkbaren Versorgungskontexten Menschen mit ihrer eigenen Lebensgeschichte und anderen Menschen in Kontakt. Sie ermöglicht Begegnung und Beziehungsaufnahme trotz mitunter hohen kognitiven und kommunikativen Einschränkungen (vgl. Sonntag, 2016).

3.3 Musiktherapie bei Demenz

Chancen der Musik für Menschen mit Demenz

Die Begleitung von Menschen mit Demenz ist das bei Weitem größte Anwendungsfeld der Musiktherapie mit alten Menschen. Der Neurologe Oliver Sacks behauptet, für Menschen mit Demenz sei »Musik kein Luxus, sondern eine Notwendigkeit und besitzt die einzigartige Macht, ihr Selbst für sie und für andere wiederherzustellen – zumindest eine Zeitlang« (Sacks, 2008, S. 377). Die Deutsche Alzheimer Gesellschaft spricht von Musik als »Königsweg« im Umgang mit Demenzbetroffenen (vgl. DAG, 2002, S. 66), und viele Praktikerinnen und Praktiker aus Pflege und Therapie bestätigen, dass Menschen mit Demenz Musik mehr als andere und mehr als anderes bräuchten (vgl. Muthesius et al., 2019). Häufig sind therapeutische Kompetenzen erforderlich, damit Menschen mit Demenz von Musik profitieren können. Dieses Angebot muss auf die besonderen Daseinsbedingungen der Demenz abgestimmt sein, um eine wirksame und reflektierte Verbindung musikalischer Interaktionsformen in der Beziehungsgestaltung zu erreichen.

Im Jahr 2009 wurde Musiktherapie in die S3-Leitlinie für Demenz aufgenommen. Eine erste Definition von Musiktherapie bei Demenzen, die insgesamt für Musiktherapie im Alter gelten kann, schlägt Wosch vor:

> »Musiktherapie bei Demenz ist eine Zusammenarbeit zwischen Klient und Therapeut zur Förderung des Demenzbetroffenen in allen seinen physischen, psychischen und sozialen Ressourcen, welche unter Einbeziehung aller Erscheinungsformen des Musikerlebens sowohl wissensbasiert zielgerichtet als auch gemeinsam erkundend erreicht werden.« (Wosch, 2011, S. 23)

Im Jahr 2009 wurde Musiktherapie in die S3-Leitlinie für Demenz aufgenommen. In der S-3-Leitlinie (vgl. DGPPN, 2016) gibt es für aktive und rezeptive Musiktherapie eine »Kann«-Empfehlung:

> »Es gibt Hinweise, dass aktive Musiktherapie günstige Effekte auf psychische und Verhaltenssymptome bei Menschen mit Demenz, insbesondere Angst hat. […] Rezeptive Musiktherapie, insbesondere das Vorspielen von Musik mit biographischem Bezug (›preferred music‹) kann geringe Effekte auf agitiertes und aggressives Verhalten haben« (ebd., S. 91).

Diese Einstufung bemängelt nicht das Vorhandensein oder die fehlende Verfügbarkeit von direkt anwendbaren klinischen Studien von guter Qualität. Der Evidenzgrad zu therapeutischen Interventionen für aktive Musiktherapie liegt bei IIa (Evidenz aus zumindest einer methodisch guten, kontrollierten Studie ohne Randomisierung) und für rezeptive Musiktherapie bei III (Evidenz aus methodisch guten, nichtexperimentellen Beobachtungsstudien).

3.4 Wirkungen von Musiktherapie

Musik zeigt vielfältige gesundheitsfördernde bzw. therapeutische Wirkungen. Sie kann altersbedingten körperlichen und geistigen Veränderungen vorbeugen und Begleitsymptome von Demenz, wie z. B. Apathie oder Agitiertheit, mildern. Musik stiftet und stärkt Gemeinschaft zwischen Menschen mit und ohne Demenz. Sie ermöglicht soziale und kulturelle Teilhabe (vgl. Bundesinitiative Musik und Demenz, 2021).

Standardisierte Untersuchungen mit dem Nachweis signifikanter Effekte sind wichtige Argumentationshilfen für die Anerkennung von Musiktherapie im Gesundheitswesen. Folgende Effekte der Musiktherapie bei Demenzen gelten als nachgewiesen:

nachgewiesene Effekte

Signifikante Reduktion von	Signifikate Verbesserung von
• Agitiertheit • Angst • Depressivität • Apathie • Desorientiertheit • Schlafstörungen	• Aktivität • Empathie • Bedürfniserfüllung • Zufriedenheit der Pflege

Tab. 3.1: Nachgewiesene Effekte der Musiktherapie bei Demenzen (nach Wosch & Eickholdt, 2019)

Eine systematische Sichtung und Bewertung der Forschungsliteratur mittels Cochrane-Review zur Demenz (vgl. van der Steen et al., 2018) weist auf Verbesserungen in den allgemeinen Verhaltensweisen, im emotionalen Wohlbefinden, in der Stimmung, im negativen Affekt und im sozialen

Cochrane-Reviews

Verhalten hin. Das Update des Cochrane-Reviews von Gassner & Mayer-Ferbas (2020) stellt einen positiven Effekt auf die Stimmung von Patientinnen und Patienten mit Demenz durch Musiktherapie fest. Die Verhaltenssymptome verbesserten sich laut den berücksichtigten Studien nur bei Menschen in fortgeschrittenem Krankheitsstadium. Langzeiteffekte in Bezug auf Stimmung und Verhalten konnten nicht nachgewiesen werden. Das Kurz- und Langzeitgedächtnis verbesserte sich nur bei Alzheimer-Patientinnen und -Patienten mit milden Krankheitssymptomen, nicht bei moderatem und schwerem Krankheitsstadium.

3.5 Warum wirkt Musik und damit Musiktherapie?

Musik als emotionaler Anknüpfungspunkt

Warum Musik sich positiv auswirken kann, ist eine vieldiskutierte und in unterschiedlichen Wissenschaftsdisziplinen untersuchte Frage. Als zentrales Agens kann der affektive Bereich angesehen werden: Musik emotionalisiert – nicht nur Menschen mit Demenz, sondern alle Menschen. Menschen mit Demenz erhalten sich emotionale Fähigkeiten, auch wenn kognitive, intellektuelle Fähigkeiten bereits schwer beeinträchtigt sind. Also knüpft Musik genau dort an, wo Demenzbetroffene noch Ressourcen haben (vgl. Sonntag, 2016).

Entwicklungspsychologische Perspektive

Aus der Entwicklungspsychologie wissen wir zudem, dass musikalische Dimensionen sehr früh, noch lange vor dem »Denken können« gebildet werden. Da das Hören beim Ungeborenen in der Mitte der Schwangerschaft einsetzt, erfährt der Mensch bereits pränatal prägende Klang- und Rhythmusstrukturen. Im frühkindlichen Dialog mit ersten Bezugspersonen werden Kompetenzen wie Timing, Phrasierung und Turn-Taking ausgebildet, die Analogien zu musikalischen Abstimmungsprozessen aufweisen (vgl. Stern, 2007).

»Logik« der Musik

Eine andere Eigenschaft von Musikstücken ist die verlässliche Wiedererkennbarkeit. Wenn eine Melodie einmal begonnen hat, dann weiß man schon im Voraus, wie sie endet. Das ist bei Sprache nicht so einfach. Um einen gesprochenen Satz zu verstehen, muss man sich sehr viel mehr konzentrieren (vgl. Kölsch, 2019).

Erinnerbarkeit von Musik

Mit Blick auf Demenz ist die hervorragende Erinnerbarkeit von Musik besonders interessant. Musik gilt als resistent gegen viele Formen des Vergessens, wird gut erinnert und weckt auch ihrerseits Erinnerungen. Häufig gehörte oder gespielte Melodien sind tief in unser Leibgedächtnis eingeschrieben. Menschen mit Demenz können sie zwar häufig nicht mehr bewusst abrufen, reagieren z. B. ratlos auf die Frage nach ihrem Lieblingslied. Im Handlungsvollzug jedoch, also indem eine Melodie entweder spontan auftaucht oder von der Begleitperson angestimmt wird, zeigen sich viele

Menschen mit Demenz sowohl textsicher im Singen als auch erstaunlich kompetent an ihrem Instrument, ja können sogar, weil es eben leibbezogenes Lernen ist, noch Neues dazulernen (vgl. Muthesius et al., 2019).

Untersuchungen zur Übertragung des heuristischen Wirkfaktorenmodells von Hillecke et al. (2021) auf das geriatrische Setting zeigen, dass dieses hilfreich ist, die Wirkweise von Musiktherapie insbesondere hinsichtlich psychologischer Aspekte einzuordnen und nachzuvollziehen (vgl. Ibanez et al., 2019). In einer weiterführenden Analyse der Subkategorien des Wirkfaktorenmodells von Yun (2022) erleben Bewohnerinnen und Bewohner, das Betreuungs- und Pflegepersonal sowie Angehörige vor allem die Aktivierung von subjektivem Wohlbefinden durch Musiktherapie. Darüber hinaus genießen sie die Abwechslung vom Alltag, nehmen eine Erhöhung ihrer körperlichen Aktivität wahr und kommen zur Ruhe.

Wirkung von Musiktherapie auch für Angehörige, Betreuungs- und Pflegepersonal

3.6 Musikalische Biographie

Musik, ihre Wirkungen und ihre Bedeutungen sind kulturell und individuell sehr spezifisch. Was des einen Hymne, ist des anderen Lärm. Der Heranwachsende kann von den Opernklängen aus dem elterlichen Wohnzimmer genauso genervt sein, wie seine Altvorderen vom Punkrock seiner Lieblingsband. Der hohe Grad an Subjektivität in der Bewertung von Musik geht einher mit einem ebenso hohen Grad an Situativität. Was ich morgens höre, um mich in Schwung zu bringen, taugt vielleicht nicht ebenso gut abends zur Entspannung. Einen Hit, den ich wochenlang in Dauerschleife höre, habe ich mir vielleicht irgendwann »übergehört«, bin seiner überdrüssig. In der Begleitung von Menschen mit Demenz ist es ebenso wichtig, die Wirkung der Musik in der gegebenen Situation wahrzunehmen, wie auf die spezifischen Vorlieben, Vorerfahrungen und Abneigungen der Person einzugehen. Wertvoll ist es, Kenntnisse über die Musikerfahrungen im Lebenslauf der Person zu gewinnen (vgl. Willig & Kammer, 2012): Welche Musiken haben den Menschen in den unterschiedlichen Lebensphasen (Kindheit, Jugend, Erwachsenenalter) geprägt? Gibt es Schlüssellieder, also Lieder mit besonderer und besonders hoher Bedeutung? Wurde getanzt? Hat die Person ein Instrument gespielt? Wurden Erfahrungen mit Musik in Bezug auf Religion und Spiritualität gemacht?

Musikerleben ist situativ

3.7 Spezifische Ansätze

Studienergebnisse zu Systematisierung in der Pflege

Als Arbeiten im deutschsprachigen Raum, die über den Radius empirischer Studien hinaus konzeptionelle Qualitäten aufweisen, gelten die musikbiographisch orientierten Arbeiten Grümmes (1998), die anhand einer Zusammenschau von Diplomarbeitsergebnissen erstellte Konzeptarbeit von Tüpker (2001), die psychoanalytisch orientierte Arbeit von Dehm-Gauwerky (2006), das Grundlagenwerk von Muthesius et al. (2019) sowie der Atmosphärenansatz von Sonntag (2016). Ein Praxisleidfaden modularisierter musiktherapeutischer Interventionen im gesamten Pflegesystem (Wormit et al., 2020) knüpft an bestehende Ansätze an und zeigt eine zunehmende Systematisierung und Standardisierung musiktherapeutischer Praxis (▶ Tab. 3.2). Neben spezifischer musiktherapeutischer Literatur existieren Publikationen, die vor dem Hintergrund der Musiktherapie in angrenzende Bereiche hineinweisen, z. B. in die Pflege anhand der Aktivitäten und existenziellen Erfahrungen des täglichen Lebens nach Krohwinkel (vgl. Willig & Kammer, 2012), in die Arbeit mit pflegenden Angehörigen (vgl. Odell-Miller et al., 2022) und in die Künstlerischen Therapien (vgl. Sonntag & Ganß, 2019).

kritischer Umgang mit dem Therapiebegriff

In der Konzeption musiktherapeutischer Angebote sollte berücksichtigt werden, dass Alter und Demenz das herkömmliche Verständnis von Therapie infrage stellen (vgl. Muthesius et al., 2019). So ist es häufig fragwürdig, von überprüfbaren therapeutischen Zielen zu sprechen:

> »Der Mensch wird weder jünger noch gesundet er. Aufgrund der Gedächtnisschwäche kann in der Therapie nicht immer an vorhergehende Therapiestunden angeknüpft werden. Somit gewinnt die Beziehungsgestaltung im ›Hier und Jetzt‹ eine besondere Bedeutung« (ebd., S. 17).

Kritisch betrachtet werden sollte auch der inflationäre Gebrauch des Therapiebegriffs, der dazu führt, dass in der Altenpflege vielen musikalischen Angeboten der Anschein von Therapie gegeben wird (vgl. ebd.). Und schließlich ist die Parzellierung des Lebens hilfebedürftiger alter Menschen zu berücksichtigen, womit die Aufteilung in professionelle Zuständigkeitsbereiche gemeint ist, die z. B. in Pflegeheimen häufig eher von Verwaltungsstrukturen als von den Bedürfnissen der Betroffenen her vorgenommen wird (vgl. ebd., S. 263).

spezifische, indikationsgeleitete Behandlungen und psychosoziale Zielsetzungen

Das musiktherapeutische Angebot für alte Menschen erstreckt sich somit zwischen zwei Polen: Auf der einen Seite die spezifische, indikationsgeleitete Behandlung von schweren Problemen wie den Folgen von (Kriegs-)traumata, Depressionen, starken Ängsten, neurologischen Störungen oder herausforderndem Verhalten, auf der anderen Seite die beiläufig erscheinende, dabei in hohem Maße fachlich entwickelte und an psychosozialen Zielsetzungen ausgerichtete therapeutische Begleitung im Alltag (▶ Tab. 3.2).

	auf Station	im Zimmer	in einem Extraraum	als Freizeitangebot
Setting	offen	geschlossen	geschlossen	offen
Ansatz	milieutherapeutisch	indikationsbasiert	indikationsbasiert	kulturell
Ziele	situationsadäquate Atmosphäre	individuell ausgerichtet	individuell ausgerichtet	Lebensqualität & kulturelle Teilhabe
Einzelmodule	• Flurmusik • Hintergrundmusik (im Pflegealltag)	• Einzelmusiktherapie • Singen im Zimmer • Musik und Bewegung • Lieder im Pflegealltag	• Gruppenmusiktherapie • Singen in der Gruppe • Musik und Bewegung • Integration von Angehörigen	• Veranstaltungen

Tab. 3.2: Musiktherapeutischer Interventionskatalog nach Wormit et al. (2020, S. 80)

Literatur

Bundesinitiative Musik und Demenz (Hrsg.) (2021). *Konzeptpapier*. Hamburg: Landesmusikrat der Freien und Hansestadt Hamburg.

DAG (Deutsche Alzheimer Gesellschaft) (Hrsg.) (2002). *Mit Musik Demenzkranke begleiten*. Praxisreihe der Deutschen Alzheimer Gesellschaft e. V., Bd. 3. Berlin.

Dehm-Gauwerky, B. (2006). *Inszenierungen des Sterbens – innere und äußere Wirklichkeiten im Übergang. Eine psychoanalytische Studie über den Prozess des Sterbens anhand der musiktherapeutischen Praxis mit altersdementen Menschen*. Kulturanalysen (Band 3). Marburg: Tectum.

DGPPN (Deutsche Gesellschaft für Psychiatrie und Psychotherapie, Psychosomatik und Nervenheilkunde) (2016). *S3-Leitlinie »Demenzen«* (Langversion – Januar 2016). Zugriff am 18.12.2022 unter: https://register.awmf.org/assets/guidelines/038-013l_S3-Demenzen-2016-07.pdf

DMtG (Deutsche Musiktherapeutische Gesellschaft) (Hrsg.) (2022a). *Was ist Musiktherapie? Definition*. Zugriff am 18.12.2022 unter: https://www.musiktherapie.de/musiktherapie/was-ist-musikthearpie/

DMtG (Deutsche Musiktherapeutische Gesellschaft) (Hrsg.) (2022b). *Forschung*. Zugriff am 18.12.2022 unter: https://www.musiktherapie.de/musiktherapie/forschung/

DMtG (Deutsche Musiktherapeutische Gesellschaft) (Hrsg.) (2022c). *Arbeitsfeld Geriatrie und Demenz*. Zugriff am 18.12.2022 unter: https://www.musiktherapie.de/arbeitsfelder/geriatrie-demenz/

Gassner, L. & Mayer-Ferbas, J. (2020). *Effectiveness of music therapy for autism spectrum disorder, dementia, depression, insomnia and schizophrenia*. Update of systematic reviews. AIHTA Projektbericht No. 133. Vienna: Austrian Institute for Health Technology Assessment GmbH.

Grümme, R. (1998). *Situation und Perspektiven der Musiktherapie mit dementiell Erkrankten*. Regensburg: Transfer.

Hillecke, T.K., Wilker, F.-W., Wormit, A.F. (2021). *Wirkfaktoren der Musiktherapie*. In: Decker-Voigt, H.-H. & Weymann, E. (Hrsg.) *Lexikon Musiktherapie* (S. 681–687). Göttingen: Hogrefe.

Ibanez L., Coutinho B., Hillecke T., Wormit A.F. (2019). *Musiktherapeutische Wirkfaktoren im geriatrischen Setting – eine qualitative Inhaltsanalyse*. Musiktherapeutische Umschau, 40, 3, 225–235.

Kölsch, S. (2019). *Good Vibrations – die heilende Kraft der Musik*. Berlin: Ullstein.

Muthesius, D., Sonntag, J., Warme, B., Falk, M. (2019). *Musik – Demenz – Begegnung. Musiktherapie für Menschen mit Demenz.* vollst. überarb. Neuaufl. Frankfurt: Mabuse.

Odell-Miller, H., Blauth, L., Bloska, J. et al. (2022). *The HOMESIDE Music Intervention: A Training Protocol for Family Carers of People Living with Dementia*. European Journal of Investigation in Health, Psychology and Education, 12(12), 1812–1832. doi: 10.3390/ejihpe12120127

Sacks, O. (2008). *Der einarmige Pianist. Über Musik und das Gehirn*. Reinbek: Rowohlt.

Sonntag, J. (2016). *Demenz und Atmosphäre. Musiktherapie als ästhetische Arbeit*. 2. Aufl. Frankfurt: Mabuse.

Sonntag, J. & Ganß, M. (Hrsg.) (2019). *Psychotherapie im Alter. Themenheft Künstlerische Therapien*, 16(1).

Stern, D. (2007). *Die Lebenserfahrung des Säuglings*. 9., ergänzte Aufl. Stuttgart: Klett-Cotta.

Tüpker, R. (2001). *Musiktherapeutische Konzepte mit alten Menschen*. In: Tüpker, R. & Wickel, H. (Hrsg.) *Musik bis ins hohe Alter. Fortführung, Neubeginn, Therapie* (S. 143–155). Münster: Lit.

Tüpker, R. (2019). *Künstlerische Therapien als Psychotherapie im Alter*. Psychotherapie im Alter, 16(1), 23–34.

Weymann, E. & Sonntag, J. (2011). *Kreative Therapieansätze 2: Musiktherapie*. In: Haberstroh, J. & Pantel, J. (Hrsg.) *Demenz psychosozial behandeln* (S. 115–126). Heidelberg: AKA.

Willig, S. & Kammer, S. (2012). *Mit Musik geht vieles besser. Der Königsweg in der Pflege bei Menschen mit Demenz*. Hannover: Vincentz.

van der Steen J.T., Smaling, H.J.A., van der Wouden, J.C. et al. (2018). *Music-based therapeutic interventions for people with dementia*. Cochrane Database of Systematic Reviews, Issue 7, Art. No.: CD003477. doi: 10.1002/14651858.CD003477.pub4

Wormit, A.F., Hillecke, T.K., Moreau, D., Diener, C. (2020). *Musiktherapie in der geriatrischen Pflege. Ein Praxisleitfaden*. München: Reinhardt.

Wosch, T. (2011). *Aktueller Stand der Musiktherapie bei Alter und Demenz*. In: Wosch, T. (Hrsg.) *Musik und Alter in Therapie und Pflege. Grundlagen, Institutionen und Praxis der Musiktherapie im Alter und bei Demenz* (S. 13–31). Stuttgart: Kohlhammer.

Wosch, T. & Eickholt, J. (2019). *Wirksamkeitsnachweise Musiktherapie für Menschen mit Demenz. Übersicht und Beurteilung*. Psychotherapie im Alter, 16(1), 49–56.

Yun, J. (2022). *Accessing the Efficacy of Music Therapy in Geriatric Care: Qualitative Content Analysis based on the Heuristic Effect Factor Model* (Masterthesis). Heidelberg: SRH Hochschule.

4 Kulturelle und soziale Teilhabe in stationären Altenpflegeeinrichtungen durch Musikangebote

Andrea Kenkmann

4.1 Öffnung von stationären Pflegeeinrichtungen in den Sozialraum

Stationäre Pflegeeinrichtungen werden in unserer Gesellschaft oft als letzte Orte angesehen, in denen man abseits von der Gesellschaft seinen Lebensabend verbringt. So gibt es Publikationen mit den Titeln »Albtraum Pflegeheim« (Ohlert, 2019) oder »Endstation Altenheim« (Dowideit, 2013) und es erscheint kaum verwunderlich, dass laut repräsentativer Umfragen weniger als 10 % der Bevölkerung über 60 Jahre einen Umzug in eine stationäre Pflegeeinrichtung freiwillig erwägen würden (vgl. Deutsche Stiftung Patientenschutz, 2022).

»Endstation Altenheim?«

Bereits in den 70er Jahren bezeichnete der Soziologe Erving Goffman stationäre Altenpflegeeinrichtungen ähnlich wie Gefängnisse als »Totale Institutionen«, in denen Bewohnerinnen und Bewohner relativ abgeschottet von der Gesellschaft gemeinschaftlich leben. Kennzeichen von »Totalen Institutionen« waren für Goffman, dass dort eine große Gruppe von Bewohnerinnen und Bewohnern einer kleinen Gruppe von Mitarbeitenden gegenübersteht, wobei Letztere in vielfacher Hinsicht Kontrolle über die Tagesstruktur der Bewohnerinnen und Bewohner haben (vgl. Goffman, 1973). Auch moderne Altenpflegeeinrichtungen in Deutschland zeigen nach wie vor Aspekte »Totaler Institutionen« auf (Heinzelmann, 2004) oder stellen, wie Theunissen Einrichtungen der Behindertenhilfe beschreibt, eine »stationäre Sonderwelt« (Theunissen, 2011, S. 29) dar, in der die Vorgaben der Einrichtung den Alltag der Personen bestimmen. Denn vor allem zeitliche Ressourcen des Personals sind begrenzt, sodass die gewünschte Flexibilität und Selbstbestimmung Einrichtungen oft vor logistische Herausforderungen stellt.

Dies wurde zur Zeit der Covid-19-Pandemie besonders deutlich. Während ältere Menschen außerhalb von Einrichtungen eigenständige Entscheidungen trafen, wie sie sich vor Infektionen schützen und an welchen Freizeitaktivitäten sie außerhalb ihrer Wohnung teilnehmen wollten, wurden stationäre Pflegeeinrichtungen aus Gründen des Infektionsschutzes abgeschottet, sodass selbst Besuche von Angehörigen teilweise nicht oder nur unter erschwerten Bedingungen möglich waren. Die sozialen und kulturellen Teilhabemöglichkeiten der älteren Menschen in Pflegeeinrichtungen wurden somit von gesetzlichen Vorgaben und Richtlinien der Einrichtung entscheidend mitbestimmt.

Isolation während der Coronapandemie

Anbindung an das Quartier — Träger von Einrichtungen haben jedoch in den letzten Jahrzehnten vielfach erkannt, wie wichtig eine Anbindung der Einrichtungen an das Quartier ist. Einerseits können so Außenstehende in die Betreuungsarbeit eingebunden werden, aber auch von den Einrichtungsressourcen und Dienstleistungen profitieren, andererseits wird Bewohnerinnen und Bewohnern eine verbesserte Teilhabe an Aktivitäten im Quartier ermöglicht (vgl. BAGSO, 2019; KDA, 2013; Caritas, 2017). Solche zu Quartierszentren weiterentwickelte Pflegeeinrichtungen, die eine Anlaufstelle für Bürgerinnen und Bürger geschaffen haben und ein weites Spektrum an Dienstleistungen anbieten, ermöglichen neue soziale und kulturelle Teilhabechancen, sowohl für die Bewohnerinnen und Bewohner als auch die älteren Menschen und die allgemeine Bevölkerung im Sozialraum (vgl. Bleck et al., 2018; Evans et al., 2017; Hämel & Brandenburg, 2018).

4.2 Bedeutung von sozialer und kultureller Teilhabe

Recht auf Teilhabe — Teilhabe ist ein komplexer und mehrdimensionaler Begriff, der ausdrückt, dass Menschen mit den unterschiedlichsten Einschränkungen ein Recht darauf haben, in allen Lebenslagen einen gleichwertigen Zugang zum gesellschaftlichen Leben und Mitgestaltungsmöglichkeiten zu besitzen. Die UN-Behindertenrechtskonvention hat die Teilhabe am kulturellen Leben explizit in das Vertragswerk unter Artikel 30 aufgenommen (UN, 2006). Dort wird ausgeführt, dass Menschen mit Einschränkungen ein Recht haben auf

a) »Zugang zu kulturellem Material in zugänglichen Formaten«,
b) »Zugang zu Fernsehprogrammen, Filmen, Theatervorstellungen und anderen kulturellen Aktivitäten in zugänglichen Formaten« und
c) »Zugang zu Orten kultureller Darbietungen oder Dienstleistungen, wie Theatern, Museen, Kinos, Bibliotheken und Tourismusdiensten, sowie, so weit wie möglich, zu Denkmälern und Stätten von nationaler kultureller Bedeutung« (Art. 30.1).

Des Weiteren wird im Absatz 2 festgehalten, dass alle Menschen auch ein Recht haben, sich künstlerisch und kreativ zu entfalten. Das Ziel sind gleichberechtigte Teilnahmemöglichkeiten an kulturellen Aktivitäten.

Möglichkeitsräume schaffen — Bartelheimer et al. (2022) argumentieren, dass der Teilhabebegriff neben barrierefreiem Zugang zu gesellschaftlichen Aktivitäten und Dienstleistungen auch die selbstbestimmten Wahlmöglichkeiten und Spielräume von Menschen beinhaltet, diese zu nutzen und mitgestalten zu können. Bei der Ermöglichung von Teilhabechancen geht es dementsprechend nicht allein darum, Barrieren abzubauen, sondern auch »Möglichkeitsräume« zu schaffen, in denen die Zugehörigkeit des Einzelnen die gesellschaftliche Norm darstellt (Bartelheimer et al., 2022, S. 26).

Abbildung 4.1 zeigt ein dreidimensionales Modell der musikalischen Teilhabe, bei dem im Idealfall alle Dimensionen im Modell ermöglicht sein müssen (▶ Abb. 4.1). Die meisten Menschen haben prinzipiell Chancen und Zugänge, sich die unterschiedlichsten Musikrichtungen sowohl passiv zuhörend also auch aktiv mitgestaltend zu Hause oder anderswo zu Gemüte zu führen. Zwar gibt es sicherlich Einschränkungen durch die lokale Angebotslandschaft, aber prinzipiell besteht ein weiter Möglichkeitsraum, sich musikalisch zu betätigen bzw. Musik zu »konsumieren«. In Pflegeeinrichtungen hingegen kann dieser deutlich enger sein. Die Autorin selbst hat angefangen, in Einrichtungen Geige zu spielen, nachdem ihr von Bewohnerinnen und Bewohnern gesagt wurde, dass in der Einrichtung immer nur Pop und Volksmusik angeboten werde. So muss man sich z. B. auch fragen, welche Lebensqualität ein Heavy Metal Fan in einer Pflegeeinrichtung hat. Darüber hinaus lässt sich vermuten, dass in Alteneinrichtungen viel mehr Angebote innerhalb der Einrichtung als Ausflüge zu externen Veranstaltungen angeboten werden.

musikalische Teilhabe

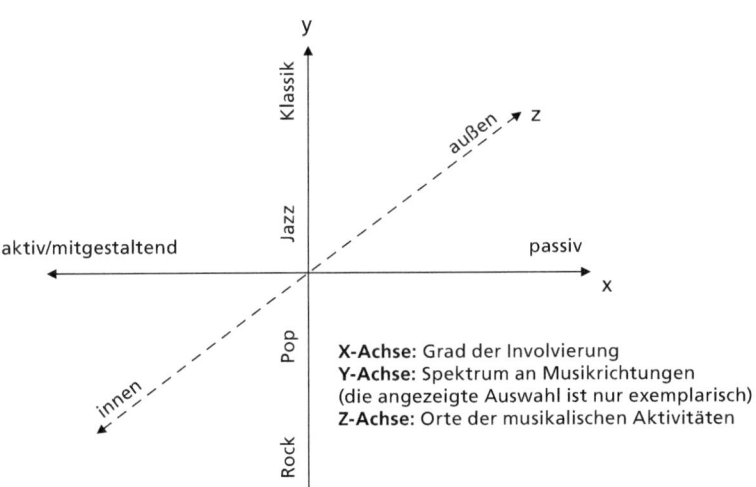

Abb. 4.1: Modell der musikalischen Teilhabe (eigene Darstellung)

Das Modell der musikalischen Teilhabe kann einerseits von Pflegeeinrichtungen genutzt werden, um Lücken in den Angeboten und den Möglichkeitsräumen der Bewohnerinnen und Bewohner zu identifizieren, aber andererseits auch, um gemeinsam mit einzelnen Menschen darüber zu reden, welche musikalischen Teilhabebedürfnisse sie haben. Hierbei gilt es zu beachten, dass gerade die Orte des Übergangs von innen nach außen wie Gärten und Vorplätze eine besondere Bedeutung für die Menschen einnehmen können, da sie oft als extern wahrgenommen werden, aber dennoch sehr gut erreichbar und Teil der Einrichtung sind (vgl. Kenkmann et al., 2017). Auch die aktive und passive Teilnahme sollte als ein Spektrum von

Modell der musikalischen Teilhabe

Möglichkeiten erachtet werden, so kann z. B. bei einem Vorspiel durch die Abfrage von Musikwünschen bereits eine aktive Teilnahme erreicht werden.

4.3 Besuche von externen musikalischen Angeboten

externe musikalische Angebote

Bei der sozialen Teilhabe außerhalb der Einrichtung bieten sich vor allem kulturelle Angebote an. Seit 2002 gibt es Museumsprojekte, die sich gezielt an Seniorinnen und Senioren mit vielfältigen Einschränkungen richten (siehe z. B. Adams et al., 2023; Kenkmann & Wehr, 2022), aber auch die Vielfalt an musikalischen Angeboten hat in den letzten Jahrzehnten deutlich zugenommen. So gibt es eine große Angebotslandschaft verschiedener Symphonieorchester, Chöre oder z. B. das Angebot der Kölner Oper (siehe Koch & Reuschenbach, 2021 für eine Übersicht von Konzertformaten für Menschen mit Demenz). Solche speziell konzipierten Angebote sind auf die Bedürfnisse von Menschen mit körperlichen und/oder kognitiven Einschränkungen eingestellt. Barrierefreiheit ist hier die Norm; Infomaterial und die Organisation von Veranstaltungen sind auf die Teilnahme von Menschen, die in Pflegeeinrichtungen wohnen, abgestimmt.

Angebote als »Frage der Geografie«

Jedoch besteht nur in wenigen Großstädten eine solche Bandbreite von Angeboten, sodass Einrichtungsleitende und die älteren Menschen mit ihren Zugehörigen in ländlicheren Regionen oft nur begrenzte Wahlmöglichkeiten zwischen unterschiedlichen Musikrichtungen und dem eher passiven Zuhören oder den aktiven Mitmachangeboten in Chören, Musikgruppen oder Trommelzirkeln haben. Kulturelle Teilhabe kann somit zu einer Frage der Geografie werden.

alters- und demenzsensible Gemeinde

In kleineren Orten besteht die Möglichkeit, lokale musikalische Angebote zu besuchen, doch hier ergeben sich bereits erste Herausforderungen bei der Barrierefreiheit. Selbst wenn Veranstaltende auf die Bedürfnisse von Menschen mit Einschränkungen eingehen, kann es zu Unverständnis und Kritik von anderen Teilnehmenden kommen. Dies macht deutlich, wie bedeutsam die Arbeit an einer demenz- und alterssensiblen Gesellschaft ist, denn wenn es ein allgemeines Verständnis und Toleranz gegenüber »abweichendem« Verhalten und Bedürfnissen gäbe, bräuchte es keinerlei speziell konzipierten Angebote und die Möglichkeitsspielräume von Menschen mit Einschränkungen würden sich erweitern.

personelle und finanzielle Ressourcen

Eine weitere Herausforderung zur Teilnahme an externen Angeboten stellen die Ressourcen zum Transport und zur Betreuung dar. Angesichts des Personalmangels in Einrichtungen wird hier vielfach auf Angehörige und freiwillig Engagierte zurückgegriffen. Um Teilhabe auch für diejenigen zu ermöglichen, die nicht auf engagierte An- oder Zugehörige, die zeitlich und räumlich verfügbar sind, zugreifen können, bedarf es somit eines großen

Pools an freiwilligen Unterstützenden, die sowohl in der Einrichtung als auch bei den Angeboten verankert sein können. Darüber hinaus braucht es weitere finanzielle Ressourcen, um Eintrittsgelder und Fahrtkosten zu finanzieren. Da der Anteil der Bewohnerinnen und Bewohner, bei denen das Sozialamt finanzielle Hilfe zur Pflege leistet, weiter steigt, ist es kaum realistisch zu erwarten, dass die älteren Menschen selbst die gesamten Kosten tragen.

Neben den logistischen Schwierigkeiten kann der variable Gesundheitszustand der Bewohnerinnen und Bewohner die Planung von gemeinsamen Konzertbesuchen erschweren, denn neben den Konzertkarten müssen auch Transport und Unterstützungsbedarfe längerfristig und verlässlich geplant werden.

Situativität

Tab. 4.1: Beispiele und notwendige Rahmenbedingungen für musikalische Angebote innerhalb und außerhalb von Pflegeeinrichtungen (eigene Zusammenstellung)

Angebote	Grad der Partizipation	Beispiele	Notwendige Rahmenbedingungen bzw. Herausforderungen
Außerhalb der Einrichtung	Passives Konsumieren	Konzerte, Oper, Musiktheater	• Transportmöglichkeiten • Verfügbarkeit von begleitendem Personal bzw. freiwilligen Helfern/Zugehörigen • Verfügbarkeit von (kostenfreien bzw. günstigen) barrierefreien Angeboten in der näheren Umgebung • barrierefreies Informationsmaterial über Veranstaltungen • Willkommenskultur bei Veranstaltenden • gesundheitliche Schwankungen erschweren die Planbarkeit • mögliche Inklusion von allen Bewohnerinnen und Bewohnern
	Aktives Mitwirken	Chöre, Trommelzirkel, Musikgruppen	
Innerhalb der Einrichtung	Passives Konsumieren	Vorspiel von lokalen Musikgruppen, Videos, CDs, individualisierte Playlisten auf Tablets, Musik im Fernsehen	• passende Räumlichkeiten • ggf. (gestimmtes) Klavier oder Musiksystem mit angemessener Audioqualität • flexible Alltagsstrukturen • individuelle Anpassung der Angebote an Bedürfnisse und Kompetenzen der Bewohnerinnen und Bewohner • Musizierende mit Kompetenzen im Umgang mit älteren pflegebedürftigen Menschen und deren Einbindung • Willkommenskultur gegenüber externen Mitwirkenden • unterstützendes Personal bzw. Freiwillige/Zugehörige und deren Zusammenarbeit • verlässliche Planung
	Aktives Mitwirken	Gemeinsames Singen und Musizieren, Gottesdienste, individuelle Biographiearbeit, musiktherapeutische Angebote, Musikquiz, gemeinsame Gestaltung von Texten und Musik	

Tab. 4.1: Beispiele und notwendige Rahmenbedingungen für musikalische Angebote innerhalb und außerhalb von Pflegeeinrichtungen (eigene Zusammenstellung) – Fortsetzung

Angebote	Grad der Partizipation	Beispiele	Notwendige Rahmenbedingungen bzw. Herausforderungen
			• ggf. finanzielle Ressourcen • Bewerbung der Angebote (ggf. auch für Externe) • Vermeidung unfreiwilliger Teilnahme der Bewohnerinnen/Bewohner • Bereitstellung von Erfrischungen

4.4 Gestaltung von internen Angeboten

Unterstützungsbedarfe bei internen Angeboten

Auf die Gestaltung von internen Angeboten wird im Kapitel 5 dieses Buches detailliert eingegangen (▶ Kap. 5), sodass an dieser Stelle nur wenige allgemeine Rahmenbedingungen aufgeführt werden. Hierbei ist die Verfügbarkeit von unterstützenden Menschen, sei es in Form von Personal, Zugehörigen oder freiwilligen Helfenden, an erster Stelle zu nennen. Scheinbar banale Tätigkeiten wie das Bedienen von Musiksystemen oder die Auswahl von Musikstücken bedürfen bei einem Teil der Bewohnerinnen und Bewohner bereits Unterstützung. Zwar bieten digitale Möglichkeiten, wie Sprachassistenzsysteme, neue Spielräume (Hellwig et al., 2018), doch auch diese müssen zunächst installiert und Herausforderungen bei der Bedienung gemeistert werden.

interessensgeleitete Freiwilligkeit

Bei musikalischen Aktivitäten, bei denen es um ein gemeinsames Erleben von Musik geht, muss die Frage gestellt werden, wie Gemeinschaft definiert ist. Vielfach ist der Kreis der Teilnehmenden auf die Bewohnerinnen und Bewohner, Zugehörige und das Personal reduziert, sodass die soziale Teilhabe auf die »stationäre Sonderwelt« beschränkt ist. In manchen Fällen werden Menschen im Rollstuhl unabhängig von ihrem Interesse einfach zu den Veranstaltungen hingeschoben und man kann dann teilweise beobachten, wie einige Menschen ihre Hörgeräte rausnehmen. Neben der Abfrage der Interessen der Bewohnerinnen und Bewohner bei Einzug in eine Einrichtung verdeutlichen solche Beispiele die Bedeutung von personenzentrierter Pflege, die beinhaltet, dass man in der jeweiligen Situation Präferenzen und Wünsche erfragt. Die persönliche Erfahrung der Autorin beim Musizieren in Einrichtungen hat auch gezeigt, dass offene Räumlichkeiten oft vor allem den mobilen Teilnehmenden gute Möglichkeiten bieten, in das Angebot hineinzulauschen und eigenständige Entscheidungen über eine Teilnahme zu treffen.

Vorteile beim Einbezug des Quartiers

Viele der in diesem Buch beschriebenen Angebote machen deutlich, dass es möglich ist, externe Personen und das Quartier mit in diese Aktivitäten einzubinden. So profitieren die Teilnehmenden nicht nur von den angebotenen Aktivitäten, sondern auch von dem Austausch mit anderen Menschen, aber auch die externen Teilnehmenden werden durch das gemeinsame Musizieren oder Musikerleben bereichert. Hier besteht vor allem großes Potential, sozial isolierten älteren Menschen aus dem Quartier kulturelle Teilhabechancen zu ermöglichen. Vielfach bestehen dort ähnliche logistische und gesundheitliche Schwierigkeiten wie bei Konzertbesuchen, die so durch kurze Anfahrtswege und flexiblere Teilnahmemöglichkeiten in lokalen Einrichtungen gelöst werden können.

Zentral zum Gelingen von musikalischen Angeboten, an denen externe Personen beteiligt sind, ist eine Willkommenskultur der gesamten Einrichtung, die sich nicht nur auf das leitende Personal beschränkt. Der Autorin sind Beispiele bekannt, wo musikalische Veranstaltungen nicht vom gesamten Pflege- und Betreuungspersonal unterstützt und teilweise sogar kurzfristig abgesagt wurden, und das, obwohl es reges Interesse gab. Grund hierfür war, dass Teile des Personals den zusätzlichen Aufwand scheuten oder kein Interesse an der angebotenen Musikrichtung hatten. So ist neben ausreichenden Kapazitäten bei Personal und freiwillig Helfenden auch deren Zusammenarbeit von entscheidender Bedeutung.

Willkommenskultur

4.5 Verbesserte Lebensqualität durch musikalische Aktivitäten und soziale Teilhabe

Die Auswirkungen von musikalischen Angeboten in stationären Alteneinrichtungen sind vielfältig. Musik wirkt sich positiv auf die Stimmung aus und kann so in Einrichtungen depressive Symptome von Bewohnerinnen und Bewohnern reduzieren (Yu et al., 2022). Auch Angstzustände und Agitation, vor allem bei Menschen mit Demenz, werden reduziert und die Konzentration und Gedächtnisleistung kann mit Musik gefördert werden (vgl. Rider et al., 2013; Thompson et al., 2023). Studien zeigen, dass bei musiktherapeutischen Angeboten mit aktiver Teilnahme die gesundheitlichen Auswirkungen bei Bewohnerinnen und Bewohnern besonders deutlich sichtbar sind (Lee et al., 2022).

Benefits von Musik

Die Öffnung von Alteneinrichtungen ins Quartier bietet auch Chancen des Aufbrechens der »stationären Sonderwelten«. Gemeinsames Musizieren baut Barrieren ab, unterschiedliche Gruppen können problemlos integriert werden und in den Austausch gelangen. Es sollte selbstverständlich sein, dass Bewohnerinnen und Bewohner von Alteneinrichtungen zur Gesellschaft dazugehören. Formen der sozialen und kulturellen Teilhabe können sowohl durch Besuche externer Veranstaltungen als auch durch interaktive Angebote innerhalb von Einrichtungen ermöglicht werden. Entscheidend ist es, Möglichkeitsräume zu schaffen und durch eine personenzentrierte Betreuung die individuellen Teilhabebedarfe und Wünsche zu unterstützen.

Gemeinsames Musizieren statt »stationäre Sonderwelten«

Literatur

Adams, A.-K., Oswald, F., Pantel, J. (2023). *Museumsangebote für Menschen mit Demenz. Ein Praxishandbuch zur Förderung kultureller und sozialer Teilhabe.* Stuttgart: Kohlhammer.

BAGSO (Hrsg.) (2019). *Kunst und Kultur als Schlüssel zur Teilhabe von Menschen in Pflegeeinrichtungen.* GERAS-Wettbewerb 2019. Zugriff am 20.05.2023 unter: https://www.bagso.de/publikationen/themenheft/geras-preis-2019-kunst-und-kultur/#:~:text=GERAS%2DWettbewerb%202019&text=Mit%20dem%20GERAS%2DPreis%202019,das%20Spektrum%20der%20M%C3%B6glichkeiten%20ist

Bartelheimer, P., Behrisch, B., Daßler, H. et al. (2022). *Teilhabe – Versuch einer Begriffsbestimmung.* In: Wansing, G., Schäfers, M., Köbsell, S. (Hrsg.) *Teilhabeforschung – Konturen eines neuen Forschungsfeldes.* (S. 13–34). Wiesbaden: Springer.

Bleck, C., van Rießen, A., Schlee, T. (2018). *Sozialraumorientierung in der stationären Altenhilfe.* In: Bleck, C., van Rießen, A., Knopp, R. (Hrsg.) *Alter und Pflege im Sozialraum* (S. 225–247) Wiesbaden: Springer.

Deutsche Stiftung Patientenschutz (Hrsg.) (2022). *Wann geht man in ein Pflegeheim. Ergebnisse einer repräsentativen Bevölkerungsumfrage.* Zugriff am 20.05.2023 unter: https://www.stiftung-patientenschutz.de/uploads/docs/sonstige/Studie_Pflegeheim_zuhause_Auszug_02.09.2022.pdf

Dowideit, A. (2013). *Endstation Altenheim.* München: Redline.

Evans, S., Atkinson, T., Darton, R. et al. (2017). *A community hub approach to older people's housing.* Quality in Ageing and Older Adults, 18(1), 20–32.

Goffman, E. (1973). *Asyle: Über die soziale Situation psychiatrischer Patienten und anderer Insassen.* Stuttgart: Suhrkamp.

Hämel, K. & Brandenburg, H. (2021). *Versorgung und Teilhabe im Quartier – Beiträge stationärer Pflegeeinrichtungen.* Zeitschrift für Gerontologie und Geriatrie, 54, 321–323.

Handley, M., Bunn, F., Dunn, V. et al. (2022). *Effectiveness and sustainability of volunteering with older people living in care homes: A mixed methods systematic review.* Health & social care in the community, 30(3), 836–855.

Heinzelmann, M. (2004). *Das Altenheim – immer noch eine »Totale Institution«? Eine Untersuchung des Binnenlebens zweier Altenheime.* Göttingen: Cullivier.

Hellwig, A., Schneider, C., Meister, S., Deiters, W. (2018). *Sprachassistenten in der Pflege – Potentiale und Voraussetzungen zur Unterstützung von Senioren.* In: Dachselt, R. & Weber, G. (Hrsg.) *Mensch und Computer 2018 – Tagungsband* (S. 447–451). Bonn: Gesellschaft für Informatik e. V.

Kenkmann, A., Poland, F., Burns, D. et al. (2017). *Negotiating and valuing spaces: The discourse of space and ›home‹ in care homes.* Health and Place, 43(1), 8–16.

Kenkmann, A. & Wehr, L. (2022). *Mit Museumsangeboten älteren Menschen soziale Teilhabe ermöglichen.* Standbein Spielbein, 118(2), 95–99.

Koch, K. & Reuschenbach, B. (Hrsg.) (2021). *Konzerte für Menschen mit Demenz. Grundlagen, Durchführung, Erfahrungen.* Stuttgart: Kohlhammer.

Kümpers, S. & Wolter, B. (2015). *Soziale Teilhabe pflegebedürftiger Menschen in innovativen Wohnformen.* In: Jacobs, K., Kuhlmey, A., Schwinger, A. (Hrsg.) *Pflege Report 2015. Pflege Zwischen Heim und Häuslichkeit* (S. 135–145). Stuttgart: Schattauer.

Lee, Y.C., Stretton-Smith, P.A., Tamplin, J. et al. (2022). *Therapeutic music interventions with people with dementia living in residential aged care: Perspectives of residents, family members and care home staff from a cluster randomised controlled trial.* International journal of older people nursing, 17(3), e12445.

Michell-Auli, D.P. & Sowinski, C. (2012). *Die 5. Generation der KDA-Quartiershäuser.* Zugriff am 20.05.2023 unter: https://jubilares.files.wordpress.com/2014/09/quartiershuser.pdf

Ohlert, A. (2019). *Albtraum Pflegeheim.* München: Riva.

Pauls, W. (2017). *Wie aus einem Altenheim ein Quartierszentrum wurde.* Neue Caritas 2017. Zugriff am 20.05.2023 unter: https://www.caritas.de/neue-caritas/heftarchiv/jahrgang2017/artikel/wie-aus-einem-altenheim-das-quartierszentrum-wurde

Ridder, H.M., Stige, B., Qvale, L.G., Gold, C. (2013). *Individual music therapy for agitation in dementia: an exploratory randomized controlled trial.* Aging & mental health, 17(6), 667–678.

Thompson, N., Iyemere, K., Underwood, B.R., Odell-Miller, H. (2023). *Investigating the impact of music therapy on two in-patient psychiatric wards for people living with dementia: retrospective observational study.* BJPsych open, 9(2), e42.

United Nations (2006). *UN-Behindertenkonvention.* Zugriff am 20.05.2023 unter: https://www.behindertenrechtskonvention.info/uebereinkommen-ueber-die-rechte-von-menschen-mit-behinderungen-3101/#0-pr%C3%A4ambel

Yu, A.L., Lo, S.F., Chen, P.Y., Lu, S.F. (2022). *Effects of Group Music Intervention on Depression for Elderly People in Nursing Homes.* International journal of environmental research and public health, 19(15). doi: 10.3390/ijerph19159291

5 Musikalische Selbstverständlichkeiten – Musik als Teil des Alltags in einer Pflegeeinrichtung

Simone Viviane Plechinger

Fallbeispiel zum Einsatz eines Soundpads

Sie hat viel erlebt als kleines Mädchen in den letzten Kriegstagen – »und überhaupt«, sagt sie. Sie hat sich im Leben viele unsichtbare Masken gefertigt und aufgesetzt »wegen der anderen – und überhaupt – weil's besser ist«. Masken sind wichtig. Sie geben Schutz und Sicherheit in unbekannten und unsicheren Momenten. In unserer ersten Begegnung beschenkt sie mich mit all diesen Masken und Facetten und Rollen und all dem, was sie sein kann.

Wie in einem Film kann und darf ich ihr zuschauen, wie bei unserem gemeinsamen Hören ihrer Lieblingsmusik eine Maske ab- und eine andere aufgesetzt wird. Zu den vertrauten Songs via Streamingdienst aus dem Lautsprecher kreiere ich eine Musik an ihrem Bett. Maskenball. In unserer zweiten Begegnung erinnert sie Lieder aus Zeiten, in denen sie schutzlos und ohne Maske unterwegs war. Und sie beschenkt mich mit diesen intimen Momenten zur Musik ihres Lebens. Behutsam schaffe ich Übergänge in der Musik, die ihr helfen, schnell die Masken wiederzufinden, wenn sie sie braucht, z. B., wenn eine Bekannte anruft oder die Tür trotz des »Bitte nicht stören«-Schildes geöffnet wird, weil jemand »ja nur schnell eine Zeitschrift vorbeibringen möchte«. Ich bin ihre musikalische Lebensgeschichte, ihre individuelle Musikbox. In der Musik hat alles Platz – Musik erlaubt, Masken ab- und anzulegen.

In unserer dritten Begegnung ist ihre Tochter da, die ich zum ersten Mal treffe. Ich stelle mich vor, erkläre Wirkungsweisen von Musik und erzähle, dass und warum ich Teil des Stationsalltags bin. Verbundenheit entsteht, als die Tochter instinktiv und wie selbstverständlich das Soundpad einschaltet, um mit ihrer Mutter gemeinsam Klänge auch »erfühlen« zu können. Behutsam legt sie ihre Hand und die ihrer Mutter auf das Pad, verbindet sich mit ihr und der Musik. Und der Raum füllt sich unter drei Frauen mit ihren eigenen Lebensgeschichten wunderbar mit gemeinsamen Klängen und echten Gefühlen und anprobierten Masken und vertauschten Rollen.

Die Tochter summt eine Schlagermelodie, als sie ihrer Mutter beim Aufstehen aus dem Bett behilflich ist. Unter dem Eindruck der gehörten und gefühlten Musik gelingt das Aufstehen spielerisch, tänzerisch und gleichzeitig über die Struktur der Musik auch sicher. Summend geht es im Takt eines Wanderlieds über den Flur. Mit sicherem Schritt bewegt sie sich Richtung Aufenthaltsraum. Sie bleibt stehen, lehnt ihre Stirn an meine und sagt: »Simone«, sagt sie, »weißt Bescheid, gell?!« Ja, ich weiß Bescheid. Ich weiß Bescheid, dass ich mit der Musik das mächtigste Medium mit mir herumtrage, das in der Lage ist, gleichzeitig auf emotionaler und funktionaler Ebene Sicherheit zu bieten und in so vielen Begegnungen Neues entstehen zu lassen – und überhaupt.

In den letzten Jahren ist viel über den gezielten Einsatz von Musik in der geriatrischen Begleitung geschrieben, geforscht und dokumentiert worden, was deutlich zu einem selbstverständlich(er)en Umgang mit Musik im Pflegealltag beigetragen hat. Und zwar nicht unter der Vorgabe, welches musikalische Angebot noch in den Ablauf einer stationären Altenpflegeeinrichtung integriert werden kann, sondern mit der Idee und dem Wissen, dass sie Einfluss auf Prozesse in unserem Gehirn nehmen kann, die mit Musik als solches rein gar nichts zu tun haben.

Besonders in der Begleitung von Menschen mit Demenz lässt sich ihr Wert erkennen, lassen sich die Wirkungsweisen häufig ganz unmittelbar beobachten. Hier wird Musik häufig zum Ersatz oder zur Ergänzung von Sprache. Sie wirkt ordnend, strukturierend, lässt Handlungsabläufe erkennen. Sie gibt Halt, regt an oder entspannt, motiviert zu Bewegung und Kreativität. Musik vermittelt das Gefühl, mitten im Leben zu stehen, lebendig im Miteinander zu sein. Häufig antwortet der Körper durch ruhigere Atmung, ein kurzes Lächeln oder Blickkontakt, durch das Zucken eines Mundwinkels oder durch das Wippen der Hände und Füße.

Musik als Ersatz für Sprache

Unsere Hörzellen reagieren auf Reize, die ca. 10 Millionen Male kleiner sind als bspw. die Energie, die beim Berühren eines Gegenstandes unseren Tastsinn anspricht. Gleichzeitig kann gerade die Kombination aus Fühlen und Hören in der Musik eine wunderbare Verbindung sein und auf vielfältige Art und Weise Brücken bauen. Vor allem in der Einbindung von Angehörigen und beim Schließen der Nahtstellen zu anderen Professionen wie im Bereich Pflege kann es wertvoll sein, wenn wir nicht das musikalische Angebot als solches in den Mittelpunkt stellen, sondern den Fokus ganz »selbstverständlich« darauf legen, wo uns die Musik dienlich sein kann. Die leichten Vibrationen eines Elektrorasierers auf der Haut bspw. können im Kontext von Basaler Stimulation® ebenso zum Gegenstand von Musik werden wie der gezielte Einsatz von vibro-akustischen Instrumenten oder Klangkörpern wie einem Soundpad.

Basale® Stimulation mit Alltagsgegenständen

Ziel der musikalischen Angebote ist der Erhalt von Körperwahrnehmung einerseits und die Förderung von positivem Selbst- und Körpererleben andererseits – ein Schwingen zwischen den emotionalen und funktionalen Polen also, ein Verbindungsstück auf vielen Ebenen.

Musik kann immer nur dann ein wertvolles Medium sein, wenn sie achtsam eingesetzt wird – das ist mein Credo seit 25 Jahren in der Begleitung und meiner musiktherapeutischen Arbeit. Musik braucht das Wissen um ihre Wirkungsweisen und Selbstverständlichkeit in ihrer Anwendung gleichermaßen. Sie wirkt unterstützend in ganz alltäglichen Situationen einer Pflegeinstitution. Es obliegt allen, die musikalische Angebote in einer solchen Einrichtung machen, auf diese »Kernkompetenz« aufmerksam zu machen und gleichzeitig Möglichkeiten und Grenzen des Schatzes Musik zu kennen. Sowohl Reizüberflutung als auch Unterforderung mit »akustischem

achtsamer Einsatz der Musik

Futter« können für Stresssituationen sorgen. Dauerberieselung mit Hintergrundmusik bspw. ist zwar »gut gemeint« – gibt sie uns doch das Gefühl, für eine Verbindung sorgen zu können, während wir im Nebenzimmer sind –, kann jedoch auch eine Ursache dafür sein, dass Seniorinnen und Senioren Fähigkeiten ihrer räumlich-akustischen Wahrnehmung verlieren, ihr Gangbild unsicherer wird oder sie Fähigkeiten zur Selbstregulation verlieren, die mit Einschränkungen durch Multimorbidität allein nicht zu erklären sind.

universelle Wirksamkeit von Musik

Musik wird da wirksam, wo aus der Idee von »Betreuung« ein Miteinander auf Augenhöhe wird. Es gibt Forscher und Forscherinnen, die behaupten, ohne Musik hätte es der Mensch nicht durch die Evolution geschafft. Unser Gehirn fasst Musik als eine Art biologische Sprache auf. So ist bspw. der Klang von Wörtern keineswegs zufällig. Es ist zu vermuten, dass Musik und Sprache die gleichen Wurzeln besitzen und evolutionär eng miteinander verwoben sind. Der Klang einer genervten, traurigen oder fröhlichen Stimme wird überall auf der Welt gleichermaßen verstanden. Auch die akustischen Merkmale von Schlaf- und Wiegenliedern bspw. sind weltweit universal. Rhythmen mit Bewegung zu synchronisieren (z. B. mit der Unterstützung eines Wanderliedes sicherer zu laufen) oder Musik zu nutzen, um uns in eine andere Stimmung zu bringen, sind Fähigkeiten, die nur wir Menschen haben.

Integration von Liedern in den Pflegealltag

Umso wertvoller ist es, Musik in Alltagssituationen einer Pflegeeinrichtung zu integrieren – sowohl im Gruppen- als auch im Einzelsetting. So können bspw. alte Schallplatten mit Küchenliedern in die Alltagsgestaltung einer Kochgruppe einfließen. Situationen können gerade von Menschen mit Demenz besser erkannt und eingeschätzt werden, wenn sie »musikalisch selbstverständlich« vermittelt werden, z. B. über ein (selbst getextetes Lied) zu einer bekannten und einfachen Melodie, das die Situation und Atmosphäre beschreibt. Ein Beispiel, das sowohl die emotionale Atmosphäre als auch den Hinweis auf die bevorstehende Mahlzeit enthält, ist diese »Komposition« einer Pflegeperson zur Melodie von »What shall we do with the drunken sailor«:

»Wann wird es endlich Kaffee geben, wann wird es endlich Kaffee geben, wann wird es endlich Kaffee geben, na, wohl gegen drei Uhr«
»Was wird es wohl zum Kaffee geben…Kuchen, Torte, Plätzchen!«
»Dann werden wir ein Pläuschen halten…bis zum frühen Abend!«

Gemeinsam mit Senioren und Seniorinnen sowie Angehörigen können Lieder gesammelt werden, die das Thema Essen und Trinken zum Inhalt haben (wie z. B. »Es gibt kein Bier auf Hawaii«, »Aber bitte mit Sahne«, »Trink, trink, Brüderlein trink«).

Wirkung von Singen auf den Schluckvorgang

Die zeitliche Struktur des Liedes ermöglicht es, dass auch Bewegungsabläufe wie bspw. das Anheben der Kaffeetasse besser koordiniert werden können. Über das Singen vor einer Mahlzeit werden Wangenboden- und Zungenmuskulatur spielerisch trainiert, das Kauen wie auch der Schluckvorgang spielerisch unterstützt.

Musik als »sensorische Prothese«

Im Spannungsfeld zwischen Funktionalität und Emotionalität liegt die Chance der Musiktherapie bzw. aller flankierender Angebote, um sich in der interprofessionellen Zusammenarbeit mit anderen Berufsgruppen den aktuellen Bedürfnissen der Menschen anzunähern. Musik als »sensorische Prothese« kann aufrichtige Unterstützung zur Teilhabe sein.

Wir gestalten eine Umgebung mit »musikalischer Selbstverständlichkeit« im Pflegealltag bspw. durch:

- den Einsatz von biographisch bedeutsamer Musik, die der Wahrnehmung der aktuellen Gefühls- und Bedürfnislage der zu begleitenden Seniorinnen und Senioren entspricht
- den achtsamen Umgang mit (vibroakustischen) Instrumenten und die Abkehr von pauschalisierenden Äußerungen wie »Klangschalen sind immer toll für Menschen mit Demenz«
- rhythmische Interventionen, die Struktur geben und Struktur erhalten (z. B. über das Singen von Wanderliedern bei natürlichen Bewegungsabläufen wie dem Laufen) und Affekte und Emotionen in eine Form bringen (z. B., indem ein Rütteln an Stühlen nicht als herausforderndes Verhalten, sondern als Kontaktangebot gewertet und durch das Klopfen eines Rhythmus auf der Tischplatte erwidert wird)
- Angehörige ermutigen, ihre Stimme aufzunehmen und/oder Lieder mit der eigenen Stimme zu begleiten, sodass die Lieblingslieder des Seniors/der Seniorin mit den vertrauten Stimmen der Lieben verbunden werden.

6 Finanzierung von musikalischen Angeboten

Marcus Maier

Um die Frage zu klären, ob es möglich ist, die Integration innovativer Versorgungselemente wie Musikangebote in der Langzeitpflege zu finanzieren, gilt es zunächst einen Blick auf die allgemeine Finanzierungslogik dieses Bereiches zu werfen.

6.1 Regelungen

Finanzierungsrahmen und -bereich

Die Finanzierungsregelungen der stationären Altenhilfe zeigen einerseits den Rahmen für die grundsätzlichen Gestaltungsmöglichkeiten auf und stellen andererseits die finanzierbaren Grenzen in einer Altenpflegeeinrichtung dar. Es ist wichtig, die finanziellen Handlungsspielräume im therapeutischen oder kurativen Bereich, wie beispielsweise in einem Krankenhaus oder in einer Rehabilitationseinrichtung, hiervon abzugrenzen. Begründet ist dies dadurch, dass der Finanzierungsbedarf in der stationären Altenhilfe hauptsächlich über das SGB XI, die Pflegeversicherung, geregelt ist und somit die Möglichkeiten der Leistungsabrechnung über das SGB V, also die Krankenversicherung, nur in geringem Maße zur Verfügung stehen. Ferner sind für die in unterschiedlichen Vorschriften der Pflegeversicherung geregelten Personal- und Sachleistungen sehr restriktive Ober- und Untergrenzen festgelegt, die den Gestaltungsspielraum der Einrichtungen ebenfalls deutlich einschränken.

Grundstrukturen und länderspezifische Abweichungen

Grundprinzip ist zunächst die übergeordnete Struktur durch das Sozialgesetzbuch, wobei hier durch das föderale System länderspezifische Abweichungen möglich sind. Um die Darstellung übersichtlich zu halten, werden hier nur die einheitlichen Grundstrukturen dargestellt.

Jede Einrichtung der stationären Altenhilfe verfügt, als Grundlage der Abrechnung pflegerischer Leistungen, über einen Versorgungsvertrag mit den Bezirken, also den Trägern der Sozialhilfe, ebenso wie mit der Pflegekasse. Dieser (Pflege-)Versorgungsvertrag folgt in erster Linie den Bundesempfehlungen zum Rahmenvertrag nach § 75 SGB XI. Darüber hinaus werden die Regelungen des Landesrahmenvertrages gültig.

Verhandlungspartner für Rahmenverträge

In den länderspezifischen Rahmenverträgen werden, unter den im § 75 Abs. 1 SGB XI benannten Vertragspartnern, die Eckpfeiler zum Betrieb einer stationären Einrichtung ausgehandelt. Beteiligt sind neben den Trägern der

Einrichtungen, die sich auch über ihre jeweiligen Verbände vertreten lassen können, der Medizinische Dienst der Krankenversicherungen und der Verband der privaten Krankenversicherungen. In der stationären Altenhilfe sind die überörtlichen und im ambulanten Bereich die örtlichen Sozialhilfeträger Teil der Verhandlungen. Örtliche Sozialhilfeträger sind bei den stationären Leistungserbringern ausschließlich durch deren Arbeitsgemeinschaften eingebunden.

Eine Einrichtung, die einen Versorgungsvertrag mit den entsprechenden Vertragspartnern anstrebt, hat die Bedingungen des § 72 SGB XI zu erfüllen, die ferner den Anforderungen des § 71 SGB XI genügen müssen. Dieser verweist u. a. auf die Voraussetzungen zur Anerkennung einer »verantwortlichen Pflegefachkraft«[3], die sogenannte Pflegedienstleitung, ebenso wie auf deren Verantwortlichkeiten in der Pflegeorganisation. Die Pflegedienstleitung, als zentraler Akteur des Pflegedienstes, hält die umfassende Organisationsverantwortung für diesen in ihren Händen. Sie ist daher unbedingt in die Umsetzung von etwaigen therapeutischen Maßnahmen einzubeziehen.

»verantwortliche Pflegefachkraft«

Die Landesrahmenverträge sind wie bereits erwähnt unmittelbar für die Einrichtungen verbindlich. Sie haben nach § 75 Abs. 2 SGB XI für die stationäre Altenhilfe, hier auszugsweise und für das Thema relevante, weitere Regelungsinhalte:

Regelungsinhalte

- »den Inhalt der Pflegeleistungen einschließlich der Sterbebegleitung sowie bei stationärer Pflege die Abgrenzung zwischen den allgemeinen Pflegeleistungen, den Leistungen bei Unterkunft und Verpflegung und den Zusatzleistungen« (Nr. 1)
- »die allgemeinen Bedingungen der Pflege einschließlich der Vertragsvoraussetzungen und der Vertragserfüllung für eine leistungsfähige und wirtschaftliche pflegerische Versorgung, der Kostenübernahme, der Abrechnung der Entgelte und der hierzu erforderlichen Bescheinigungen und Berichte« (Nr. 2)
- »Maßstäbe und Grundsätze für eine wirtschaftliche und leistungsbezogene, am Versorgungsauftrag orientierte personelle und sächliche Ausstattung der Pflegeeinrichtungen« (Nr. 3)
- »die Verfahrens- und Prüfungsgrundsätze für Wirtschaftlichkeits- und Abrechnungsprüfungen« (Nr. 7)

Neben den bisher genannten gesetzlichen Bestimmungen sind weitere maßgebliche gesetzliche Vorgaben zu nennen. So regelt der § 72 SGB XI auch die Berücksichtigung und Festlegung von Art, Inhalt und Umfang der allgemeinen Pflegeleistungen nach § 84 Abs. 4 SGB XI. Hier wird ferner die Abgeltung der Pflegeleistung bestimmt, die durch Vereinbarung von Pflegesätzen, als Bestandteil der Vergütung von Pflegeeinrichtungen, erreicht wird. Vertiefend ausgeführt wird der Begriff der »Pflegevergütung« im § 82 SGB XI, der diese als »*leistungsgerechte* [Hervorhebung des Autors] Vergütung für die

---

3 § 71 Abs. 3 Satz 1 SGB XI

allgemeinen Pflegeleistungen« (§ 82 Abs. 1 Nr. 1 SGB XI) an die Einrichtungen definiert. Darüber hinaus erhalten stationäre Pflegeeinrichtungen ein »angemessenes Entgelt für Unterkunft und Verpflegung« (§ 82 Abs. 1 Nr. 2 SGB XI). Als dritte Position im sog. Tagessatz findet sich neben der Pflegevergütung und den Investitionskosten die Möglichkeit, den Pflegebedürftigen »betriebsnotwendige Investitionsaufwendungen […] gesondert [zu] berechnen« (§ 82 Abs. 3 SGB XI). Es stellt sich nun weiter die Frage, über welche Quellen die Refinanzierung dieser Versorgungsleistungen erfolgt.

6.2 Refinanzierungsquellen

bedarfs- und »leistungsgerechte« Pflegesätze

Zunächst sind die Bemessungsgrundsätze von Pflege- und Betreuungsleistungen zu nennen. Diese sind im § 84 SGB XI geregelt. Hier heißt es, dass Pflegesätze immer »leistungsgerecht« (Abs. 2 Satz 1) zu sein haben und nach dem Versorgungsaufwand, den der Pflegebedürftige nach Art und Schwere seiner Pflegebedürftigkeit benötigt, einzuteilen sind. Ausgehend vom § 43 SGB XI, der den mit den fünf Pflegegraden einhergehenden Anspruch eines Pflegebedürftigen an die Pflegekasse definiert, wird darüber hinaus ein einrichtungseinheitlicher Eigenanteil ermittelt.

Gesamtvergütung

Die Gesamtvergütung der Leistungen einer Einrichtung der stationären Langzeitpflege besteht aus den ausgeführten Bestandteilen der Vergütung der Versorgungsleistung (▶ Kap. 6.1) und dem eben benannten einrichtungseinheitlichen Eigenanteil. Bei wirtschaftlicher Betriebsführung muss die Gesamtvergütung es möglich machen, dass ein Pflegeheim seinen Versorgungsauftrag erfüllen und seine Aufwendungen finanzieren kann. Sollten die vom Leistungsempfänger zu übernehmenden Bestandteile der Gesamtvergütung nicht geleistet werden können, tritt die Sozialhilfe, nach Bedürftigkeitsprüfung, an dessen Stelle.

Ferner können sogenannte zusätzliche Leistungen auch über die Regelungen des § 88 SGB XI, Zusatzleistungen, vereinbart werden. Diese Leistungen können beispielsweise »Komfortleistungen bei Unterkunft und Verpflegung« (Abs. 1 Nr. 1) oder »pflegerisch-betreuende Leistungen« (Abs. 1 Nr. 2) sein. Letztlich ist auch eine Finanzierung von Leistungen über SGB V (§ 27 Abs. 1) im Rahmen von Rezepten für therapeutische Verordnungen denkbar.

6.3 Inhalte der Leistungsbereiche

Das sozialrechtliche Dreiecksverhältnis zwischen Leistungsempfängern, also den Hilfeberechtigten, dem Leistungserbringer, auch Dienstleister genannt, und den Kostenträgern wurde in den vorangegangenen Kapiteln hinreichend dargestellt. Die inhaltlichen Gestaltungsspielräume zu den eben dargelegten Leistungskategorien sollen nun differenzierter betrachtet werden.

6.3.1 Pflege und Betreuungsleistungen

Welche Möglichkeiten bestehen, um Inhalte von Pflege und Betreuungsleistung in den Entgelten abzubilden? In den Leistungsbeschreibungen wird zunächst immer grob zwischen Sach- und Personalkosten unterschieden. Diese grobe Aufteilung wirkt auf den ersten Blick nicht hilfreich, um eventuelle Finanzierungsmöglichkeiten zu beschreiben. Es lohnt sich aber, ein bisschen genauer hinzusehen.

Grundsätzlich haben die Träger der Einrichtungen, unter der Voraussetzung, dass die Basisleistungen nach Versorgungsvertrag erfüllt sind, Spielräume zur Gestaltung der Pflege- und Betreuungsleistungen. In den Maßstäben und Grundsätzen für die Qualität und Qualitätssicherung wird zwar im Bereich der Prozessqualität auch die soziale Betreuung benannt, jedoch bleibt dies recht unkonkret. *(Spielräume zur Gestaltung der Pflege- und Betreuungsleistungen)*

In der Umsetzung dieses Zieles sind hier verschiedene, z. B. Jahreszeiten oder Feiertage betreffende Feste und Veranstaltungen für die Bewohnerinnen und Bewohner vorzufinden. Auch Angebote wie Tierbesuchsdienste oder den Einsatz von externen Beschäftigungsmitarbeitern wie Klinikclowns findet man in einigen Einrichtungen. Bedeutsam in der Versorgung betagter Menschen sind auch Angebote, die sich mit der Erhaltung der Mobilität von Bewohnerinnen und Bewohnern befassen. Hier sind kleine Gruppen mit Bewegungsangeboten denkbar. *(Beispiele für »persönliche Lebensgestaltung« nach sozialen, seelischen und kognitiven Bedürfnissen)*

Die in vielen Bereichen gesetzlich festgeschriebenen vorzuhaltenden Mitarbeiterzahlen und deren Vergütung führt dazu, dass ein weitgehend vorbestimmter Anteil der Ausgaben in Personalkosten fließt, wodurch die Finanzierungsspielräume für Sachkosten reduziert werden. Dieses zunächst unlogische Konstrukt rührt daher, dass eine saubere Trennung der beiden Bereiche bei den Entgelten nicht erfolgt und es zu einer Mischkalkulation von Personal- und Sachkosten in den Bereichen Pflege und Betreuung kommt. *(erforderliche Mischkalkulation zwischen Personal- und Sachkosten)*

6.3.2 Zusätzliche Betreuungsleistungen

Die Aufwendungen für die zusätzlichen Betreuungsleistungen nach § 43b SGB XI werden von den Pflegekassen direkt übernommen und abgerechnet. Hierzu gehört auch der Personaleinsatz von Betreuungsassistenten nach § 45 SGB XI. Durch die direkte Abrechnung mit den Pflegekassen sind diese Entgelte, die zu den Bestandteilen des Pflegesatzes gehören und auf Grundlage der zu erwartenden Personalkosten bestimmt werden, den Pflegebedürftigen zumeist nicht gegenwärtig. *(Abrechnung zusätzlicher Betreuungsleistungen)*

In ihrem Rahmen ließen sich ggf. Spielräume für die Finanzierung therapeutischer Ansätze abbilden. In den Richtlinien nach § 53 SGB XI findet *(Speilräume und Beispiele zusätzlicher Betreuungsleistungen)* man konkrete Aussagen zu Angeboten der zusätzlichen Betreuung. Genannt werden hier beispielsweise Angebote zur Unterstützung der zu Betreuenden bei alltäglichen Aktivitäten wie Spaziergänge, Gesellschaftsspiele, Lesen oder Basteln (GKV-Spitzenverband, 2022). Jedoch werden auch hier die Leistungsgrenzen durch die unscharfe Trennung zwischen Personal- und Sachkosten nur schwer sichtbar. Dies macht es kaum möglich, konkrete Spielräume zu benennen.

6.3.3 Zusatzleistungen nach § 88 SGB XI

Zusatzleistungen als Teil eines für die Pflegeunternehmen attraktiven Marktsegments

Nachdem Zusatzleistungen orientiert am § 88 SGB XI zunächst kaum Beachtung in der Branche erfahren haben und damit auch nur wenig verhandelt wurden, sind sie in den vergangenen Jahren zu einem sehr attraktiven Marktsegment für einige Pflegeunternehmen geworden. Diese Form der Zusatzleistungen muss sich deutlich von den Regelleistungen unterscheiden und bedarf einer Zusatzvereinbarung. Gemeint ist hier eine verbindliche individuelle Vereinbarung zwischen dem Dienstleistungsunternehmen und den Bewohnerinnen und Bewohnern, die jederzeit von Seiten der Leistungsempfänger und -empfängerinnen gekündigt werden kann. Es ist hervorzuheben, dass nicht alle von den Unterstützungsbedürftigen in diesem Kontext gewünschten Leistungen durch die Sozialhilfe refinanziert werden. Hier ist z. B. ein individueller Wäscheservice oder ein besonderer Leseservice zu nennen.

kritische Betrachtung des Marktgeschehens

Das wachsende Angebot von Zusatzleistungen bei einigen Trägern wird von deren Mitbewerbern und Mitbewerberinnen im Markt, ebenso wie von Verbraucherschützern und Verbraucherschützerinnen, kritisch betrachtet. Daher ist zu erwarten, dass sich die Umsetzung von zusätzlichen Angeboten in diesem Bereich eher schwierig gestaltet.

6.3.4 SGB V Leistung »Rezeptgeschäft«

Perspektiven einer möglichen Rezeptierbarkeit

Letztlich ist es gut denkbar, dass Leistungen auch über das sogenannte Rezeptgeschäft erbracht werden können. Voraussetzung ist die Rezeptierbarkeit der angebotenen Leistungen und das Vorhandensein einer Kassenzulassung seitens des Leistungserbringers, der hierfür einen eigenen Versorgungsvertrag benötigt. Aufgrund des hohen bürokratischen Aufwandes ist es nicht zu erwarten, dass es zu einer Zulassung in dieser Form kommt, daher wird diese Möglichkeit nur der Vollständigkeit halber benannt.

6.4 Fazit

Eine konkrete Finanzierung von erweiterten Therapieformen, die nicht explizit in den Versorgungsverträgen auf Grundlage der Landesrahmenverträge benannt werden, kann demzufolge nur aus dem Betriebsergebnis einer Einrichtung stammen. Der Gestaltungsrahmen von Betriebsergebnissen stationärer Einrichtungen der Langzeitpflege sank in den letzten Jahren, mit der Folge der Verkleinerung der Handlungsspielräume für die Einrichtungen.

Grenzen der finanziellen Spielräume, Betriebsergebnisse

Querfinanzierungen aus Zuwendungen im Rahmen von Spenden sowie Beteiligung an verschiedenen geförderten Projekten sind natürlich denkbar und möglich. Die Einrichtung selbst ist dabei gefordert, kreativ mit solchen Möglichkeiten umzugehen. Hier kann sich eine Einrichtung auch als innovativ gegenüber Kunden mit ihren Angehörigen und Mitarbeitenden darstellen, ohne dafür zusätzliche Entgelte zu erheben. Für die Entscheidung eines Klienten oder einer Klientin in eine Einrichtung der stationären Langzeitpflege einzuziehen, kann ein innovativer und kreativer Umgang mit ihren oder seinen individuellen Wünschen vorteilhaft sein.

Möglichkeiten der Querfinanzierung

Es ist festzuhalten, dass die Gestaltungsspielräume für refinanzierte therapeutische Leistungen unter den gegebenen Rahmenbedingungen im Sektor der stationären Langzeitpflege nicht einfach zu erkennen und umzusetzen sind. In einer Organisation, die sich neuen Entwicklungen gegenüber offen und begeisterungsfähig zeigt, ist eine Integration innovativer Versorgungselemente jedoch durchaus denkbar.

kreatives Erkennen der Gestaltungsspielräume

Literatur

GKV-Spitzenverband (Hrsg.) (2022). *Betreuungskräfte-RL vom 19. August 2008 in der Fassung vom 21. Oktober 2022.* Zugriff am 16.04.2024 unter: https://www.gkv-spitzenverband.de/media/dokumente/pflegeversicherung/beratung_und_betreuung/betreuungskraefte/20221121_Richtlinien_nach_53b_SGB_XI_Betreuungskraefte-RL_nach_Genehmigung_BMG.pdf

7 Kultur- und Musikmanagement in Seniorenresidenzen

Jürgen Bachmann

7.1 Einleitung

Im Zusammenhang mit Altenhilfe schenken wissenschaftlicher Diskurs und öffentliches Bewusstsein dem Kultur- und Musikmanagement bislang wenig bis gar keine Aufmerksamkeit. Das dürfte daran liegen, dass das gemeinhin vorherrschende Verständnis von Kultur- und Musikmanagement auf den ersten Blick weder logische noch praxisorientierte Berührungspunkte mit Aufgaben der Altenhilfe aufweist. Dabei wird übersehen, dass ein durch den gerontologischen, den alterswissenschaftlichen Diskurs geläutertes Verständnis von Kultur- und Musikmanagement einen produktiven Beitrag zu höherer Lebensqualität älterer Menschen und damit auch zur Altenhilfe leisten kann. Gleichsam unter dem Radar wissenschaftlicher Diskurse und des öffentlichen Bewusstseins haben sich Beispiele hierfür in der sozialen Praxis insbesondere in Einrichtungen der Altenhilfe bereits etabliert.

7.2 Kultur- und Musikmanagement anders denken

Ageismus prägt die Zuschreibung von Alter und Musik

Gerade die Vorstellung von Musikmanagement weckt nicht selten Assoziationen von Glamour und Jugend, Berühmtsein und Reichtum, körperlicher Attraktivität und ungeheurem Talent, die in einer gesellschaftlich dynamischen Sphäre angesiedelt sind, mit der betagte oder hochbetagte Menschen nichts zu tun haben – es sei denn, es handle sich um alterslose Rockstars. Genährt werden solche Zuordnungen durch Kommunikation und Fiktionen der Populärkultur. Der glamourösen Verengung widerstreitet indes eine der wenigen konkreten Definitionen von Musikmanagement, die in der Fachliteratur zu finden sind. Sie stammt von Willnauer:

Definition Kultur- und Musikmanagement

> »Musikmanagement ist planvolles, öffentliches, ökonomisch orientiertes Handeln in allen Bereichen des internationalisierten Konzertbetriebs, des kommerziellen und des freien Musiklebens« (Willnauer, 1994, S. 224).

Ähnlich viel Bodenhaftung legt Scheytt dem Kulturmanagement bei, als dessen Teilbereich das Musikmanagement begriffen werden kann. Beim

Kulturmanagement geht es nach Scheytt um die »Steuerung von und in Kulturbetrieben« (Scheytt, 2008, S. 121) mit den betriebswirtschaftlichen »Methoden des Marketing, des Controlling, der Führung, der Organisation etc.« (ebd., S. 122).

Der Gegenstand, der Kulturbetrieb, ist weitläufig; sei es ein Museum, ein Theater oder ein Orchester. Scheytt unterscheidet generell drei Typen von Kulturbetrieben: »Der öffentlich-rechtliche, der privatrechtlich-gemeinnützige und der privatrechtlich-kommerzielle Kulturbetrieb« (ebd., S. 122).

Typen von Kulturbetrieben

Im Zusammenhang mit Altenhilfe kommt dem privatrechtlich-gemeinnützigen Kulturbetrieb besondere Bedeutung zu. Der öffentlich-rechtliche Kulturbetrieb kann und darf sich zumindest nicht im Ganzen an den Problemlagen einzelner Zielgruppen orientieren, weil dies seinem öffentlichen Auftrag widersprechen würde. Der privatrechtlich-kommerzielle Kulturbetrieb hingegen hat diese Freiheit, ist aber wenig altruistisch orientiert, was zur Vernachlässigung bestimmter Ansprüche von Altenhilfe führen könnte. Der privatrechtlich-gemeinnützige Kulturbetrieb dagegen kann besondere Zielgruppen ansprechen und dennoch altruistisch agieren. Wichtigste Rechtsformen sind »Verein, Stiftung oder gemeinnützige GmbH« (Scheytt, 2008, S. 122). Zur Verfügung gestellt bzw. ermöglicht werden kulturelle Leistungen ohne Profitabsicht. Als Beispiel nennt Scheytt (vgl. ebd.) das Betreiben einer Musikschule. Privatrechtlich-gemeinnützige Kulturbetriebe und Musikschulen weichen von der etablierten Bedeutung des Kulturmanagements ab.

Im Sinne der eingangs angestellten Überlegungen besteht die Kunst gemeinhin darin, diese materiell und symbolisch möglichst ertragreich zu den Menschen zu bringen – nicht zuletzt für die Künstlerinnen und Künstler (vgl. Zulauf, 2012, S. 46). Bei Scheytt hingegen wird durch das Kulturmanagement – und Musikmanagement als einem seiner Teilbereiche – auch die Organisation und Durchführung musikpädagogischer Interventionen abgedeckt.

Ein solcher Kulturbetrieb kann Teil von Institutionen der Altenhilfe sein, was teilweise in der Praxis beobachtbar ist. Anzunehmen ist, dass dies in der Regel weniger für konventionelle Alters- und Pflegeheime der Fall sein dürfte als vielmehr für Einrichtungen des Service- und betreuten Wohnens, die sich gemeinhin durch eine hochwertige Lage und Einrichtung, Versorgung und Betreuung auszeichnen (vgl. Heinzelmann, 2004, S. 33). Erforderlich ist erfahrungsgemäß das partizipative Engagement von unterschiedlichen Stakeholdern, nicht nur der Bewohnerinnen und Bewohner der Institutionen, sondern auch deren Angehörige und eventuell Mäzenatentum von dritter Seite.

Service- und betreutes Wohnen

Aufgaben eines solchen Kulturbetriebs	Auf das Kulturmanagement für einen solchen Kulturbetrieb kommen im Groben folgende Aufgaben zu:

- Betrieb und Instandhaltung von Inhouse-Stätten kultureller Veranstaltungen
- Organisation und Durchführung kultureller Veranstaltungen inhouse
- Organisation und Besuch kultureller Veranstaltungen außer Haus

mögliche Aufgaben analog einer Musikschule	Begreift man Musikmanagement als Teilbereich des Kulturmanagements und differenziert ihn aus, können sich daraus folgende Tätigkeiten ergeben, die potenziell – man denke beispielhaft an die Funktionalität einer Musikschule – das ganze Spektrum zwischen musikalischer Rezeption und Aktivität umfassen können:

- Betreiben einer eigenen Konzertbühne, eventuell auch mit eigenem Instrumentarium, etwa einem Klavier
- Akquisition von Künstlerinnen und Künstlern für den musikalischen Vortrag auf der Konzertbühne
- Organisation und Durchführung von Inhouse-Konzerten
- Organisation und Besuch von auswärtigen Konzerten oder Oper-/Operette-/Musical-Veranstaltungen
- Organisation und Erhaltung von Chor- und Instrumentalgruppen
- Engagement von Musikpädagoginnen/-pädagogen zur Betreuung von Chor- und Instrumentalgruppen
- Engagement von Dozierenden zur Vermittlung von Musikgeschichte und -theorie

Aspekte des Veranstaltungs- oder Eventmanagements	Die ersten fünf Punkte stimmen mit der hergebrachten Auffassung von Kulturmanagement überein, die weiteren Punkte mit der weiter gefassten Sichtweise. Das Veranstaltungs- oder Eventmanagement – sei es inhouse oder outgesourct – trägt Sorge für den operativen Rahmen von Konzerten einschließlich der Künstlerinnen- und Künstlerauswahl, der Bühnengröße und -gestaltung, der audiovisuellen Übertragung und Aufzeichnung, des Ticketing und des datenschutzrechtlich einwandfreien Umgangs mit Besucherdaten und der Transfer- und Unterbringungsaufwände der Künstlerinnen und Künstler. Natürlich muss in Zeiten von Pandemien auch das entsprechende Hygienekonzept erstellt, bewilligt und durchgesetzt werden.

Bereits dieser kurze Aufriss zeigt, dass Kultur- bzw. Musikmanagement im Rahmen von Altenhilfe einen großen zeitlichen und finanziellen Aufwand mit sich bringt und erhebliche Kompetenzen erfordert. Zu stemmen ist dies nur durch solvente Institutionen oder mit starken Partnern. Wie von selbst stellt sich die Frage, ob solche Investitionen sich lohnen. Die Antwort aus der thematischen Perspektive des vorliegenden Sammelbandes ergibt sich aus der Zielüberschneidung von Altenhilfe und Musikmanagement auf der Grundlage des privatrechtlich-gemeinnützigen Kulturbetriebs.

7.3 Zielüberschneidung Altenhilfe und kulturbetrieblich verankertes Musikmanagement

Altenhilfe ist ein komplexer Begriff, der im Grundsatz sozialrechtlich definiert ist, aber auch soziokulturelle Implikate enthält. Zentral ist § 71 des SGB XII. Über die materielle Sozialhilfe hinaus, die an anderer Stelle in der Sozialgesetzgebung geregelt ist, meint Altenhilfe die Ermöglichung und Förderung von Selbstbestimmung und gesellschaftlicher Partizipation, und zwar in dem Maße, wie dies individuell durch Alterung erschwert wird. Hervorgehoben werden unter Absatz 2 folgende Leistungen:

Verweis auf § 71 SGB XII

1. »Leistungen zu einer Betätigung und zum gesellschaftlichen Engagement, wenn sie vom alten Menschen gewünscht wird,
2. Leistungen bei der Beschaffung und zur Erhaltung einer Wohnung, die den Bedürfnissen des alten Menschen entspricht,
3. Beratung und Unterstützung im Vor- und Umfeld von Pflege, insbesondere in allen Fragen des Angebots an Wohnformen bei Unterstützungs-, Betreuungs- oder Pflegebedarf sowie an Diensten, die Betreuung oder Pflege leisten,
4. Beratung und Unterstützung in allen Fragen der Inanspruchnahme altersgerechter Dienste,
5. Leistungen zum Besuch von Veranstaltungen oder Einrichtungen, die der Geselligkeit, der Unterhaltung, der Bildung oder den kulturellen Bedürfnissen alter Menschen dienen,
6. Leistungen, die alten Menschen die Verbindung mit nahe stehenden Personen ermöglichen.« (SGB XII § 71 Abs. 2)

Aus den angeführten Leistungen geht hervor, dass Altenhilfe den Gesamtumfang verschiedenartiger Unterstützung bei der Bewältigung von lebensgestalterischen Herausforderungen durch das Alter darstellt und Altenpflege einen Teil davon bildet (vgl. Palesch, 2021, S. 1321). Im Zusammenhang mit Kultur- und Musikmanagement sticht Punkt 5 hervor. Zum einen werden Maßnahmen, die der Bildung und der Stillung der kulturellen Bedürfnisse von älteren Menschen dienen, zur Altenhilfe gezählt. Zum anderen ist damit impliziert, dass Bildung und Kultur Bestandteil eines selbstbestimmten und gesellschaftlich partizipativen Lebens älterer Menschen sein können, wenn diese es wünschen. Noch nicht gesagt ist damit, ob Bildung und Kultur mehr sind als Bestandteile selbstbestimmten und gesellschaftlich partizipativen Lebens älterer Menschen, wenn sie dieses im Besonderen fördern.

Sind Bildung und Kultur mehr als Bestandteile des selbstbestimmten Lebens?

Kulturmanagement im Sinne von Musikmanagement auf kulturbetrieblicher Basis kann eine hohe Zielüberschneidung mit Altenhilfe erreichen, da es imstande ist, Leistungen nach Punkt 5 zu generieren. Aus der gerontologischen Forschung ist ableitbar, dass insbesondere aktives Musizieren zum einen die Vermittlung von Bildung und Kultur darstellt und zum anderen gesundheitsförderliche Wirkung auf andere Lebensbereiche ausübt. Demnach stellt die Musikgeragogik fest,

Benefits des Musizierens im Alter

»dass Musizieren mit Freude verbunden ist und die Lebenszufriedenheit steigert, dass Musik in Lebenskrisen zum Ausgleich und zur Stabilisierung beiträgt, dass das

Gemeinschaftserleben beim Musizieren sich auf die Beziehungen zu anderen Menschen im Alltag auswirkt, dass Kommunikations- und Ausdrucksvermögen erweitert und geistige Regsamkeit gefördert wird, dass durch das Musizieren Erfahrungen des Angenommenseins und des Bestätigtwerdens in sozialen Bezügen gemacht werden; oder anders ausgedrückt: Das Musizieren mit anderen wirkt der sozialen Isolation entgegen. Aufbrechen der sozialen Isolation kann in einer Alteneinrichtung schon bedeuten, das Lieblingslied des anderen zu kennen, dass Musizieren und Musikhören das Erleben von erfüllter Zeit und das Erfahren von Sinn ermöglicht« (Hartogh, 2008, S. 157 f.).

Musikalische Betätigungen für und durch ältere Menschen entfalten immanente und transzendente Wirkungen. Eher immanent anzusiedeln ist etwa der kompensatorische Nutzen bei Lebenskrisen, die Durchbrechung von sozialer Isolation auf Anerkennung hin in der Zeit des Musizierens wie auch – gleichsam dialektisch-komplementär dazu – durch das Musizieren die Empfängnis der Fülle von Zeit (vgl. Lefebvre, 1978, S. 300) und Sinn (vgl. ebd., S. 303 f). In der Immanenz des Musizierens vollzieht sich sozioemotionale Stabilisierung. Die transzendente gesundheitsfördernde Wirkung schlägt sich nieder in der allgemeinen Steigerung der Lebensfreude, in der Stärkung kognitiv-zerebraler Prozesse und in der Verbesserung interaktionistisch-kommunikativer Fähigkeiten. Bestätigt werden konnten diese Erkenntnisse in jüngster Zeit durch die empirische Untersuchung des Verfassers (in Vorbereitung). Singen und Musizieren begünstigt bei den in diesem Zusammenhang befragten Senior*innen die »Entstehung von Freude und Lebenszufriedenheit, verschafft Gemeinschaft und Selbstbestätigung, stiftet Sinn (andernfalls erscheint das Leben ›unvorstellbar‹), regt an (körperlich-seelische Regsamkeit) und stabilisiert (›Friede, Harmonie‹).« Immanente und transzendente Effekte des Muszierens bzw. Singens können das Ergebnis konsequent geragogisch orientierten Kultur- bzw. Musikmanagements sein, wie die folgenden Beispiele zeigen können.

7.4 Best Practice eines geragogisch orientierten Kulturmanagements

Einige Beispiele sollen illustrieren, wie Altenhilfe durch Kultur- und Musikmanagement aussehen kann, sei es in der Darbietung und Rezeption klassischer Musik, sei es durch pädagogisch geleitetes Singen.

Beispiel 1: Malteser Waldkrankenhaus

Beispiel für Ersteres sind etwa die Marienkonzerte Erlangen in der hauseigenen Kapelle des Malteser Waldkrankenhauses, die monatlich von hochkarätigen Künstlerinnen und Künstlern mit einem an die akustischen Gegebenheiten angepassten Programm bestritten werden. Die Konzerte sind kostenfrei, Spenden gleichwohl willkommen. Ein Teil der 100 Plätze in der Kapelle steht Externen offen. Die Übertragung per Livestream ermöglicht die kulturelle Teilhabe von Bewohnerinnen und Bewohnern der sich im Malteserverbund befindlichen Seniorenresidenzen. Auch immobile Menschen des Waldkrankenhauses ermöglicht der Livestream die Teilnahme an den Konzerten und unterstützt damit ihren Heilungsprozess.

Sogar über einen eigenen Konzertsaal für bis zu 360 Besucherinnen und Besucher verfügt das Wohnstift Rathsberg in Erlangen. Jede Woche findet dort ein Konzert der Klassik oder des Jazz von ebenfalls hochkarätigen Musikerinnen und Musikern statt, die mittels digitaler Medientechnik in Appartements, stationäre Pflege und ins Internet gestreamt werden können.

Beispiel 2: Wohnstift Rathsberg in Erlangen

In Häusern der Rummelsberger Diakonie werden Konzepte zur gesundheitlich relevanten Förderung des Singens mit fließendem Übergang zwischen Musikpädagogik und Musiktherapie umgesetzt. Der Verfasser hat zusammen mit dem Musikpädagogen Wolfgang Pfeiffer und den Stimmbildnern Sabine Hickmann und Hayo Keckeis das Konzept der chorischen Stimmbildung für ältere Menschen entwickelt. Auf wissenschaftlicher und pädagogischer Basis wird die stimmliche Disposition analysiert und darauf ein ganzheitliches Vokalprogramm abgestimmt, das Körper und Geist hocheffizient fördern und Spaß machen soll.

Beispiel 3: Stimmbildung in Rummelsberg und Einrichtungen von Diakonen

7.5 Empfehlungen zur Verbindung von Kulturmanagement und geragogischer Musikpädagogik/-therapie

Kultur- und Musikmanagement, das der Altenhilfe dienlich sein soll, kommt nicht umhin, sich mit geragogischer Musikpädagogik zu verbinden. Bisher zeichnen sich die genannten Disziplinen hierfür weder durch ausreichendes Selbstverständnis noch durch theoretisch-diskursive und praktische Verbindungen untereinander aus. So ist das Verständnis von Kultur- und Musikmanagement noch nicht an die Bedürfnisse der Altenhilfe in Form des Zugangs zu musikalischen Veranstaltungen und musikalischem Unterricht für Seniorinnen und Senioren adaptiert. Ebenso steht die Identifikation der dadurch realisierbaren immanenten und transzendenten gesundheitsfördernden Faktoren aus. Um ebenfalls der Altenhilfe zu nützen, müsste die Musikpädagogik eine geragogische Ausrichtung erhalten. Ansatzpunkt ist nach Hartogh die musikalische Biografie der Musik Hörenden und Lernenden, epistemischer Ausgangspunkt sind die Alterspsychologie und -physiologie, benötigte musikspezifische Kompetenzen betreffen musikalische Formen und Vermittlungsmethodik. Sozialethischer Standard sind Toleranz und Respekt (vgl. Hartogh, 2008, S. 158 f.). Impliziert ist dabei die Vermittlung ästhetischer Bildung als kommunikativ-partizipative Aneignung durch die Lernenden (vgl. Kaiser, 2017, S. 129 ff.), zu ergänzen ist die musiktherapeutische Intervention etwa bei Demenz oder geistiger Behinderung (vgl. Hartogh, 2008, S. 154).

notwendige Annäherung von Geragogik und Musikmanagement

Sind diese neuen und zusätzlichen geragogischen Orientierungen von Musikpädagogik, -ästhetik und -therapie erreicht, bedarf es noch des Brückenschlags zum Kulturmanagement, eines Brückenschlags, der durch nichts vorbereitet ist. Weder für die Akteure der Musikpädagogik (vgl. Dartsch/Stöger, 2018, S. 91 ff.) noch im Bereich der Kontexte, Begriffe, Begründungen und Diskurse (vgl. Knigge & Niessen, 2018, S. 16 ff.) spielt Kulturmanagement eine Rolle. Und zumindest im Bereich der klassischen Musik tun sich auch die Musikhochschulen damit schwer (vgl. Henze, 2014, S. 148). Bereits eingangs ist deutlich geworden, dass auch Geragogik für sich nicht mit Kulturmanagement zusammengedacht wird. Hier ist ein Wagnis einzugehen, das schon durch die Leistung für die Altenhilfe in Form von Konzerten gerechtfertigt erscheint, insofern diese zu Bildung und Stillung kultureller Bedürfnisse beitragen, und erst recht durch die gesundheitsfördernde Wirkung des pädagogisch geleiteten Singens und Musizierens.

7.6 Fazit

interdisziplinäre Annäherung als Voraussetzung für erfolgreiche musikalische Angebote

Kultur- und Musikmanagement kann auf Basis des privatrechtlich-gemeinnützigen Kulturbetrieb-Typs auf zweierlei Weise zur Altenhilfe beitragen: erstens durch musikalische Darbietungen, die Bildung vermitteln und kulturelle Bedürfnisse stillen, zweitens durch gesundheitsfördernde musikpädagogische bis -therapeutische Interventionen. Beides hat bereits vor allem in Seniorenresidenzen Fuß gefasst. Dafür müssen sehr verschiedenartige Voraussetzungen erfüllt sein. So ist auf konzeptioneller und rahmender Ebene eine weit gefasste Auffassung von Kultur- und Musikmanagement nötig, die gleichermaßen kulturelle und pädagogische bis hin zu therapeutischen Leistungen zu erbringen vermag. Ebenso fundamental ist die materiell-finanzielle und infrastrukturelle Sicherstellung der Angebote. Schließlich sollten konzertantes Angebot, pädagogische und therapeutische Interventionen und kommunikativ-partizipative Bildungsvermittlung geragogisch ausgerichtet sein. Hierzu ist eine interdisziplinäre Verständigung nötig.

Literatur

Dartsch, M. & Stöger, C. (2018). *Einleitung Akteur_innen in musikpädagogischen Arbeitsfeldern*. In: Dartsch, M., Knigge, J., Niessen, A. et al. (Hrsg.) *Handbuch Musikpädagogik. Grundlagen – Forschung – Diskurse* (S. 91–93). Münster: Waxmann.
Hartogh, T. (2008). *Musizieren und Musikhören im Alter – ein Aufgabenfeld der Musikpädagogik*. In: Gembris, H. (Hrsg.) *Musik im Alter. Soziokulturelle Rahmenbedingungen und individuelle Möglichkeiten* (S. 151–162). Frankfurt: Peter Lang.

Heinzelmann, M. (2004). *Das Altenheim – immer noch eine »Totale Institution«? Eine Untersuchung des Binnenlebens zweier Altenheime.* Dissertation. Göttingen: Universität Göttingen.

Knigge, J. & Niessen, A. (2018). *Einleitung zu »Kontexte«.* In: Dartsch, M., Knigge, J., Niessen, A. et al. (Hrsg.) *Handbuch Musikpädagogik. Grundlagen – Forschung – Diskurse* (S. 16–18). Münster, New York: Waxmann.

Lefebvre, H. (1978). *Einführung in die Modernität. Zwölf Präludien.* Frankfurt am Main: Suhrkamp.

Palesch, A. (2021). *Gesundheits- und Sozialwesen.* In: Borgiel, U.M. (Hrsg.) *Altenpflege heute. Alle Kompetenzbereiche der generalistischen Pflegeausbildung* (S. 1321–1327). München: Elsevier.

Scheytt, O. (2008). *Aktivierendes Kulturmanagement.* In: Lewinski-Reuter, V. & Lüddemann, S. (Hrsg.) *Kulturmanagement der Zukunft* (S. 121–134). Wiesbaden: VS Verlag für Sozialwissenschaften.

Willnauer, F. (1994). *Musikmanagement.* In: Rauhe, H. & Demmer, C. (Hrsg.) *Kulturmanagement. Theorie und Praxis einer professionellen Kunst* (S. 223–242). Berlin: De Gruyter.

Zulauf, J. (2012). *Aktivierendes Kulturmanagement. Handbuch Organisationsentwicklung und Qualitätsmanagement für Kulturbetriebe.* Bielefeld: transcript.

8 Welche Musik hören wir im Alter? Soziologische Aspekte der Musikrezeption in Pflegeeinrichtungen

Ludwig Amrhein

8.1 Einleitung

vielfältiger Nutzen von aktiv gestalteter und rezipierter Musik

Musik ist für die meisten von uns ein zentraler Bestandteil des Lebens – als Hintergrundmusik im Radio, während wir Alltagsbeschäftigungen nachgehen, als Fokus der Aufmerksamkeit, wenn wir sie im Konzertsaal oder mit Kopfhörer zu Hause im Lehnstuhl konzentriert verfolgen, oder als aktives Tun, wenn wir gemeinsam in einer Band musizieren oder allein unter der Dusche singen. Musik kann also rezeptiv konsumiert oder aktiv ausgeführt werden, und beides jeweils allein oder zusammen mit anderen. Aber nicht nur die Aktivitäts- und Sozialformen des Musikgebrauchs sind vielfältig, sondern auch die positiven Funktionen, die Musik für einzelne Menschen und soziale Gruppen hat. Unter anderem stiftet sie wohltuende emotionale Erlebnisse, führt zu lustvollen körperlichen Erregungszuständen, stimuliert den Intellekt, evoziert Erinnerungen an biographische Momente, regt zur Selbsterfahrung und Persönlichkeitsentwicklung an, macht langweilige und repetitive Arbeitstätigkeiten erträglicher, führt gleichgesinnte Menschen zueinander und stärkt den sozialen Zusammenhalt in sozialen Gruppen und Kollektiven (Koch, 2019).

instrumentelle Zielsetzungen von Musik in der stationären Altenhilfe

Musik ist auch in stationären Einrichtungen der Altenhilfe allgegenwärtig, wiederum als aktives wie passives Tun, das allein im eigenen Zimmer oder gemeinsam in Gruppenräumen erfolgt. In der Regel wird Musik als Selbstzweck erfahren, d. h. Musikhören und Musizieren werden primär als in sich sinnstiftende und Freude vermittelnde Tätigkeiten angestrebt (so auch in der Musikgeragogik) und nicht als Instrument zur Erzielung außermusikalischer Zwecke. »In der Regel« heißt allerdings auch, dass es diese instrumentellen Zielsetzungen in der Praxis wie in der Forschung gibt. Zu nennen sind hier vor allem musiktherapeutische Konzepte, um Bewohnerinnen und Bewohner mit herausfordernden Verhaltensweisen durch Musik als Form der nichtmedikamentösen Therapie zu beruhigen und damit nicht nur ihre Symptomatik zu verbessern, sondern auch sozial erwünschtes Verhalten zu fördern.

Der folgende Abschnitt bietet eine knappe Übersicht über die Gebrauchsweisen und Funktionen von Musik in stationären Einrichtungen der Altenhilfe und diskutiert das musiktherapeutische Konzept der individualisierten Playlisten. Er bereitet die inhaltliche Frage nach der Art von Musik, die in diesen Institutionen gehört und ausgeübt wird, vor und thematisiert, welche musikalischen Genres von der Bewohnerschaft und dem Personal bevorzugt werden. Dazu werden im Hauptteil des Beitrags zwei empirische Studien des Verfassers vorgestellt, die anhand von zwei bevölkerungsrepräsentativen Befragungen, die jeweils im Abstand von 10 bzw. 16 Jahren wiederholt wurden, belastbare Aussagen darüber ermöglichen, wie sich der Musikgeschmack innerhalb und zwischen jüngeren, älteren und hochaltrigen Altersgruppen bzw. Geburtskohorten unterscheidet und welche Veränderungen hier biographisch und im Zeitverlauf zu beobachten sind (Amrhein, 2021, 2023). Diese Ergebnisse können auf die musikalischen Präferenzen, die in Pflegeeinrichtungen wahrscheinlich zu erwarten sind, übertragen werden: Zum einen dürfte sich der Musikgeschmack der Pflegekräfte, die jüngeren oder mittleren Alters sind, von dem der hochaltrigen Bewohnerschaft unterscheiden, zum anderen sind aber auch innerhalb der jeweiligen Altersgruppen Geschmacksunterschiede je nach Geschlechtszugehörigkeit und Bildungsstand zu erwarten. Im abschließenden Kapitel sollen aus diesen musik- und alterssoziologischen Erkenntnissen geragogische Schlussfolgerungen für das Musikangebot in Pflegeeinrichtungen gezogen werden.

8.2 Musikhören in stationären Einrichtungen der Altenpflege

In Pflegeheimen wird Musik vielfältig eingesetzt, von der passiven Hintergrundbeschallung in Einzel- und Gemeinschaftsräumen bis hin zu geplanten musikalischen Aktivitäten mit und für die Bewohnerschaft. Im Folgenden soll die Bandbreite der Musiknutzung in Pflegeheimen exemplarisch anhand einer älteren Studie zu Musik in Altenheimen (Gembris & Nübel, 2006) und zwei aktuellen Studien zu individualisierter Musik in der stationären Altenpflege (Meier, 2020; Meininger et al., 2022) verdeutlicht werden.

Gembris und Nübel (2006) haben in den Kreisen Paderborn und Gütersloh eine Fragebogenstudie über den Einsatz von Musik in Einrichtungen der Altenpflege durchgeführt (das Jahr wurde nicht genannt). Die Antworten von insgesamt 147 Beschäftigten zeigten, dass Musik in der Altenpflege als sehr wichtig und mit vielen positiven Wirkungen für die Bewohnerschaft betrachtet wird. Im Laufe einer Woche wurde am häufigsten gemeinsam gesungen und gemeinsam Musik gehört (über vier Fünftel der Nennungen), während gemeinsames Musizieren und musikalische Aktivitäten der Mitarbeitenden von über einem Drittel der Befragten genannt wurden.

Studie zur Musiknutzung in Einrichtungen der Altenpflege

Im Gegensatz zum gemeinsamen Hören wird individualisierte Musik auf Basis einer Wiedergabeliste von biographisch bedeutsamen Lieblingsliedern und Musikstücken über digitale Ausgabemedien (MP3-Player, Smartphones) allein (und meist mit Kopfhörer) rezipiert. Die beiden Studien zu individualisierten Playlisten für ältere Menschen mit Demenz haben dieses

Studien zu individualisierten Playlisten für Menschen mit Demenz

Konzept erstmalig auf den deutschsprachigen Bereich übertragen, während die englischsprachige Forschungsliteratur längst sehr umfangreich ist (vgl. z. B. Garrido et al., 2017). Die Forschungsergebnisse werden dort bereits in Ratgebern für Pflegende und Angehörige transferiert (vgl. Garrido et al., 2022; musicfordementia.com.au, Zugriff am 02.05.2024) und Non-Profit-Organisationen widmen sich der öffentlichen Förderung und Verbreitung der Methode (musicandmemory.org, www.playlistforlife.org.uk, Zugriffe jeweils am 02.05.2024).

Meier (2020) berichtet über eine Studie der Universität Zürich von 2017/2018, bei der das »Music & Memory«-Konzept mit 23 an Demenz erkrankten Bewohnerinnen und Bewohnern mit Demenz einer Schweizer Pflegeeinrichtung durchgeführt wurde (Oppikofer et al., 2020). Dazu fanden jeweils 16 Einzelsitzungen mit individualisiertem Musikhören in Begleitung einer Pflegeperson statt. Die Ergebnisse bestätigten den internationalen Forschungsstand; so sanken im Zeitverlauf die Werte für Depressionen signifikant und positive Emotionen wurden deutlich häufiger erlebt. In Gruppengesprächen wiesen die Pflegekräfte darauf hin, dass aufgrund der reduzierten Unruhe und der verbesserten sozialen Interaktion auch ihr eigener Pflegealltag sehr erleichtert wurde.

Ähnliche Ergebnisse zeigen die ersten Auswertungen einer dreijährigen Interventionsstudie (2018–2021) der Friedrich-Schiller-Universität Jena mit 118 Menschen mit Demenz aus fünf Thüringer Pflegeheimen, die zufällig einer Interventions- oder einer Kontrollgruppe zugeteilt wurden (vgl. Meininger et al., 2022; Jakob et al., 2021). Die Mitglieder der Interventionsgruppe hörten im Zeitraum von sechs Wochen im Beisein einer Begleitperson jeden zweiten Tag 20 Minuten lang ihre Lieblingsmusik an. Die vielfältigen und überwiegend sehr positiven Reaktionen reichten von »Aktivierung in Form von Bewegung zur Musik, Mitsingen, Mitklatschen, der Förderung von Erinnerung an biografische Ereignisse bis hin zu Beruhigung und Entspannung durch die Musik«, begleitet von einem intensiveren Kontaktverhalten (Jakob et al., 2021, S. 68).

Abgrenzung: musiktherapeutische und musikgeragogische Zielsetzungen

Trotz dieser generell sehr erfreulichen Ergebnisse findet hier (wie in der Schweizer Studie) eine problematische Vermischung von bewohnerzentrierten mit institutionszentrierten Begründungen statt, wenn neben der Förderung von Lebensqualität und Teilhabe der älteren Menschen auch die Arbeitserleichterung für die Pflegekräfte betont wird. Damit die vielversprechende Methode der individualisierten Musik im Pflegealltag nicht auf die kostengünstige Ruhigstellung schwieriger Personen als Ziel reduziert wird, sollte auch die damit verbundene Ambivalenz – »Win-Win-Situation« für alle Beteiligten (Personal, Angehörige und Bewohnerschaft) und/oder psychologische Manipulation, die primär dem Eigeninteresse der Einrichtung an »pflegeleichten« Bewohnerinnen und Bewohnern entspringt – reflektiert werden und die primär musiktherapeutische Begründung als nicht medikamentöse Behandlungsmaßnahme deutlich von musikgeragogischen Zielsetzungen abgegrenzt werden. In diesem Sinn warnt Reißmann vor der »Gefahr, dass Musiktherapie zum Selbstzweck wird und sich unhinterfragten normativen Idealen verschreibt« (Reißmann, 2009, S. 255).

8.3 Musikalische Hörpräferenzen im Alter

Jakob et al. (2021) berichten, dass die Teilnehmenden ihrer thüringischen Studie häufig regionales Liedgut sowie beliebte Interpreten der Schlager- und Volksmusik bevorzugten, jedoch auch andere musikalische Genres wie Klassik, Rock/Pop und Jazz in den individualisierten Abspiellisten vertreten waren. Differenzierte Kenntnisse über diese Präferenzen sind nicht nur für die Zusammenstellung individualisierter Musik hilfreich, sondern noch mehr für die Gestaltung kollektiver Hör-, Sing- und Musizierangebote, da hier die Musikauswahl den Geschmack möglichst vieler Menschen treffen sollte. Daher sind Informationen darüber wichtig, welche Altersgruppen welche Musikgenres gerne hören (und welche sie ablehnen), wie sich der Musikgeschmack in der historischen Abfolge der Generationen bzw. Geburtskohorten langfristig verändert und welche internen Unterschiede je nach Bildungsstand und Geschlecht existieren (vgl. Hartogh, 2013; Hartogh & Wickel, 2019). Der empirische Wissensstand zu diesen Fragen ist in Deutschland aufgrund des Mangels an repräsentativen Befragungen zu musikalischen Präferenzen weiterhin gering, jedoch erlauben die Daten des ALLBUS (GESIS 2016) und der Outfit-Befragungen (SPIEGEL-Verlag, 1997, 2007) erste belastbare Aussagen.

Jede wissenserweiternde empirische Untersuchung basiert auf theoretischen Vorannahmen, die in Form operationalisierter Hypothesen geprüft werden oder als heuristischer Rahmen zur Entdeckung neuer Hypothesen dienen. Daher sollen zunächst knapp die prominentesten kultursoziologischen Theorien zur Entstehung und Veränderung des Musikgeschmacks skizziert werden.

Kultursoziologische Theorien zur Geschmacksentwicklung

In seinem bahnbrechenden Werk »Die feinen Unterschiede« behauptete der französische Soziologe Pierre Bourdieu (1993, 1999), dass der (Musik-)Geschmack primär von der Klassenzugehörigkeit bestimmt wird. Er trennte zwischen dem legitimen Reflexionsgeschmack der Groß- und Bildungsbürger, dem mittleren Beflissenheitsgeschmack der Kleinbürger und dem populären Sinnengeschmack der Arbeiter und Bauern. Seine berühmt gewordene These von der Klassenbedingtheit des Geschmacks wurde von neueren soziologischen und gerontologischen Ansätzen in Frage gestellt oder um weitere soziale Determinanten ergänzt.

Bourdieu: Klasse bestimmt Geschmack

So konstatierte der deutsche Soziologe Gerhard Schulze (1995) einen Wandel von sozial vorgegebenen zu individuellen Lebensstilen und schloss daraus, dass Menschen sich den Geschmack mit denjenigen teilen, die an einer ähnlichen Stelle des Lebenslaufs stehen (Lebensalter, Geburtskohorte) und einen ähnlichen Komplexitätsgrad des Denkens und Wahrnehmens (Bildung) aufweisen. Jüngere Menschen bevorzugten vor allem körper- und bewegungsorientierte Musikgenres (Spannungsschema: Rock/Pop, Techno etc.), während anspruchsvollere Musikgenres (Hochkulturschema: Klassische Musik, Oper) mehrheitlich von den Höhergebildeten, einfachere Genres (Trivialschema: Schlager- und Volksmusik) mehrheitlich von Menschen mit geringerer Formalbildung geschätzt werden.

Schulze: Alter und Bildung prägen Präferenzen

Peterson: »Allesfresser«-Geschmack als Statussymbol

Schließlich prägte der amerikanische Kultursoziologie Richard Peterson (2005) die bis heute die internationale Diskussion dominierende »Allesfresser«-These: Demnach verschwinden zwar in der Abfolge der Generationen die Klassenschranken zwischen Hochkultur (»highbrow«) und Populärkultur (»lowbrow«), dennoch können sich statushöhere Personen weiterhin kulturell abgrenzen, indem sie einen »omnivoren« (allesfressenden) Geschmack demonstrieren, der für viele Stile zwischen Hoch- und Populärkultur offen ist, im Gegensatz zum »univoren« Geschmack der unteren Bildungsschichten, der auf wenige und einfache Stile beschränkt bleibt.

Amrhein: »Lebensführung im altersgeschichteten Sozialraum«

Meine Auswertungen beruhen auf einem eigenen theoretischen Entwurf, der die Lebensstiltheorien von Bourdieu und Schulze integriert und wichtige Impulse der musiksoziologischen Forschungen von Gunnar Otte (2004, 2008) aufgreift. In meinem Modell der »Lebensführung im altersgeschichteten Sozialraum« (Amrhein, 2021, 2023) nehme ich an, dass eine soziale Geschmackshierarchie existiert, die vom Besitz an kulturellem Kapital bestimmt wird (operationalisiert über den formalen Bildungsstand) und entsprechend des damit verbundenen Grades an kognitiver Differenziertheit als gehobener, mittlerer oder einfacher Geschmack in Erscheinung tritt. Quer zu dieser sozialen Schichtung steht die Prägung durch lebenszeitliche Effekte: So sollte einerseits ein biographischer Wandel von körperlich-stimulierenden hin zu »Wellness«-orientierten Präferenzen im Sinne Schulzes stattfinden (Alters- bzw. Lebenszykluseffekt), andererseits aber auch eine lebenslang wirksame Geschmacksprägung durch die familiäre und schulische Sozialisation, die Gruppen Gleichaltriger miteinander verbindet, vorhanden sein (Generations- bzw. Kohorteneffekt).

Im Folgenden stelle ich ausgewählte Ergebnisse der Auswertungen des ALLBUS von 1998 und 2014 (jeweils über 3.000 Befragte) sowie der Outfit-Studien von 1997 und 2007 (jeweils über 8.000 Befragte) vor. Im ALLBUS wurden Personen ab 18 Jahren befragt (Geburtskohorten bis 1980 bzw. 1996), in den Outfit-Studien Personen zwischen 14 und 64 Jahren (Geburtskohorten 1932–1982 bzw. 1942–1992). Um Alters- und Kohorteneffekte tabellarisch abschätzen zu können, wurden Altersgruppen gebildet, die ungefähr der Zeitspanne zwischen den jeweiligen Erhebungswellen entsprachen, d. h. 15-Jahres-Gruppen bei den ALLBUS-Studien und 10-Jahres-Gruppen bei den Outfit-Studien. In beiden Erhebungen wurden die Hörpräferenzen für vorgegebene musikalische Genres abgefragt, wobei eine Geschmacksvorliebe dann konstatiert wurde, wenn das jeweilige Genre gerne oder sehr gerne gehört wurde (auf die tabellarische Darstellung von Häufigkeiten und Korrelationen muss an dieser Stelle verzichtet werden, siehe hierzu Amrhein 2021a und 2021b).

Bildungs-, Geschlechts- und Altersdifferenzen des Musikgeschmacks

In beiden Auswertungen zeigte sich, dass der Musikgeschmack in Deutschland weiterhin sehr deutliche Bildungsungleichheiten aufweist: Je höher die Bildung, desto eher werden Genres des Hochkulturschemas (Klassische Musik, Oper, Jazz) bevorzugt und desto weniger Genres des Trivialschemas (Deutscher Schlager, Volksmusik). Jedoch haben hochkulturelle Musikgenres (vor allem Klassische Musik) zwischen den jeweiligen Erhebungswellen deutlich an Popularität gewonnen, und zwar primär bei Menschen mit mittlerer und niedriger Bildung. Das kann als Hinweis dafür gewertet werden, dass die Popularisierungsstrategien der Musikindustrie erfolgreich waren (»André-Rieu-Effekt« bzw. »Drei-Tenöre-Effekt«). Ebenso existieren (auch nach statistischer Kontrolle von Alter und Bildung) signifikante Geschlechterdifferenzen: So werden fast alle hochkulturellen Genres (außer Jazz) von Frauen stärker geschätzt (am deutlichsten sichtbar bei Musicals), die härteren Genres des Spannungsschemas (Heavy Metal, Rockmusik) dagegen häufiger von Männern bevorzugt.

Hinsichtlich der lebenszeitlichen Determinanten gilt, dass in den höheren Altersgruppen die Präferenz für Schlager- und Volksmusik sehr viel häufiger anzutreffen ist, diejenige für Pop- und Rockmusik umgekehrt viel seltener. Ebenso haben ältere Menschen eine höhere Vorliebe für hochkulturelle Genres (außer Jazz). Dies geht vor allem auf generationsspezifische Prägungen (Kohorteneffekte) zurück: Musikalische Vorlieben, die in der Jugend und im frühen Erwachsenenalter erworben wurden, bleiben für die Genres des Trivial- und Hochkulturschemas im Lebensverlauf weitgehend konstant. Ob das auch für die Genres des Spannungsschemas gilt, ist unklar: Der ALLBUS weist vor allem auf Kohorteneffekte hin (biographische Konstanz der Vorliebe für Pop- und Rockmusik), die Outfit-Studien auch auf deutliche Alterseffekte (Abnahme der Präferenzen vor allem für subkulturelle Genres jenseits von Pop und Rock). Im Vergleich der ALLBUS-Erhebungen von 1998 und 2014 zeigte sich, dass die Kohorteneffekte im Spannungs- und Trivialschema auf die unterschiedliche musikalische Sozialisation der Vorkriegs-, Kriegs-, Nachkriegs- und Babyboomer-Generation zurückzuführen sind.

Schließlich konnte die »Allesfresser«-Hypothese, wonach in jüngeren Kohorten der Musikgeschmack mit steigender Bildung breiter wird, mit den Daten des ALLBUS 2014 nicht bestätigt werden: Ein grenzüberschreitender Geschmack für hoch- und volkskulturelle Musikstile (Klassik/Jazz und Schlager/Volksmusik) fand sich bei älteren Menschen deutlich häufiger als bei jüngeren. Ebenso fanden in allen Altersgruppen Menschen mit mittlerer und niedriger Bildung häufiger an allen drei Genregruppen (Hochkultur-, Trivial- und Spannungsschema) Gefallen als höhergebildete Gruppen. Nur die Ergebnisse zum gleichzeitigen Geschmack an hoch- und populärkulturellen Musikstilen (Klassik/Jazz und Pop/Rockmusik) waren mit der Allesfresser-Hypothese vereinbar: Hier nahmen die Präferenzen mit höherer Bildung und jüngerem Geburtsjahrgang deutlich zu.

Überprüfung der »Allesfresser«-Hypothese

8.4 Musikgeragogische Schlussfolgerungen

Was folgt aus diesen (die eigenen Hypothesen größtenteils bestätigenden) Ergebnissen für die musikalische Angebotsstruktur in Pflegeeinrichtungen?

Insgesamt ist zu konstatieren, dass der Musikgeschmack sich langfristig verändert hat und verändern wird: Die traditionelle Volksmusik stirbt bis auf starke ländliche Enklaven allmählich aus, während die Popularisierung bislang hochkultureller Musikgenres weiter zunehmen dürfte. Der Mehrheitsgeschmack wanderte im historischen Verlauf vom Schlager (früher) zur Pop- und Rockmusik (heute) und zieht weiter in Richtung Hiphop und Rap (zukünftig). Diese Veränderungen zeigen sich in Pflegeheimen mit ihrer hochaltrigen Bewohnerschaft allerdings nur mit einer großen zeitlichen Verzögerung. Jedoch ziehen bereits jetzt die ersten Jahrgänge ein (Kohorten ab ca. 1940), die zumindest im jungen Erwachsenenalter mit Pop- und Rockmusik sozialisiert wurden und – falls sie Angehörige der 68er-Generation sind – eher ablehnend der traditionellen Volksmusik gegenüberstehen.

zunehmende Diversität des Musikgeschmacks erschwert integrative Gruppenangebote

Gleichzeitig wird die Diversität des Musikgeschmacks angesichts der ab den 70er Jahren entstanden subkulturellen Musikgenres (Hardrock, Heavy Metal, Punk, Techno, Hiphop etc.) und des steigenden Anteils an älteren Menschen mit Migrationshintergrund deutlich zunehmen, sodass es in mittlerer bis weiter Zukunft schwieriger werden dürfte, ein für alle zufriedenstellendes gemeinschaftliches Musikangebot bereitzustellen (sofern dann noch kollektive Wohnformen für hochaltrige Menschen mit Pflegebedarf Standard sind). Für die Gegenwart und nähere Zukunft gilt jedenfalls, dass integrative, generationen- wie schichtübergreifende musikalische Angebote sich an einem mittleren Geschmack orientieren sollten, der die breiteste Akzeptanz vermuten lässt. Das spräche vor allem für Liedgut aus der gehobenen Schlager- und Popmusik und für popularisierte Formen der klassischen Musik und des Jazz, wohingegen Volks- bzw. volkstümliche Musik nur für altershomogene Gruppenangebote geeignet sein dürfte, und dort zunehmend auch nur für Bewohnerinnen und Bewohner mit mittlerer und einfacher Schulbildung.

Literatur

Amrhein, L. (2021). *Wodurch wird der Musikgeschmack bestimmt und wie verändert er sich im Lebensverlauf? Eine Sekundärauswertung der Lebensstilstudien Outfit 4 und Outfit 6 zu den sozialen und lebenszeitlichen Determinanten von musikalischen Genrepräferenzen*. In: Kolland, F., Gallistl, V., Parisot, V. (Hrsg.) *Kulturgerontologie. Konstellationen, Relationen und Distinktionen* (S. 393–416). Wiesbaden: Springer VS.

Amrhein, L. (2023). *Soziale und lebenszeitliche Determinanten des Musikgeschmacks im Spiegel des ALLBUS 1998 und 2014*. In: Hahmann, J., Baresel, K., Blum, M., Rackow, K. (Hrsg.) *Gerontologie gestern, heute und morgen: Multigenerationale Perspektiven auf das Alter(n)*. 2. Aufl. (S. 393–416). Wiesbaden: Springer VS.

Bourdieu, P. (1993). *Über Ursprung und Entwicklung der Arten der Musikliebhaber*. In: Bourdieu, P. (Hrsg.) *Soziologische Fragen* (S. 147–152). Frankfurt a. M.: Suhrkamp.

Bourdieu, P. (1999). *Die feinen Unterschiede. Kritik der gesellschaftlichen Urteilskraft*. 11. Aufl. Frankfurt a. M.: Suhrkamp.

Garrido, S., Dunne, L., Chang, E. et al. (2017). *The use of music playlists for people with dementia: A critical synthesis*. Journal of Alzheimer's Disease, 60, 1129–1142.

Garrido, S., Dunne, L., Chmiel, A. et al. (2022). *Music Playlists for People with Dementia: A Guide for Carers, Health Workers and Family*. doi: 10.13140/RG.2.2.20386.91845.

Gembris, H. & Nübel, G. (2006). *Musik in Altenheimen. Künftige Arbeitsfelder der Musikpädagogik*. In: Knolle, N. (Hrsg.) *Lehr- und Lernforschung in der Musikpädagogik* (S. 283–297). Essen: Die Blaue Eule.

GESIS – Leibniz-Institut für Sozialwissenschaften (Hrsg.) (2016). *ALLBUS – Kumulation 1980-2014*. GESIS-Variable Reports Nr. 2016/11. Köln: GESIS.

Hartogh, T. (2013). *Musizieren und Musikhören im höheren Erwachsenenalter*. In: Heyer, R., Wachs, S., Palentien, C. (Hrsg.) *Handbuch Jugend – Musik – Sozialisation* (S. 437–463). Wiesbaden: Springer Fachmedien.

Hartogh, T. & Wickel, H.H. (2019). *Musik in der sozialen Altenarbeit*. In: Hartogh, T. & Wickel, H.H. (Hrsg.) *Handbuch Musik in der Sozialen Arbeit* (S. 400–410). Weinheim, Basel: Beltz Juventa.

Jakob, E., Weise, L., Wilz, G. (2021). *Aktivierung von Menschen mit Demenz – das Potenzial von individualisierter Musik*. In: GKV-Spitzenverband (Hrsg.) *Forschung für die Pflege – Impulse zur Weiterentwicklung der Pflegeversicherung* (S. 64–72). Hürth: CW Haarfeld GmbH.

Koch, K. (2019). *Musikhören*. In: Hartogh, T. & Wickel, H.H. (Hrsg.) *Handbuch Musik in der Sozialen Arbeit* (S. 400–410). Weinheim, Basel: Beltz Juventa.

Meier, N. (2020). *Music & Memory*. In: Wickel, H.H. & Hartogh, T. (Hrsg.) *Musikgeragogik in der Praxis. Alteneinrichtungen und Pflegeheime* (S. 183–189). Münster, New York: Waxmann.

Meininger, J., Weise, L., Wilz, G. (2022). *Lieblingsmusik im Blick der Wissenschaft*. Altenpflege Aktivieren, 3-2022, 12–16.

Oppikofer, S., Meister, L., Langensteiner, F. et al. (2020). *Music & Memory: The Impact of Individualized Music Listening on Depression, Agitation, and Positive Emotions in Persons with Dementia*. Activities, Adaptation & Aging, doi: 10.1080/01924788.2020.1722348

Otte, G. (2004). *Sozialstrukturanalysen mit Lebensstilen. Eine Studie zur theoretischen und methodischen Neuorientierung der Lebensstilforschung*. Wiesbaden: VS Verlag für Sozialwissenschaften.

Otte, G. (2008). *Lebensstil und Musikgeschmack*. In: Gensch, G., Stöckler, E.M., Tschmuck, P. (Hrsg.) *Musikrezeption, Musikdistribution und Musikproduktion* (S. 25–56). Wiesbaden: Gabler.

Peterson, R.A. (2005). *Problems in comparative research: The example of omnivorousness*. Poetics, 33, 257–282.

Reißmann, W. (2009). *Musik und Hörmedien im höheren Lebensalter*. In: Schorb, B., Hartung, A., Reißmann, W. (Hrsg.) *Medien und höheres Lebensalter* (S. 243–258). Wiesbaden: VS Verlag für Sozialwissenschaften.

Schulze, G. (1996). *Die Erlebnisgesellschaft. Kultursoziologie der Gegenwart*. 6. Aufl. Frankfurt a. M., New York: Campus.

SPIEGEL-Verlag (Hrsg.) (1997). *Outfit 4. Kleidung, Accessoires, Duftwässer. Codeplan*. Hamburg: Spiegel-Verlag.

SPIEGEL-Verlag (Hrsg.) (2007). *Outfit 6. Zielgruppen, Marken, Medien. Codeplan*. Hamburg: Spiegel-Verlag.

Teil B: Perspektiven und Orte

9 Musik und Klänge in der Altenpflege

Armando Sommer und Juno Sommer

Menschen, die in einer stationären Pflegesituation leben und in ihrer Alltagskompetenz eingeschränkt sind, können Musik und Klänge oft nicht mehr eigenständig einsetzen. Im Folgenden sollen Ideen vorgestellt werden, wie mit geeigneten Musikinstrumenten und professioneller Unterstützung freudvolle Klangerlebnisse ermöglicht werden können.

Musik und Klänge bieten sich als ein alltagstaugliches Instrument oder Handwerkszeug für professionelle Mitarbeitende an. Es geht darum, mit dem bewussten Einsatz von Musik und Klängen den Alltag so zu gestalten, dass dieser nicht nur für die Bewohnerinnen und Bewohner, sondern auch für die Mitarbeitenden eine Bereicherung ist – und damit für die gesamte Pflegeeinrichtung. Von diesem Ausgangspunkt kann sich das Thema Musik und Klänge entwickeln. Das fördert die interdisziplinäre Zusammenarbeit, den Aufbau neuer Kommunikationsstrukturen, das Schaffen gewinnbringender Angebote und die Akquise von Ehrenamtlichen bzw. das Einbinden von Angehörigen. »Die Möglichkeiten sind vielfältig. Wir sind immer wieder erstaunt, wie wahr die Aussage ist: Musik fördert die Kommunikation und verbindet«, sagte uns die Ergotherapeutin einer Einrichtung, die von dem gemeinnützigen Verein *Wir Sind Altenpflege* unterstützt wird. »Das Schönste an den Projekten ist, dass wir sehen, wie Innovationen und Kreativität in die Praxis kommen. Die Integration in den Alltag steht im Mittelpunkt. Um Musik und Klänge bewusst einzusetzen, sind keine musikalischen Vorkenntnisse notwendig. Es ist ein gutes Gefühl, wenn es die Möglichkeit gibt, sich selbst zu verwirklichen und schon mit kleinen Maßnahmen viel zu bewirken«, fügte sie hinzu.

Chancen von Musik und Klängen im Alltag

9.1 Musik und Klänge kommen ins Haus: Beispiele aus der Praxis

Bei der folgenden Vorstellung von Beispielen ist uns wichtig, dass so oft wie möglich Musik *und* Klänge im Zusammenhang stehen und nicht isoliert betrachtet werden.

Beispiel 1 – Einrichtungskomplex mit geschützten Bereichen, Wohngruppen, Tagespflege, ambulantem Dienst, betreutem Wohnen und altersgerechten Wohnungen

Das Seniorendomizil Riepenblick im niedersächsischen Hameln konnte eine künstlerisch affine Mitarbeiterin für sich gewinnen. Sie bildete ein Team und organisierte mit *Wir Sind Altenpflege* einen Einführungsworkshop für Musik nach Farben, bei dem Melodieninstrumente in drei Farben aufgeteilt werden. Vor allem Xylophone, Metallophone und klingende Stäbe werden durch die drei Farben Rot, Grün und Blau gekennzeichnet. Nahezu jedes Lied lässt sich durch die Aufteilung leicht begleiten. Der Verein ermöglicht den Liedwünschen entsprechend auch individuelle Farbmuster für die Umsetzung. »Ich kann keine Noten lesen und habe auch nie gelernt, ein Instrument zu spielen. Allerdings haben wir einen Weg gefunden, bei dem mit wenig musikalischen Vorkenntnissen schnelle Erfolge erreicht werden«, so die Mitarbeiterin. Geeignete Leihinstrumente wurden über den Verein kostenlos zur Verfügung gestellt.

So hatte es das Team innerhalb von wenigen Wochen geschafft, ein hauseigenes *Remmi- Demmi-Orchester* aufzubauen. Mit Pauke, Trommel, Triangel, Percussion, Klingenden Stäben und Xylophon gab das Orchester sein Debüt zum Sommerfest. Das übergeordnete Ziel war es, mit öffentlichen Auftritten zu zeigen, dass das Leben im Heim lebenswert ist, dass pflegebedürftige Menschen selbstbestimmt und wirkungsvoll ihren Interessen nachgehen können und neue Gestaltungsmöglichkeiten für ihren Alltag entwickeln.

Seinen ersten großen Auftritt hatte das Orchester im Folgejahr zum Welt-Alzheimertag. Die Einrichtung vollbrachte eine logistische Glanzleistung. Alle setzten sich dafür ein, den Auftritt der Band zu realisieren. Das gesamte Team der Einrichtung mobilisierte seine Kräfte. »Ich war überrascht, was Musik alles bewegen kann. Und es war bewegend zu sehen, wie sehr sich alle für mein Projekt einsetzen«, sagte die Mitarbeiterin. »Nach fröhlicher Selbstdiagnose hatten die Band-Mitglieder Lampenfieber bis zum Herzinfarkt. Trotz der enormen Hitze haben die Beteiligten ohne Mittagsschlaf von 13.30 bis 18.00 Uhr durchgehalten. Wir durften live erleben, welche Kräfte mit und durch Musik mobilisiert werden können.«

Wirkung guter Kommunikationsstrukturen

Eine gute Kommunikation für das Projekt innerhalb der Einrichtung sowie nach außen hat dazu geführt, dass von Beginn an zwei freiwillige Mitarbeiter gewonnen werden konnten, die sich mit Herzblut und hoher Verbindlichkeit in das Projekt einbrachten. An diesen Erfolg konnte angeknüpft werden. Für die Einrichtung wurde als Mitglied im Verein *Wir sind Altenpflege* ein kostenfreies Spendenkonto eingerichtet. Beim Sommerfest konnten fast 2.500 Euro Spendengeld eingesammelt werden. Bei einem Event, dass die Mitarbeiterin selbst organisierte, wurde ein Gospel-Chor eingeladen und weitere 380 Euro wurden eingesammelt. Über diese Mittel konnte die Mitarbeiterin nun frei verfügen. Ihr ursprüngliches Ziel war es, rund 1.800 Euro einzuwerben. Das war die Summe, die sie benötigte, um die wichtigsten Instrumente für das *Remmi-Demmi-Orchester* anzuschaffen.

Durch die erfolgreiche Sammelaktion konnten weitere Wünsche erfüllt werden, um die nächsten Schritte zu gehen und sich mit einfachen Klanginstrumenten an die Klangarbeit zu machen.

Diese Entwicklung hat die Geschäftsführung der Einrichtung schlussendlich vollständig überzeugt. Die Geschäftsführung des Seniorendomizils Riepenblick hat mit uns und ihrem Team ein umfangreiches Konzept für den Einsatz von Musik und Klängen entwickelt. Weitere Instrumente für die Arbeit mit Klängen wurden angeschafft. Es gibt neben Klangschalen und Monochorden auch Klangmöbel. Es werden hauseigene Kurse für interessierte Mitarbeitende anderer Einrichtungen angeboten. Die Akzeptanz ist groß – nicht zuletzt, weil feste Termine zur Klangmassage angeboten werden.

Die im Projekt eingesetzten Klangschalen werden in kleinen Gruppen oder Einzelsettings genutzt. Ebenso ist zu beobachten, dass sich die Atmosphäre in einem Raum voller Unruhe deutlich zum Positiven verändert, wenn Klangschalen angetönt werden. Spannend sind aber auch die Möglichkeiten zur Unterstützung von Therapien und Prophylaxen. *Klangschalenkonzept*

Es wurde eine Kooperation mit externen Physio- und Ergotherapeutinnen und -therapeuten entwickelt. Beobachtungen haben ergeben, dass sich die Therapiearbeit leichter und effektiver gestaltet, wenn eine entsprechende Klangmassage vorangegangen ist oder die Anwendung gleichzeitig begleitet. Unserer Erfahrung nach können ungenutzte Ressourcen freigesetzt, die Kreativität gefördert, das Schlafverhalten verbessert und auch Verspannungen und Blockaden gelöst werden. Die atmosphärische Verbesserung wird auch von Angehörigen als sehr wohltuend wahrgenommen. *Zusammenarbeit mit Therapeutinnen und Therapeuten*

Das Projekt *Klangmethoden zur Entspannung* wurde auf breitere Füße gestellt und in der gesamten Einrichtung nutzbar gemacht. Das Seniorendomizil Riepenblick besteht derzeit aus zwei Häusern mit sieben Wohnbereichen und einer Tagespflege. Mit dem vorhandenen Equipment an Klangschalen ist es nicht möglich gewesen, in mehreren Bereichen gleichzeitig zu arbeiten. Für das Wirken auf den Wohnbereichen der beiden Häuser und dem eigens für Mitarbeitende eingerichteten Klangmassage-Raum war es wichtig, das bereits angeschaffte Klangschalen-Sortiment mit weiteren Schalen zu ergänzen, denn es ist ein logistischer Aufwand, wenn die Schalen und das Zubehör ständig zum jeweiligen Einsatzort bewegt werden müssen. Durch einen Projektantrag im Namen von *Wir Sind Altenpflege* bei der örtlichen Sparkassenstiftung konnten weitere Anschaffungen getätigt werden. *Ausbau des Konzepts*

Beispiel 2 – Geriatrische Komplexbehandlung in einem Krankenhaus

Das Malteser-Krankenhaus in Berlin verfolgt als geriatrisches Krankenhaus einen therapeutischen Ansatz. Übliche Gruppenangebote, die wöchentlich stattfinden, kommen wegen der kurzen Verweildauer weniger zum Tragen. Das Anliegen war es, neue Ansätze für die Alltagsgestaltung, vor allem aber Zugänge für die Kommunikation und Aktivierung zu finden. Dazu wurde ein interdisziplinäres Team gebildet. Auch in dieser Einrichtung hat der bereits vorgestellte Verein kostenfreie Leihinstrumente zur Verfügung gestellt. Jeder Mitarbeitende hat sich schnell mit seinem Lieblingsinstrument identifizieren können. Auf Basis vieler Erfahrungsberichte konnte ein Konzept erstellt werden, wofür die Geschäftsleitung die Anschaffung erster Instrumente genehmigte.

Eine Mitarbeiterin des Krankenhauses berichtet von einer Palliativpatientin folgendes:

> »In Gesprächen teilt Frau J. mit, dass sie sich ihrer näher rückenden Endlichkeit sehr bewusst ist und sich intensiv mit ihrem Leben und ihrer letzten Lebensphase auseinandersetzt. Dazu gehört auch das Bedenken ihrer Beziehung zu ihrem Mann. Vertrauensvoll und traurig drückt sie aus, wie wenig sie sich von ihm in der jetzigen Situation unterstützt fühlt. Daher habe sie sich sehr bewusst entschieden, in ein Hospiz zu gehen. Ihren ganzen Kummer drückt sie aus, während sie die Seiten eines Monochords streicht. Es entsteht ein eigenes Lied, und mit diesem verarbeitet sie ihre Situation und findet Kraft und Halt in ihrer Entscheidung, diese letzte Lebenszeit bewusst im Hospiz leben zu wollen.«

Eine Logopädin aus dem vorgenannten Krankenhaus berichtet:

> »Eine hochbetagte, bettlägerige Dame, die nicht auf Ansprache und Berührung reagiert hat, starrte nur die Wand an. Ich holte das Klangspiel und fing erst zart an, dann lauter werdend, es klingen zu lassen. Plötzlich wandte sich die Bewohnerin von der Wand ab und drehte sich zu mir. Sie streckte ihre Hand nach meiner freien Hand aus, nahm sie und zog sie mit einem Lächeln an ihr Gesicht heran, drückte meine Hand an ihre Wange und küsste sie.«

Tue Gutes und rede darüber

Damit solche Erlebnisse möglich werden, ist es hilfreich, den Ausbau und die Verbreitung der Einsatzmöglichkeiten von Musik und Klängen in der Einrichtung und deren Umfeld bekannt zu machen. Dabei helfen geeignete Marketingmaßnahmen und Wege zur internen Kommunikation, bei denen der Verein ebenfalls unterstützt. Langsam aber sicher können sich dann Musik und Klänge mehr und mehr im ganzen Haus verbreiten. Welche Rolle diese spielen, kann durch ausgestellte, für jedermann zugängliche Instrumente mit Informationstafeln, Fotoausstellung der Musikprojekte im Eingangsbereich oder informative Flyer auch für Besucherinnen und Besucher oder Interessierte sichtbar gemacht werden.

Dass dies gelingt, bestätigt uns diese Aussage: »Wir sind keine Musiktherapeuten. Aber Musik und Klänge helfen uns sehr bei der Arbeit, die wir täglich leisten.« Darüber sind sich Kollegen und Kolleginnen aus Betreuung und Sozialem Dienst in nahezu allen Einrichtungen einig.

Beispiel 3 – Erfahrung mit der Klangwoge

Die Schwestern »van O.L.Vrouw van 7 weeën« (»Unserer Lieben Frau von den 7 Schmerzen«) sind eine etwa 350 Jahre alte Kongregation mit Missionsstationen im Kongo und in Brasilien. Die Kongregation bestand aus etwa 350 Schwestern und ist im Laufe der Jahre auf heute etwa 30 Schwestern geschrumpft. Vor 30 Jahren wurde beschlossen, eine Pflegestation einzurichten, die ihre eigenen Schwestern ins Haupthaus aufnimmt, um sie bis zum Tod zu begleiten und zu pflegen.

Vor 20 Jahren übernahm eine Schwester die Leitung dieser Station. Sie begann sofort mit der Suche nach natürlichen Mitteln, um diese Pflege zu erreichen. Bei dieser Suche lernte sie den Coach Alfons Bertels bei einer seiner Fortbildungen kennen. Seine schon damals außerordentlich natürliche menschliche Vorstellung davon, was gute Pflege ausmacht, wurde zur Grundlage für eine lange Zusammenarbeit bei der Betreuung der pflegebedürftigen Schwestern.

Wir haben auf unserer Station mehr als sieben Jahre Erfahrung mit dem Einsatz der Klangwoge. Wir erfahren diese Form des Kontaktes mit den Patientinnen und Patienten als einen sehr großen Gewinn, sowohl für die Personen selbst als auch für das Pflegeteam.

Die Klangwoge hilft zu entspannen. Die Person legt sich zuerst hin, dann beginnt die Musik zu spielen. Wir beobachten die Körpersprache, während wir schrittweise die Lautstärke auf ein angemessenes Niveau regulieren. Es wird schnell deutlich, wie die Personen am besten entspannen können. Die Klangwoge hilft uns auch bei der Anwendung der Neupositionierung bei bettlägerigen Menschen und bei der Förderung der Bewegung bei Personen mit eingeschränkter Mobilität auf eine besonders angenehme und entspannende Weise. Wir hatten eine Patientin, die infolge eines Diabetes ihre Beine nicht mehr bewegen konnte und kein Gefühl mehr in verschiedenen Körperteilen hatte. Auf der Klangwoge zog sie ihre Beine wieder selbstständig an, bekam ihr Gefühl wieder zurück und sagte sehr glücklich: »Hey, ich habe noch einen Rücken!«

Außerdem hat die Klangwoge eine positive Wirkung auf das Wohlbefinden von Patienten mit Demenz: Eine unserer Patientinnen mit Demenz konnte nicht sprechen und hatte eine sehr verkrampfte Körperhaltung. Der Physiotherapeut bekam viel Widerstand bei der Durchführung der Übungen. Dies besserte sich durch die Nutzung der Klangwoge. Unsere Patientin genoss die Musik sichtlich und begann sogar zu summen. Ihr Körper entspannte völlig und die Übungen konnten ohne Widerstand durchgeführt werden.

Das Pflegeteam profitiert von der beruhigenden Wirkung der Klangwoge: Mit entspannten Patientinnen und Patienten lässt sich leichter kommunizieren. Es gibt Raum für den Austausch von Freude und Trauer, es kann eine entspannte Atmosphäre der Pflege entstehen. Die Mitglieder des Gesundheitsteams berichten, dass sich auch bei ihnen Stress und Spannung verringern.

Musik und Klänge als Ausgangspunkt für Kommunikation

10 Wie klingt das andere Ohr? Alter – Interkulturalität – Musik

Friederike Frenzel

<small>Zielgruppe im Blick haben</small>

Immer häufiger begegnen wir in Pflegeeinrichtungen Menschen mit Migrationsgeschichte. Diese Menschen sind in den unterschiedlichsten Ländern geboren. Wohlwissend, dass Musik Menschen verbinden und bei einem Beziehungsaufbau helfen kann, müssen wir genau hinsehen, wenn wir versuchen, interkulturelle Angebote mit Musik zu schaffen. Dies gilt nicht nur für Menschen, die mit einer degenerativen Erkrankung wie beispielsweise Alzheimer-Demenz ins Pflegeheim kommen, sondern auch für betagte Menschen, die kognitiv nicht eingeschränkt sind.

Dieser Beitrag beschreibt konkrete pseudonymisierte Beispiele aus eigener Praxis (in den Überschriften erkennbar mit der Bezeichnung »aus der Praxis«) sowie einzelne Aspekte interkultureller Perspektiven (u. a. interkulturelle Sensibilität, Konzepte der Fremdheit, die Bedeutung von Sprache) und zum Schluss ein Fazit mit Übertragungshinweisen.

<small>Disclaimer: Perspektive der Autorin</small>

Disclaimer: Vorab ist es mir als Autorin dieses Artikels wichtig zu erwähnen, dass ich selbst keine Migrationsgeschichte (nach der Definition des statistischen Bundesamtes) habe. Ich beschäftige mich daher mit dem Thema Migration als Deutsch gelesene Person. Da ich in Deutschland aufwuchs, erfolgt die Auseinandersetzung also aus einer eurozentristischen Perspektive, auch wenn ich versuche, so objektiv wie möglich und vor allem die Bedürfnisse der Menschen mit Migrationsgeschichte sehend diesen Artikel zu verfassen.

10.1 Praxis: Die seltsamen Töne im Pflegeheim

<small>Fallbeispiel 1</small>

Musik klingt über den ganzen Wohnbereich. Es sind die typischen Volkslieder, die so häufig in Pflegeheimen erklingen. So singen die Teilnehmenden in Begleitung einer Gitarre »Hoch auf dem gelben Wagen«, »Sah ein Knab ein Röslein steh'n« und »Mein Vater war ein Wandersmann«. Herr Durmuş sitzt nicht im Sitzkreis. Er bleibt lieber an seinem Tisch. Seine Augen funkeln, während er die anderen Teilnehmenden beim Singen beobachtet. Zunächst schwingt er seinen Gehstock im Takt und wippt leicht mit dem Oberkörper. Während bei anderen Freude und gute Stimmung herrschen – es wird erzählt und gelacht –, versinkt Herr Durmuş nach kurzer Zeit wieder in seinem Schweigen und sein Blick wirkt in sich gekehrt.

Herr Durmuş ist im Gegensatz zu den vorrangig in Deutschland geborenen pflegebedürftigen Personen des Wohnbereichs in Anatolien zur Welt gekommen. Musik, die den deutschstämmigen Menschen des Wohnbereichs geläufig ist und mit der sie Erinnerungen an Kindheit und Jugend verbinden, ist für Herrn Durmuş fremd.

Fremd, es klingt einfach anders: Andere Tonskalen, andere Rhythmen und andere Sounds – daraus resultierend eine ganz andere Atmosphäre als jene Musik und jene Klänge verbreiten würden, die Herrn Durmuş aus seiner Kindheit vertraut sind. Die Musik, die im Wohnbereich ertönt, klingt für ihn nicht nach Kindheit, Geborgenheit, Mutterliebe oder Heimat. Sie klingt komisch, löst Verwunderung und Unverständnis aus. Wieso eigentlich – Herr Durmuş ist doch schon im Alter von Ende 20 nach Deutschland gekommen und hat hier mehr Zeit verbracht als in Anatolien. Sollte ihm die Musik seiner Wahlheimat nicht geläufig sein? Um diese Frage zu beantworten, müssen wir zunächst verstehen, wie Musikgeschmack entsteht und wieso er so wichtig ist für die Kontaktaufnahme mit der Zielgruppe.

Fremdsein – auch nach Jahren?

10.2 Kulturtypische Klänge im Prozess des Alterns

»Menschen können Klängen Sinn verleihen. Wie sie dies tun und warum, hängt vor allem von ihrer jeweiligen kulturellen Prägung ab«, schreibt Kurt (2009, S. 9) in seinem Buch über indische Musikkultur. Kulturelle Prägung entsteht in der Umgebung, in der wir groß werden. Je älter wir werden, umso bedeutsamer wird die Kultur, in der wir aufgewachsen sind, denn im Alter findet Rückbesinnung statt und Erinnerungen von früher werden wieder wach (vgl. Muthesius et al., 2010).

kulturelle Prägung

Aber was ist eigentlich diese Kultur, über die auch in den Medien immer wieder, häufig hitzig, diskutiert wird? Eine einfache Erklärung von Geert Hofstede lautet: Kultur ist »the unwritten rules of the social game«[4]. Um es etwas genauer zu erklären:

Kultur ist dynamisch

> »Kultur ist ein für uns alle geltender Hintergrund von etablierten und über Generationen überlieferten Sichtweisen, Werten, Ansichten und Haltungen, die einerseits unser ganzes Denken, Fühlen und Handeln beeinflussen, die wir andererseits in individueller wie auch kollektiver Weise übernehmen, modifizieren und weiterentwickeln, und zwar in Abhängigkeit von unserer Teilhabe in unterschiedlichen Kontexten« (Falicov, 1995, zit. n. Hegemann 2004, S. 2).

---

4 Auf dieser Homepage liefert Geert Hofstede eine Definition: Zugriff am 14.06.2024 unter https://geerthofstede.com/culture-geert-hofstede-gert-jan-hofstede/definition-culture/

Es gibt also keinen geschlossenen (Kultur-)Kreis, wie wir häufig fälschlicherweise annehmen. Vielmehr ist Kultur demnach dynamisch und kann sich verändern.

Musik des Kindes- und Jugendalters

Herr Durmuş ist in einer anderen Kultur und dementsprechend mit anderen Klängen und anderer Musik großgeworden als die Menschen, mit denen er nun im Pflegeheim zusammenlebt. Im Zuge der Demenz, die auch der Grund ist für seinen Umzug ins Pflegeheim, wird die Rückbesinnung und damit auch die Musik aus der Kindheit und Jugend immer wichtiger (vgl. Muthesius et al., 2010). Die musikalischen Vorlieben entstehen vor allem durch die spezifische im Kindes- und Jugendalter erfahrene Sozialisation.

Von großer Bedeutung für den Erfolg der Musiktherapie ist nach Muthesius et al. (2010) das Liedgut, das demente Menschen und ebenso Ältere ohne kognitive Einschränkungen aus ihrer Kindheit und Jugend kennen. Daher ist es völlig verständlich, dass Herr Durmuş zwar kurzfristiges Interesse an der Musik zeigt und zeitgleich dennoch wenig von dem Angebot profitiert.

Sicherheit und Orientierung des Bekannten

Die Studienlage zur Wirksamkeit von Musiktherapie bei Demenz z. B. zeigt, dass sie eine positive Wirkung auf kognitive wie soziale Fähigkeiten, Sprachkompetenz und Kommunikation sowie einen bedeutenden Einfluss auf Emotionen und Stimmungen hat (vgl. Vink, 2015). Ausschlaggebend für die Effektivität und den Erfolg der Musiktherapie ist nach Jonas (1991) die persönliche Präferenz. Dies kann ich durch meine Arbeit mit dementen Menschen bestätigen. Demnach lösen vertraute Melodien und tief eingeprägte Bewegungsmuster, z. B. beim Tanzen, auch im weit fortgeschrittenen Stadium der Demenz emotionale Reaktionen aus und regen kognitive, motorische und physiologische Prozesse an. Das Wohlbefinden wird gesteigert, wenn die Melodie bzw. die Musik erkannt wird und emotional nachvollzogen werden kann. So werden auch Sicherheit und Orientierung gesteigert (vgl. Grimme, 1998).

Bei der Arbeit mit betagten Menschen mit Migrationsgeschichte ist es wichtig, ein kultursensibles Angebot zu schaffen. Das gilt für die Musiktherapie, aber ebenso für alle weiteren Professionen, die mit Musik arbeiten. Zu nennen ist beispielsweise die Ergotherapie, die Physiotherapie, die Pflege oder die Musikgeragogik. Wie das im Rahmen einer Musiktherapie aussehen kann, möchte ich in einem weiteren Beispiel aus meiner Arbeit näher beschreiben.

10.3 Praxis: Wenn das Pflegeheim nach Heimat klingt

Fallbeispiel 2 Der russisch-jüdische Wohnbereich eines Pflegeheims im Ruhrpott wirkt zunächst wie eine »normale« Station für Pflegebedürftige. Hört man genauer hin, kann man jedoch andere Klänge wahrnehmen. Nicht etwa Walter Scheel, Helene Fischer oder die Beatles klingen aus dem Radio, sondern Stücke, die den dort lebenden, in Russland geborenen Menschen bekannt sind. Auch die Sprache, die gesprochen wird, ist nicht etwa Deutsch, sondern überwiegend Russisch. Die Pflegekräfte sprechen beinahe alle Russisch, es ist die gemeinsame Muttersprache der Menschen, die dort leben.

Frau Blinow lebt dort. Sie ist dement, in einem fortgeschrittenen Stadium. Häufig wird sie wütend, da sie viele Situationen nicht mehr begreifen kann. Jedoch ist sie mobil und spaziert gerne über den gesamten Wohnbereich.

Ich möchte musikalischen Kontakt zu der betagten Dame aufnehmen. Vorab ist es wichtig zu wissen, dass ich (die Musiktherapeutin) nicht in der russischen Kultur aufgewachsen bin. Das bekannte russische Schlaf- und Wiegenlied »Bajuschki Baju« ist mir jedoch geläufig und ich wähle das Lied zur ersten Kontaktaufnahme. Ich summe zunächst die Melodie und singe nur die Silben »Bajuschki Baju«, mit Text und das Lied mit Gitarrenbegleitung. Nach wenigen Wiederholungen versuche ich den Text auf Russisch zu singen. Da erst nickt Frau Blinow und sagt »da, da« (»ja, ja«), fixiert mich und die Gitarre mit ihrem Blick. Als das Lied endet, spricht sie mich auf Russisch an. Nachdem ich sie darauf aufmerksam mache, dass ich kein Russisch sprechen würde, aber Deutsch, scheint sie einen kurzen Moment verwundert zu sein, zögert – aber wechselt dann ins Deutsche. Auch bei weiteren Liedern, die ihr geläufig sind, spricht sie mich nach dem Lied immer auf Russisch an. Es scheint mir so, als ob die russischen Lieder – auch ohne Text – ihr Zugriff auf das Russische ermöglichen, sodass sie im Anschluss dabeibleibt. Auf meine Bitte hin, mit mir Deutsch zu sprechen, reagiert sie immer gleich: Erst wirkt sie verwundert und lacht dann, fast so, als ob sie nicht glauben könne, dass ich kein Russisch spreche, obwohl ich doch die ihr geläufigen russischen Lieder kenne.

10.4 Interkulturelle Sensibilität und Kompetenz bei der Erstellung von Angeboten

Die interkulturelle Sensibilität der Betreuenden, d. h. der Respekt vor der anderen Kultur und das Bemühen um Verständnis, sind grundlegend für eine erfolgreiche Therapie. Interkulturelle Sensibilität bedeutet, dass man in der Lage ist, kulturspezifisch relevante Unterschiede zu erkennen. Außerdem gehören zur interkulturellen Kompetenz auch kulturspezifisches Wissen und daraus abgeleitetes therapeutisches Handeln (vgl. Hesse & Göbel, 2007).

interkulturelle Sensibilität als therapeutische Grundhaltung

Betagte Menschen tragen Normen und Werte in sich, die sie in der Kindheit erfahren haben, und sie treten oftmals wieder stärker zu Tage. Vor allem in Bezug auf die meist in der Fremde stattfindende besondere

Wissen um kulturspezifische Normen und Werte

Fokussierung auf traditionelle Werte der Heimat. Da es insbesondere mit fortschreitendem Alter und einhergehenden degenerativen Erkrankungen, z. B. Demenz oder Parkinson, immer weniger Möglichkeiten zur Reflexion gibt, ist von den Betroffenen keine Verhaltensveränderung zu erwarten. Also ist es Aufgabe der Betreuenden, Kompatibilität zu schaffen. Hier helfen Partizipation, interkulturelle Sensibilität und interkulturelle Kompetenzen, um Muster und kulturspezifisches Verhalten zu entdecken und dann adäquat damit umzugehen. In der Musiktherapie ist es natürlich nicht nur sinnvoll, sich den Normen und Werten der Person zu öffnen, sondern auch die präferierte Musik zu kennen. In der interkulturellen Arbeit ist dies oft besonders wichtig und eine große Herausforderung. Durch die gemeinsame Sprache der Musik kann es dann zu einem Beziehungsaufbau zwischen Betroffenen und betreuenden Fachkräften kommen.

Wie oben schon erwähnt, ist es in diesem Arbeitsfeld bedeutsam und identitätsstärkend, Folklore oder der Person vertraute Musik zu kennen und damit musikalisch umgehen zu können (vgl. Ivanov, 2010). Dabei ist aber durchaus nicht davon auszugehen, dass jeder und jede, die aus einer spezifischen Kultur kommt, auch mit derselben Musik in Kontakt treten kann oder möchte, sondern es ist erforderlich, individuell auf den Menschen einzugehen und herauszufinden, wo die jeweiligen persönlichen Vorlieben liegen (vgl. Matsui, 2007).

An dieser Stelle ist zu erwähnen, dass die pflegebedürftigen Personen, die noch mit deutschen Volksliedern aufwuchsen, nach und nach versterben und eine andere Generation in die Heime zieht. Diese Generation hörte schon Vinyl-Platten und es gab immer häufiger englischsprachige Hits. Der Musikgeschmack diversifizierte sich dadurch. Es wird allgemein immer wichtiger den Musikgeschmack mit der Erwartungshaltung, den man als betreuende Fachkraft hat, abzugleichen. Dies kommt Menschen mit Migrationsgeschichte zugute, da man hier in besonderer Weise sehr genau hinsehen und hinhören muss. Wie aber kann ich die präferierte Musik eines Menschen kennenlernen, der vielleicht aufgrund des Alters nicht mehr in der Lage ist, diese verbal mitzuteilen?

10.5 Der geheime Schatz der liebsten Musik

Einbezug der Angehörigen

Wenn die Person, mit der man arbeiten möchte, selbst nicht mehr so deutlich kommunizieren kann, dass man über Fragen den dann geheimen Schatz der liebsten Musik ausfindig machen kann, so sind die Angehörigen eine wertvolle Quelle des Wissens.

Die Familie kennt die betreffende Person am besten und sie ist auch Sprachrohr für sie. Der gelingende Informations- und Wissensaustausch zwischen Angehörigen und den betreuenden Personen außerhalb der Familie spielt in der zufriedenstellenden Betreuung eines Menschen eine entscheidende Rolle. Eventuell können Angehörige mit Migrationsgeschichte schlechte Erfahrungen in Bezug auf Diskriminierung oder Ablehnung gemacht haben und das offene, vorurteilsfreie Zugehen auf sie ist bedeutsam. Ihr Beitrag zur Versorgung des betroffenen Menschen sollte ausdrücklich angesprochen und gewürdigt werden.

Können Familienangehörige, unabhängig der kulturellen Prägung, mit musikalischen Vorschlägen aufwarten, dann bekommen sie meiner Beobachtung nach häufig das Gefühl, dass sie zur guten Betreuung beitragen können, da sie sich gesehen und wahrgenommen fühlen. Dies erleichtert den Kontakt und führt dadurch auf allen Ebenen zu einer besseren Zusammenarbeit. Dies erleichtert die Pflegesituation für alle Beteiligten.

Ebenso fiel mir im Laufe meiner bisherigen Arbeit auf, dass immer wieder das Handy gezückt wird und die Lieblingsmusik des betreffenden Angehörigen einfach abgespielt wird. Direkt sieht man, wie die Musik gute Laune und Entspannung bei der zu betreuenden Person und bei der Familie auslöst. Ist die Familie musikalisch, so kann es durchaus auch passieren, dass spontan gesungen wird. In der mitteleuropäischen Musikkultur, in der ich aufwuchs, ist es weniger üblich, dass noch Hausmusik gemacht wird. In anderen Kulturen ist es selbstverständlich, dass bei Festen oder im Kreise der Familie und im Freundeskreis Musikinstrumente ausgepackt werden. Wer kein Instrument spielen kann, klatscht, singt oder tanzt mit. So schafft die Musik untereinander Verbindung – auch ohne miteinander zu sprechen.

10.6 Praxis: Von der Sprache und vom Unverständnis

Die Sprache – sie ist unser Rohr zur Außenwelt. Wie sehr man sich über das erste Wort eines Kindes freut: So kann es endlich beginnen, seine Bedürfnisse verbal mitzuteilen. Im Falle einer Demenz verlieren die Betroffenen meist nach und nach die Sprache. Menschen, die eine zweite oder dritte Sprache später erlernt haben, beispielsweise bei einem Umzug in ein Land, in dem nicht die Muttersprache gesprochen wird, verlieren diese später erlernte Sprache normalerweise vor der Muttersprache. Die Muttersprache sitzt viel tiefer und ist viel mehr verbunden mit Emotionen und Erinnerungen.

Bedeutung der Muttersprache

Auch bei Frau Blinow konnte ich mir im Verlauf des Therapiegeschehens ein Bild davon machen. Frau Blinow zitiert mit großer Freude Gedichte – auf Russisch und Deutsch: Noch beherrscht sie beide Sprachen, wobei sie dem Russischen häufig den Vorzug gibt. Im weiteren Verlauf unseres Kontaktes summe ich erneut die Melodie von »Bajuschki Baju«. Sie erkennt das Lied und vor allem die zweite Zeile des Liedes kann sie laut mitsingen. Ich hingegen bleibe lieber bei »lalala«, da mir der russische Text noch nicht ganz vertraut ist, und singe nur den Teil »Bajuschki Baju« laut mit. Frau Blinow übernimmt an dieser Stelle die Führung und singt laut und deutlich die Strophe. Ich habe das Gefühl, sie versucht die Strophe so langsam und deutlich wie möglich zu singen, sodass ich sie lernen kann. Nach dem Lied lacht sie laut auf und hält Blickkontakt.

Textsicherheit bei Liedern in fremder Sprache

In einer Sitzung, nach mehreren Wochen, wird sie ungeduldig, weil ich Schwierigkeiten habe, die Texte auf Russisch zu lernen. Ich singe aber lieber »lalala« als den Text, das fühlt sich »sicherer« an. Außerdem möchte ich ihr das Gefühl geben, dass sie etwas besser kann als ich, und möchte ihre Ressourcen bei den Liedern so stärken, indem sie sich als »führende« Sängerin erlebt, die die Texte besser kennt. Aber Frau Blinow wird ungeduldig und wiederholt den Liedtext so, dass sich jedes Wort langsam und deutlich verstehen lässt. Als ich weiterhin aber »lalala« singe, schnalzt sie mit der Zunge und wendet sich ab.

Bei den in der folgenden Zeit eingesetzten Liedern lerne ich den russischen Text auswendig, nur dann singt Frau Blinow mit. In der Arbeit mit ihr – so schlussfolgere ich – scheint es sehr wichtig zu sein, die Texte selbst so gut zu kennen, sodass ein flüssiges Singen entsteht. Texte nur lautmalerisch zu begleiten, mindert anscheinend ihr Interesse an den angebotenen Liedern.

10.7 Musik als universelle Sprache

Kontaktanbahnung über Muttersprache

Eines der zentralen Probleme von älteren Menschen mit Migrationsgeschichte ist die deutsche Sprache, die zwar während des Arbeitslebens noch regelmäßig benutzt werden musste, nach dem Eintritt ins Rentenleben und durch die infolgedessen verminderten Kontakte mit zunehmendem Alter aber oftmals wieder verloren geht (vgl. Tomanbay, 2003). Martinez (2003) beschreibt für das therapeutische Arbeiten mit älteren Menschen mit Migrationsgeschichte die Muttersprache als bedeutungsvollste Möglichkeit Kontakt aufzubauen, denn sowohl die im Alter generell stattfindende Rückbesinnung auf Kindheit und Jugend als auch der verminderte Kontakt zur Mehrheitsgesellschaft führen zu einer Verringerung der Qualität der später erlernten Sprache. Dadurch werden verbale Kontakte in deutscher Sprache schwieriger und weniger effizient. Zum Aufbau einer Beziehung ist es also sinnvoll, auf die älteren Menschen zuzugehen, indem man ihre Sprache zumindest ansatzweise sprechen kann (z. B. Phrasen wie »Guten Morgen« oder »Gute Nacht«) und sich um Kenntnisse bezüglich ihrer Kultur bemüht (vgl. Ivanov, 2010).

divergierende musikalische Hörerwartungen

Wieso ist denn nun die Sprache wichtig? Immer wieder wird Musik als eine allumfassende »universelle Sprache« bezeichnet. Dies ist meiner Beobachtung nach jedoch nur teilweise richtig. Die Symbole, die verschiedene Kulturen in der Musik benutzen, klingen unterschiedlich. Ein mitteleuropäisch geprägtes Ohr hört beispielsweise am Ende eines Liedes eindeutig den Ton, mit dem es enden muss. Für die Musikalischen unter den

Lesenden: Es ist die Quinte, meist mit einer Septime versehen, die auch einem (in Deutschland aufgewachsenen) Menschen mit Demenz zu verstehen gibt – jetzt kommt der Schluss, die Tonika, der erste Ton der Tonleiter. Spielt man diese Töne bzw. Akkorde (oder erklingen diese am Ende eines gehörten Liedes), so wissen wir aus unserer kulturellen musikalischen Prägung: fertig! Häufig kommentiert von: »und Schluss« oder »bum bum« oder ähnlichen Aussagen. Das gibt Orientierung und schafft Klarheit.

In anderen Ländern wird musikalisch anders kommuniziert. In der klassisch-indischen Musik beispielsweise erkennt die Tabla (Trommel) spielende Person nach einem bestimmtem Melodiemuster des Hauptinstruments Sitar, in welcher Taktart (und Tonart) gespielt wird und passt das Spiel an die Mitspielenden an.

Auch Bilder, die über die Musik erzeugt werden, sind andere. Kennen Menschen aus Mitteleuropa vor allem Dur (Zuschreibung fröhlich) und Moll (Zuschreibung melancholisch/traurig), gibt es in der Musik anderer Kulturen viele Tonleitern, die für ganz bestimmte Zwecke benutzt werden, beispielsweise für Musik am Morgen oder Tonleitern, die nur im Trauerfall gespielt werden. Ein Liebeslied einer türkischen Sängerin hört sich für Menschen, die in Deutschland geboren und sozialisiert wurden, vielleicht eher nach einer Klage an. Andersherum klingt ein deutsches Wanderlied unter Umständen nach einem militärischen Marsch.

Allerdings lassen sich in Musik aus unterschiedlichen Ländern ähnliche Strukturen erkennen: Zwar sind Ausdruck der Musik und ihre Formgebung, wie oben erwähnt, geprägt von der Kultur, weisen aber durchaus auch sich ähnelnde Strukturen und grundlegende Muster auf. Dadurch besteht eine Basis, aus der sich vor allem in der Improvisation Gemeinsamkeiten ergeben. Hierfür ist von Seiten der Therapeutin bzw. des Therapeuten ein Bewusstsein für die eigenen musikalischen Auffassungen und eine Öffnung hin zu anderen musikalischen Kulturen unumgänglich (siehe auch der übernächste Abschnitt Fremdheit, ▶ Kap. 10.9). Hierzu gehören Toleranz und Vorurteilsfreiheit, um neue musikalische Kultur kennenzulernen und sich mit ihr produktiv auseinanderzusetzen. Diese flexible und kultursensible Annäherung dient als Grundlage der »musiktherapeutischen Prozesse[], die zu Akzeptanz und Identitätsbildung führen« (Metzner & Bürger, 2007, S. 69).

Aus meiner Erfahrung heraus ist es wichtig, die gewünschte Atmosphäre mit der Musik zu kreieren, die vonnöten ist, um den Kontakt- und damit Beziehungsaufbau zu der Zielperson zu erreichen. Dies darf durchaus mit Musik von einem Handy oder anderen Datenträgern geschehen, ungeachtet der Profession. Von hier aus kann dann langsam der »Radius« der Musik erweitert, verschiedene Lieder ausprobiert und sich weiter vorangetastet werden. Am Ende ist nicht das Land oder die Kultur, in der ein Mensch aufgewachsen ist, von besonderer Bedeutung, sondern die persönlichen Vorlieben – der eigene Musikgeschmack.

Arbeit mit Musik ist auch immer Beziehungsarbeit. Es ist eine Spirale – nur durch die Auseinandersetzung mit der Person kommt man in Berührung mit dem Musikgeschmack und umso bekannter dieser ist, umso tiefer die Beziehung, die man eingehen kann.

Musik ist Beziehungsarbeit

10.8 Die Stimme – ein berührendes Instrument

Stimme zur Kontaktaufnahme

Insbesondere ist die Kontaktaufnahme durch die Stimme ein wesentlicher Bestandteil des Geschehens. Nicht umsonst ist es vielen Menschen unangenehm vor anderen zu singen. Es ist unser ureigenstes Instrument, das, wenn man es nicht professionell erlernt hat, jedes Gefühl offenlegt. Genau aus diesem Grund ist die Stimme auch eines der besten Instrumente, die wir – nicht nur in der Musiktherapie – nutzen können.

Bei einer Demenz beispielsweise ist kaum noch sprachliche Kommunikation möglich, die dementen Menschen benutzen dann oft nur noch Laute oder brummen, summen, brabbeln beispielsweise. Diese Art des Ausdrucks kann als Wegbegleiter der Musik und der Sprache angesehen werden (Muthesius et al., 2010). Diese Ausdrucksformen sind sehr elementar und gleichen dem eines Säuglings. Um in Interaktion zu treten, kann die beziehungsaufbauende Person sich auf die gleiche dialogische Ebene begeben – wie die Mutter mit dem Kind – und die Äußerungen des betroffenen Menschen zum Kontaktversuch nutzen. Bei ausschließlichem Gebrauch der Stimme (und damit freien Händen) kann man parallel taktile Berührung anbieten, die im fortgeschrittenen Stadium von Demenz immer wichtiger wird. Dies vermittelt Wärme und Geborgenheit und es kann gut synchron zur Stimme eingesetzt werden. So werden mehrere Wahrnehmungskanäle genutzt. Auch ist die spontane Sprache beim Singen oft noch vorhanden (vgl. Muthesius et al., 2010) und singen regt häufig Gespräche an (vgl. Ivanov 2010).

Erkennen in der Fremde

Wenn die betreuende Fachkraft die Melodien kennt, mit denen ein Kontaktaufbau möglich ist, können diese immer wieder als Türöffner benutzt werden. Dies führt zu einem Erkennen auf zweierlei Ebenen: erstens durch die bekannte Melodie und zweitens durch Erkennen der Stimme. Es ist sozusagen ein Erkennen in der Fremde.

10.9 Konzepte der Fremdheit und wie Vertrautheit entstehen kann

Kommt ein Mensch mit Migrationsgeschichte in ein »klassisches deutsches« Pflegeheim, führt dies häufig zu einem Gefühl der Fremdheit. Ähnlich einer Urlaubsreise, in die man sich jedoch freiwillig begibt, weil die Neugier nach fremden Kulturen und Neuem uns dort hinzieht. Diese positive Motivation ist bei einem Umzug in ein Pflegeheim sicher nicht zu erwarten. Im Gegenteil – die Situation, aus der heraus ein Umzug geschieht, ist oft geprägt von Nöten und einem Gefühl des Alleingelassen Werdens. Dies geht sicher nicht nur älteren Menschen mit Migrationsgeschichte so, doch kommt bei diesen noch die Fremdheit der Mehrheitskultur dazu. Das Essen riecht anders, ist vielleicht sogar verboten (z. B. Schweinefleisch), es werden unbekannte Feste gefeiert, die Musik klingt anders und die Stimmen und die Atmosphäre sind nicht vertraut. Herr Durmuş hat dies vermutlich so erlebt.

Yildiz (1999) gibt der Begrifflichkeit »Fremdheit« drei Bedeutungen: zum einen ortsgebunden, außerhalb des eigenen Gebietes, zum anderen besitzanzeigend, ein Objekt, das nicht einem selbst gehört, und schlussendlich etwas, was anders ist als man selbst. Fremdheit kann auch als Gegenbild zu dem Eigenen empfunden werden. Dies kann unbestimmt und allgemein geschehen, aber auch im konkreten Gegenteil. Das Eigene ist meist belegt »mit Metaphern von Reinheit, Unvermischtheit, innerer Stärke und Gesundheit« (Tucek, 2007, S. 114), während das Fremde meist verbunden wird mit Wörtern wie »schmutzig« oder »unrein«. Wird die Identität durch Fremdheit »gefährdet«, weil z. B. Situationen nicht mehr verstanden werden können, wird die Fremdheit als bedrohlich empfunden (vgl. Yildiz, 1999). Vor allem, wenn die »innere Ordnung der Eigenheit (noch) nicht gesichert« (Tucek, 2007, S. 114) ist. Dadurch entsteht eine konfliktbehaftete Diskrepanz. Diese erleben wir immer wieder, wenn wir uns mit etwas Fremden beschäftigen. Die Auseinandersetzung jedoch führt meiner Erfahrung nach zu einem Verstehen und einem Auflösen der Ängste.

Fremdheit

Erwähnenswert finde ich an dieser Stelle das Konzept des »Sozialen Sterbens«. Man legt als betreuende Fachkraft die eigenen kulturell geprägten sozialen Werte ab (»stirbt« sozial) und nimmt dadurch eine Rolle ein, die so neutral wie möglich ist. So können die kulturell geprägten Haltungen, Erwartungen und die Projektionen mit Hilfe von Informationen über die andere Kultur erkannt werden. Allerdings bedeutet das »soziale Sterben« oft eine Herausforderung, da soziales Verhalten keinem »universalen, angeborenen Muster« (Metzner & Bürger, 2007, S. 69) folgt, sondern unter gesellschaftlicher und kultureller Prägung erlernt und anerzogen ist. Auf diese eingeübten Muster, Werte und Normen zu verzichten, ist immer neu anzustreben und kaum gänzlich erreichbar.

»Soziales Sterben«

10.10 Praxis: Gelingensbedingungen interkultureller musikbezogener Angebote

Was bedeutet das nun für uns als Menschen, die in einer Profession mit älteren Menschen mit Migrationsgeschichte arbeiten? Meiner Erfahrung nach hilft es immer, sich so unvoreingenommen wie möglich dem Menschen, mit dem man arbeitet, zuzuwenden und diesen als Person mit einer biographischen Geschichte zu sehen. Diese ist so individuell, wie auch der Mensch ist, der dahintersteckt. Wir brauchen in diesem Bereich Neugierde, andere Kulturen kennenzulernen, den Mut, Dinge auszuprobie-

3. Fallbeispiel

ren, und ein offenes Ohr, um genau zu hören, wie die Welt des anderen klingt. Musik verbindet Menschen, sie schafft es, Beziehungen aufzubauen – über Grenzen hinweg. Nutzen wir die Kraft und die Leichtigkeit, die uns die Musik bringt, indem wir sie richtig einsetzen.

In diesem Sinne möchte ich zum Schluss noch meine musikalische Begegnung mit Herrn Yildiz schildern. Sie hat mich beeindruckt und inspiriert, wie mit älteren Migranten gearbeitet werden könnte. Zum Zeitpunkt des Zusammenkommens war ich nicht auf einen Bewohner türkischer Herkunft vorbereitet, die Begegnung entstand aus der Improvisation heraus.

Herr Yildiz ist ein 76 Jahre alter türkischer Mann, mit furchigem Gesicht, schlohweißen Haaren und er wirkt älter als er ist. Er ist nach einer OP zur Kurzzeitpflege in einer Pflegeeinrichtung. Er scheint eher fröhlich, er lächelt, ist gesprächig und ich lade ihn beim ersten Aufeinandertreffen im Wohnbereich zum Singkreis ein.

Herr Yildiz kommt selbstständig mit dem Rollstuhl zum eingeladenen Singkreis. Er hört aufmerksam zu, hält Blickkontakt und lächelt mir zu. Er klatscht freudig und laut und kommentiert: »schöne Musik«. Auf seine Freude und Begeisterung eingehend, frage ich, ob er das eben gesungene Lied kennen würde. Da er verneint, erkläre ich ihm, dass das Lied die Nordsee zum Inhalt hat und frage, ob er ein türkisches Lied kennt, in dem das Meer vorkommt. Herr Yildiz überlegt kurz und deutet auf seinen Kopf und meint resigniert: »alles weg« und beginnt dann doch auf Türkisch zu singen. Seine Stimme ist rau und brüchig, bricht immer wieder ab und er singt leise. Aber dabei schaut er mich immer wieder an und lächelt. Keinem ist das Lied bekannt, aber die Reaktion der anderen Teilnehmenden ist sehr positiv, vor allem bei denen ohne kognitive Einbußen, die das klatschend anerkennen. Eine Teilnehmerin meint, es sei etwas Besonderes, dass jemand auf Türkisch singen könne. Herr Yildiz freut sich über die Resonanz, singt eine zweite Strophe und beteiligt sich aktiv an den Gesprächen zwischen den weiteren Liedern. Als er erzählt, dass er unter Tage gearbeitet hat, singen wir das Lied »Glück auf«. Er kennt das Lied selbst nicht, kennt aber den Begriff der Bergleute »Glück auf« und wiederholt immer wieder die zwei Wörter, als ob in ihm Erinnerungen geweckt werden. Er hört aufmerksam den weiteren Liedern zu und lächelt häufig. Gegen Ende der Stunde möchte Herr Yildiz ein weiteres Lied mit uns teilen, es handelt von Soldaten. Die deutschen Teilnehmenden wünschen sich im Anschluss das Lied »Lili Marleen«, welches ebenfalls von Soldaten handelt. Wieder entsteht ein Gespräch über die Inhalte der Lieder und damit verknüpfte Erfahrungen. Eine Bewohnerin meint am Ende des Singens, dass heute eine ganz besondere Stunde gewesen sei – es war »mal was ganz anderes«.

mit Themen in Berührung bringen

Die Begegnung mit Herrn Yildiz machte mir deutlich, dass es wichtig ist, Menschen musikalisch mit ihren Themen in Berührung zu bringen oder über gemeinsame verbindende Inhalte wie Heimat, Meer oder Arbeit einen beziehungsstiftenden Austausch zu ermöglichen. Letztendlich geht es darum, durch gegenseitiges Vorsingen von individuell bedeutsamen Liedern zu einer musikalischen Gemeinschaft zu finden. Das Gemeinschaftsgefühl kann durch das Teilen der persönlichen Musik und der Bedeutung, die sie für den Einzelnen hat, entstehen. Wobei dieser Weg bei Menschen mit Demenz viel schwieriger zu gestalten ist als bei kognitiv wenig oder gar nicht eingeschränkten Menschen. Herr Yildiz begegnete mir sehr offen, schien seine Musik gerne zu teilen und erleichterte es mir so, mit ihm in Kontakt zu kommen. Auch ich und die gesamte Gruppe begegnete ihm offen und mit Respekt. Dadurch konnte eine wertschätzende Atmosphäre entstehen, die es uns ermöglichte, in Verbindung zu treten. Und diese Verbindung ist ausschlaggebend für die Wirkung unserer Arbeit.

Literatur

Falicov, C. (1995). *Training to think culturally: a multidimensional comparative framework.* Family Process, 34(4), 373–388.

Grimme, R. (1998). *Situation und Perspektive der Musiktherapie mit dementiell Erkrankten.* Regensburg: Transfer Verlag.

Hegemann, T. (2004). *Interkulturelle Kompetenz. Systemische Konzepte bewähren sich zur Verankerung von interkultureller Fachlichkeit in Beratung und Therapie.* Zugriff am 02.05.2024 unter: https://www.systemagazin.de/bibliothek/texte/hegemann_interkulturelle_kompetenz.pdf

Hesse, H.-G. & Göbel, K. (2007). *Interkulturelle Kompetenz.* In: Beck, B. & Klieme, E. (Hrsg.) *Sprachliche Kompetenzen. Konzepte und Messung. DESI-Studie (Deutsch Englisch Schülerleistungen International)* (S. 256–272). Weinheim, Basel: Beltz.

Hofstede, G. (2015). *What is culture?* Zugriff am 08.02.2023 unter: https://geerthofstede.com/culture-geert-hofstede-gert-jan-hofstede/definition-culture/

Ivanov, I.M. (2010). *Altsein in der Fremde.* Wiesbaden: Reichert.

Jonas, J.L. (1991). *Preferences of elderly music listeners residing in nursing homes for art music, traditional jazz, popular music of today and country music.* Journal of music therapy, 28(3), 149–160.

Kurt, R. (2009). *Indien und Europa. Ein kultur- und musiksoziologischer Verstehensversuch.* Bielefeld: transcript.

Martinez, H.M. (2003). *Anforderungen, Chancen und Möglichkeiten einer interkulturellen Öffnung der Altenarbeit – Die Rolle der Migrantenselbsthilfeorganisationen.* In: Forschungsgesellschaft für Gerontologie e. V., Institut für Gerontologie an der Universität Dortmund, Kreis Unna, Der Landrat, Fachbereich Arbeit und Soziales Koordinierungsstelle Altenarbeit, Multikulturelles Forum Lünen e. V. (Hrsg.) *Auch Migranten werden alt! Lebenslagen und Perspektiven in Europa* (S. 73–77). Unna: Hausdruckerei Kreis Unna.

Matsui, K. (2007). *Wege zur interkulturellen Öffnung in der Musiktherapie in Deutschland – Musiktherapie bei Menschen mit Migrationshintergrund.* In: Berufsverband der Musiktherapeutinnen und Musiktherapeuten in Deutschland e. V. (BMV) (Hrsg.) *Jahrbuch Musiktherapie/Music Therapy Annual. Band 3 (2007) Kultursensibilität und Musiktherapie/Vol. 3 (2007) Therapeutic Sensivity to Culture Specific Issues* (S. 41–57). Wiesbaden: Reichert.

Metzner, M. & Bürger, C. (2007). *Sphären des Fürwahrhaltens. Interkulturelle Musiktherapie in einem Nachkriegsgebiet.* In: Berufsverband der Musiktherapeutinnen und Therapeuten in Deutschland e. V. (BVM) (Hrsg.) *Jahrbuch Musiktherapie/Music Therapy Annual. Band 3 (2007) Kultursensibilität und Musiktherapie/Vol. 3 (2007) Therapeutic Sensivity to Culture Specific Issues* (S. 59–78). Wiesbaden: Reichert.

Muthesius, D., Sonntag, J., Warme, B., Falk, M. (2010). *Musik – Demenz – Begegnung. Musiktherapie für Menschen mit Demenz*. Frankfurt am Main: Mabuse.

Statistisches Bundesamt (Destatis) (Hrsg.) (2023). *Definition Migrationshintergrund*. Zugriff am 08.02.2023 unter: https://www.destatis.de/DE/Themen/Gesellschaft-Umwelt/Bevoelkerung/Migration-Integration/Glossar/migrationshintergrund.html

Tomanbay, I. (2003). *Ältere Migranten/innen in der Türkei*. In: Forschungsgesellschaft für Gerontologie e. V., Institut für Gerontologie an der Universität Dortmund, Kreis Unna, Der Landrat, Fachbereich Arbeit und Soziales Koordinierungsstelle Altenarbeit, Multikulturelles Forum Lünen e. V. (Hrsg.) *Auch Migranten werden alt! Lebenslagen und Perspektiven in Europa* (S. 56–62). Unna: Hausdruckerei Kreis Unna.

Tucek, G. (2007). *Musiktherapie vor dem Hintergrund kultureller Differenzen*. In: Berufsverband der Musiktherapeutinnen und Therapeuten in Deutschland e. V. (BVM) (Hrsg.) *Jahrbuch Musiktherapie/Music Therapy Annual. Band 3 (2007) Kultursensibilität und Musiktherapie/Vol. 3 (2007) Therapeutic Sensivity to Culture Specific Issues* (S. 95–124). Wiesbaden: Reichert.

Vink, A., Birks, J.S., Scholten, R.J.S. (2004). *Music therapy for people with dementia*. Cochrane Database, 4, doi: 10.1002/14651858.CD003477.pub2.

Yildiz, E. (1999). *Fremdheit und Integration*. Bergisch-Gladbach: BLT.

11 Musikalische Hausbesuche – aktives Musizieren im eigenen Zuhause

Anette Zanker-Belz

»Das war wie bei einem Stein, den man ins Wasser wirft: Die Wellen konnte ich noch die ganze Woche über spüren.«

Es sind oft die »kleinen Steine«, die positiv und nachhaltig wirken, wie dieses Zitat von Else B. (90 Jahre) nach einem meiner musikalischen Hausbesuche bei ihr zeigt. Die »kleinen Steine«- damit sind Musikangebote gemeint, die Menschen vor allem in der häuslichen Pflegesituation erreichen. Sie sind mit geringem Aufwand gut umsetzbar und dabei zum einen in die Pflege und Betreuung integrierbar, aber auch als zusätzliche Angebote realisierbar.

Als Geragogin und Musikgeragogin konnte ich in den vergangenen Jahren zahlreiche Erfahrungen mit »musikalischen Besuchen« als aufsuchendes Einzelangebot für pflegebedürftige ältere und alte Menschen machen. Oft war der Hintergrund der, dass sie aufgrund körperlicher und/oder kognitiver Einschränkungen ihr Zuhause nicht mehr oder nur eingeschränkt verlassen konnten und ambulant betreut wurden.

11.1 Wie alles begann

Mein persönliches und berufliches Engagement der aufsuchenden Musikangebote in Form von »musikalischen Hausbesuchen« begann damit, dass mich engagierte Mitglieder aus der Kirchengemeinde, die hochaltrige Seniorinnen und Senioren im Rahmen des kirchlichen Besuchsdiensts betreuen, ansprachen. Sie berichteten mir von einer alleinstehenden hochaltrigen Frau, die aufgrund ihrer körperlichen Einschränkungen schon einige Jahre nicht mehr aktiv am Gemeindeleben teilnehmen konnte. Musik war immer ein fester Bestandteil ihres Lebens und Glaubens. So sang sie 40 Jahre lang im Kirchenchor. Sie litt zunehmend darunter, dass sie an Gottesdiensten und an Angeboten der Gemeinde nicht mehr teilnehmen konnte und auch das Singen im Kirchenchor für sie nicht mehr möglich war. Das Leid darüber drückte sie gegenüber den Gemeindemitgliedern aus, die sie besuchten. Zum Gefühl der Abgeschnittenheit von einem wesentlichen Teil ihres Lebens, nämlich dem Leben mit und in der Kirchengemeinde, kam die räumliche Entfernung zu ihren Kindern und Angehörigen.

Entwicklung von musikalischen Hausbesuchen

Im Rahmen meines kirchlichen Engagements begann ich dann damit, dass ich die Seniorin zuhause besuchte. Zunächst war das gemeinsame aktive Musizieren ein wenig, nach und nach hauptsächlicher Inhalt der Besuche – neben dem Austausch im Gespräch. An der musikalischen Biografie der Seniorin konnte ich von Anfang an konkret mit dem Singen von Kirchenliedern und Musikstücken aus ihrer Zeit im Kirchenchor anknüpfen. Nach und nach kamen dann auch weitere musikalische Aktivitäten dazu, wie beispielsweise das Musikhören, das Bewegen zur Musik, das Spielen auf Instrumenten. Die einzelnen musikalischen Aktivitäten fügte ich dann mit der Zeit zu kleinen Einheiten zusammen. Dabei gewann die musikalische Biografie der Seniorin auch über die Kirchenmusik hinaus mehr an Bedeutung. Von jedem einzelnen Besuch nahm ich neue Erkenntnisse mit und bekam hilfreiche Impulse, wie musikalische Hausbesuche inhaltlich und formal aufgebaut sein können.

Das war und ist für mich persönlich ein bedeutsames und anhaltendes Lernen, nämlich dass ich als »musikalische Begleiterin« stets offen für die Bedürfnisse und Interessen der Seniorinnen und Senioren bin und flexibel bleibe. Dazu kommen auch die Rahmenbedingungen, die oft von außen vorgegeben sind und die manches Mal herausfordernd sein können. So war auch die Corona-Krise eine besondere Herausforderung und erforderte Kreativität von allen. Die Frage, die ich mir stellte, war: Wie konnte ich weiter bei »meiner« Seniorin aktiv sein und sie erreichen?

musikalische Fensterbesuche

Meine Antwort war ebenfalls ein Herantasten an die Situation: Ich verlegte die musikalischen Hausbesuche nämlich unter das Fenster der Seniorin. So entstand das Format der »musikalischen Fensterbesuche«, mit denen ich – im Unterschied zu Fensterkonzerten – bei der Struktur und dem Aufbau der Hausbesuche blieb. Das heißt: Die Fensterbesuche blieben ein Angebot mit verschiedenen musikalischen Inhalten und Aktivitäten und ich gestaltete sie trotz räumlicher Distanz möglichst sehr persönlich und individuell. Die Seniorin selbst war auch für dieses Angebot am Fenster offen und signalisierte mir ihre Freude daran. Damit auch das Stehen am Fenster nicht zu lange für sie war, hielten wir die musikalischen Besuche etwas kürzer.

11.2 Ein Leben lang kulturelle Teilhabe ermöglichen

Die Zahl der pflegebedürftigen Menschen, die zuhause ambulant versorgt werden, nimmt stetig zu. Die Situation der pflegebedürftigen Menschen, die lange oder bis zum Lebensende in der Häuslichkeit bleiben, bringt es auch mit sich, dass ihre Möglichkeiten der gesellschaftlichen Teilhabe abnehmen. Zumindest dann, wenn die Personen nicht mehr oder gar nicht ihr Zuhause verlassen können, um Angebote des kulturellen Lebens wahrzunehmen. Das Bedürfnis nach Gemeinschaft, zwischenmenschlicher Begegnung und nach Kultur bleibt aber trotzdem bei vielen Menschen lebenslang erhalten. Um diesem Bedürfnis nachzukommen und damit die Isolation und Einsamkeit abzumildern, gilt es, vermehrt aufsuchende Kulturangebote zu entwickeln und anzubieten.

Zum einen können diese kulturellen Angebote die vorhandenen Betreuungs- und Besuchsangebote zusätzlich ergänzen. Das sind im musikalischen Bereich die Angebote von professioneller Musiktherapie, Musikgeragogik oder auch von anderen Formen der Musikbegleitung, die ein entsprechend auf die Bedürfnisse der Seniorinnen und Senioren ausgerichtetes Wissen einbringen und eine adaptive Umsetzung ermöglichen.

Zum andern können musikalische Angebote auch im laufenden Besuchs- und Betreuungsangebot (Besuchsdienste, Nachbarschaftshilfen, ehrenamtliche Begleitung usw.) sowie auch im weiteren Alltag (durch An- und Zugehörige, das soziale Netzwerk der Pflegebedürftigen) integriert werden. Für all diejenigen, die mit pflegebedürftigen Menschen musizieren, ist es sinnvoll und hilfreich, sich Wissen, Methoden und Impulse in Seminaren und Weiterbildungen anzueignen.

Alle »Gruppen« und Anbieter von musikalischen Angeboten für Seniorinnen und Senioren im ambulanten Bereich sind meiner Erfahrung nach nicht als »entweder – oder« zu sehen, sondern sie ergänzen sich sehr gut. Langfristig können die Angebote mehr und mehr ineinandergreifen, sich gegenseitig bereichern und unterstützen.

»Musikalische Hausbesuche« von professionellen Anbietern als Dienstleistung gegen Honorar können zum jetzigen Zeitpunkt noch nicht mit den Leistungen im Rahmen der Pflegekasse abgerechnet werden, falls ein Pflegegrad besteht. Sie sind eine private Eigenleistung und werden beispielsweise von Angehörigen initiiert und von ihnen oder den Betroffenen selbst finanziert. Der Weg darf und sollte sich aber dahin entwickeln, dass auch aufgrund der zahlreichen wissenschaftlichen Erkenntnisse, die zum Thema Musik und Alter oder Musik und Demenz entstanden sind, die musikalischen Angebote im häuslichen Bereich von der Pflegekasse übernommen werden. Ob langfristig gesehen Musikangebote im häuslichen Bereich die Lebensqualität von Menschen mit Demenz und ihren Angehörigen verbessern und auch einen ökonomischen Nutzen für die Menschen und die Gesellschaft bringen, das untersucht derzeit auch die internationale Forschungsstudie »Homeside« (https://ifas.fhws.de/homeside/die-studie/, Zugriff am 10.09.2023). Die Ergebnisse werden auch für die Weiterentwicklung und das Angebot der musikalischen Hausbesuche hilfreich sein.

Finanzierung von musikalischen Hausbesuchen

11.3 Senioren und Seniorinnen erreichen

Wie eingangs berichtet, begannen meine Erfahrungen mit musikalischen Hausbesuchen bei Pflegebedürftigen damit, dass ich die Zielgruppe über die Anbindung zur Kirchengemeinde bzw. zum kirchlichen Besuchsdienst erreichte. Auch im Austausch mit Kolleginnen, Kollegen und Ehrenamtlichen scheint dieser Weg zunächst naheliegend: Die Personen werden über die bestehenden Angebote der häuslichen Pflege und Betreuung und auch über die Familie, Freunde, Nachbarn und Ehrenamtliche zum Musizieren im eigenen Zuhause eingeladen.

Ein weiterer Weg, der dann eine entsprechende Bewerbung und Marketing erfordert, ist es über Flyer, Presse etc. auf das musikalische Hausangebot aufmerksam zu machen. Hier können beispielsweise auch gezielt die Angehörigen angesprochen werden, die darin ein sinnvolles Angebot für »ihre« Seniorinnen und Senioren sehen.

11.4 Zeitlicher Rahmen

Dauer: abhängig von der geistigen/ körperlichen Verfassung

Je nachdem, in welchem Rahmen der Hausbesuch durchgeführt wird, ob als extra Angebot oder integriert in die alltägliche Begleitung, variiert der Besuch zeitlich. Im Schnitt kann ich aus meiner Erfahrung sagen, dass ein musikalischer Hausbesuch von vierzig bis sechzig Minuten Dauer sinnvoll ist. Die Dauer hängt zum einen von der körperlichen und kognitiven Verfassung der Personen ab und zum andern von den musikalischen Aktivitäten, die man anbieten möchte. Grundsätzlich ist der Zeitpunkt der Besuche von der Tagesstruktur und dem Tagesablauf der Besuchten abhängig, also davon, ob der Besuch z. B. besser am Vor- oder Nachmittag oder an bestimmten Wochentagen stattfinden soll. Ich vereinbare die Hausbesuche meist mit den Betroffenen selbst, wenn das möglich ist, oder stimme sie mit den Angehörigen bzw. den Pflegenden ab. Auch hier braucht es viel Flexibilität, weil sich die Tagesform und der Gesundheitszustand der Personen schnell und unvorhergesehen ändern kann.

Integration von Angehörigen in das Angebot

Immer wieder sind bei den musikalischen Hausbesuchen, die ich durchführe, auch Angehörige dabei, wie z. B. die Ehepartner oder die Kinder. Auch die Enkelkinder waren schon vereinzelt mit dabei. Dabei entsteht oft ein besonderes Miteinander beim gemeinsamen Musizieren und meine Aufgabe als Musikbegleiterin ist es, die Menschen über das Musizieren – auch generationenübergreifend – einzubinden und schließlich auch miteinander zu verbinden. In diesem Fall habe ich immer wieder erlebt, wie freudvoll und wohltuend es gerade für Familien sein kann, wenn die Schwere und Belastung der Pflegesituation durch die Musik zumindest für eine kleine Weile abgelöst werden.

11.5 Inhaltliche Gestaltung von musikalischen Hausbesuchen

Du, du liegst mir im Herzen...« Die Seniorin und ich singen gemeinsam das alte Volkslied und langsam gestalten wir passend zum Lied eine kleine Bewegungsimprovisation mit unseren Händen.

Das *themenzentrierte* Angebot dieses musikalischen Hausbesuchs lautet »Liebe« und passt sehr gut in Verbindung zum Valentinstag, an dem der Besuch stattfindet. Die Seniorin, die körperliche Einschränkungen und eine leichte demenzielle Veränderung hat, berichtet im anschließenden Gespräch von ihrem verstorbenen Ehemann und den vielen schönen gemeinsamen Erlebnissen. Schnell wird ein Gedicht über die Liebe präsent und die Seniorin trägt es mir vor. Danach lade ich zum gemeinsamen Hören ein, wofür ein kleiner Bluetooth-Lautsprecher bereits in der *gestalteten Mitte* zwischen uns auf dem Tisch liegt. Das Musikstück ist ein Lied von Franz Schubert und bringt die Augen der Seniorin als Liebhaberin der klassischen Vokalmusik zum Leuchten.

_{themenzentriertes Arrangement der Angebote}

Auch hier schließt ein gemeinsamer Gedankenaustausch an und am Schluss des Besuchs – vor dem Singen des *ritualisierten* Abschlussliedes – spielen wir noch abwechselnd auf der Tischharfe, und zwar ein Liebeslied, passend zum Thema des Hausbesuchs.

Der kleine Einblick in das Musizieren bei diesem Hausbesuch zeigt, dass die Aktivitäten, die ich dabei anbiete, sehr vielseitig sein können. Und auch »nur« mit dem Inhalt des gemeinsamen Singens kann ein Hausbesuch gestaltet werden. Welche Inhalte in welcher Art und Weise und in welchem Umfang von mir angeboten werden, wird zum einen durch die *musikalische Biografie* der Person und das jeweilige Interesse bestimmt. Zum andern sind die Inhalte auch von der Tagesform abhängig. Ich habe oft ein bestimmtes Thema und musikalische sowie außermusikalische Inhalte (Gedichte, Wortspiele, Gegenstände, Fotografien, Bilder etc.) vorbereitet und mit einem kleinen Ablauf vorab geplant. Aus meinen Erfahrungen habe ich gelernt hier sehr flexibel zu sein. So kann es sein, dass ich zuvor geplante Inhalte ganz weglasse, weil z. B. das Gespräch mehr Raum und Zeit braucht. Oder die Personen bringen auch selbst Inhalte wie Lieder und Gedichte ein, worin ich sie immer bestärke.

musikalische Biografie berücksichtigen

Bei den musikalischen Besuchen biete ich je nach individuellem Interesse und Möglichkeiten grundlegende musikalische Aktivitäten an, die dem *elementaren Musizieren* entsprechen:

- Singen (oft als wesentlicher Ausgangspunkt für alles Weitere)
- Musizieren zur Musik oder Improvisationen und »Verklanglichungen« (Spielen von Rhythmus- und Orff-Instrumenten, Effektinstrumente, Tischharfen usw.)

- Tanzen und Bewegen zur Musik (Sitztänze, Bewegungschoreografien und -Improvisationen)
- Hören von Musik (und darüber sprechen)

Wichtig ist mir immer, dass die Seniorinnen und Senioren bei den Aktivitäten auch ohne musikalische Vorkenntnisse sofort mitmachen können, dass sie Freude am Musizieren und motivierende Erfolgserlebnisse haben.

Indem ich ein Thema in den Mittelpunkt stelle (themenzentriertes Angebot) kann ich die einzelnen Aktivitäten mit einem »roten Faden« durchziehen und die Lebenswelt der Personen einbeziehen. Das Thema kann jahreszeitlich sein oder sich aus der Biografie der Personen heraus anbieten. Damit knüpft das Angebot an Bekanntem an und weckt die Erinnerung.

»gestaltete Mitte« als Anknüpfungspunkt

Mit der gestalteten Mitte habe ich durchweg positive Erfahrungen gemacht. Ob auf dem Wohnzimmer- oder Esstisch oder auf dem Nachttisch am Pflegebett: ein farbiges Tuch, ein passend zum Thema gewählter Gegenstand oder »Mitbringsel« und auch kleine Instrumente – die gestaltete Mitte sorgt für eine besondere, sinnliche und ästhetische Atmosphäre. Schon am Anfang des Hausbesuchs ist das Arrangement der Mitte wie ein Signal: »Jetzt ist wieder Musizierzeit!«. Die Mitte verbindet uns als Musizierende, sie fokussiert und konzentriert.

11.6 Lebenslanges Lernen und neue Erfahrungen mit Musik ermöglichen

offen sein für neue Ideen auf beiden Seiten

Auch wenn das Anknüpfen an die musikalische Biografie meiner Erfahrung nach sehr wichtig für ein Musikangebot für pflegebedürftige Seniorinnen und Senioren ist: Immer wieder bin ich erstaunt, wie auch unbekannte Lieder oder unbekannte Musikstücke positiv aufgenommen werden. Es geht mir dabei nicht um die Erreichung von bestimmten Lernzielen, sondern darum, Raum und Möglichkeit für lebenslanges Lernen zu geben. Die Freude an der Musik und am gemeinsamen aktiven Gestalten stehen immer im Vordergrund.

Manches Mal brauche ich auch Mut, wenn ich zum aktiven Musizieren einlade: Es müssen nicht immer die altbekannten Volkslieder und Schlager sein. Ich probiere Verschiedenes aus und beobachte und evaluiere, wie Neues ankommt. Meiner Erfahrung nach sind die Menschen, die ich zuhause besucht habe und besuche – auch mit dementiellen Einschränkungen –, immer wieder offen für neue Erfahrungen. Und das darf ich als Musikbegleiterin selbst auch sein.

11.7 Aufbau eines musikalischen Hausbesuchs

Vertrauen und Orientierung schaffe ich bei den Hausbesuchen, indem ich sie immer gleichbleibend aufbaue. Der Aufbau kann beispielsweise so aussehen:

1. Begrüßungslied (als Anfangsritual)
2. Lied, das zum Thema überleitet
3. Austausch und Impulse zum Thema (über Fotos, Geschichten, Gedichte, sinnliches Material u. v. m.)
4. gemeinsames Musizieren/Singen/Bewegen
5. Musik hören/Austausch über das Musikstück
6. Schlusslied

Natürlich sind die Abfolge und die Anzahl der ausgewählten Musikstücke variabel und je nach Möglichkeit und Bedürfnis der Seniorinnen und Senioren passe ich diesen Aufbau an.

adaptiver Ablauf

Außer der Musik und den Instrumenten setze ich gerne noch weitere Materialien ein und ermögliche so ein »sinnliches« Erleben. Eine Muschel zum Thema »Urlaub«, eine Blume, ein besonderer Duft etc.: Hier kann man kreativ werden und passende Impulse für die Sinne zum Thema auswählen.

multisensorische Stimulation

11.8 Erfahrungen

Die Seniorin, die ich über Monate hinweg regelmäßig zum gemeinsamen Musizieren aufgesucht habe, zeigte unmittelbar beim Musizieren ihre Freude und Begeisterung. Sie äußerte das sowohl in Worten als auch in ihrem veränderten Gesichtsausdruck und einer aufrechteren Körperhaltung. Von den Angehörigen und den anderen Kirchenmitgliedern bekam ich zudem immer wieder positive Rückmeldungen, dass sich ihre Stimmung wesentlich verbessert hätte und sie auch noch Tage nach dem musikalischen Hausbesuch positiv verändert wäre. Vielleicht ist es ein subjektiver Eindruck – für mich sind die Beobachtungen und Rückmeldungen der Personen selbst und ihrer Pflegenden und Betreuenden auch ein bestärkendes Zeichen dafür, dass die Besuche guttun und wirken.

Wie oben beschrieben ist die Frage zukünftig noch offen, wie die Älteren, die ambulant zuhause versorgt werden, auch mit Musik flächendeckend versorgt werden können. Wie können insgesamt noch viel mehr »kleine Steine ins Wasser geworfen werden«, um es mit den Worten der Seniorin zu beschreiben? Wie können daraus dann kleine und große Wellen entstehen, die anhaltend und nachhaltig auch über das Musikangebot hinauswirken?

nachhaltige Umsetzung des Angebotes

Zum einen habe ich bereits oben erwähnt, dass meiner Meinung nach die Angebote von »professionellen Fachkräften« mit den bereits bestehenden

Versorgungsstrukturen ineinandergreifen können. Zum andern sehe ich noch weitere wichtige Gruppierungen, die ihre eigene Musikbegeisterung zu den Seniorinnen und Senioren nach Hause bringen können, und zwar im Sinne einer »musikalischen Nachbarschaftshilfe«.

Verantwortung von Chören für musikalische Hausbesuche

Die Seniorin, von der ich berichtet habe, war beispielsweise jahrzehntelang Mitglied im Kirchenchor. Im Sinn einer »lebenslangen Mitgliedschaft« in Kirchenchören und Gesangsvereinen, in Musikensembles und Laienorchestern könnten alle Menschen, die nicht mehr aufsuchend an den Veranstaltungen teilnehmen können, zuhause von »ihren« Ensemble-Mitgliedern für das gemeinsame Musizieren besucht werden. Die Amateurmusik-Szene besteht aus einer sehr großen Zahl musikbegeisterter Menschen, die auch dafür begeistert werden können, sich in den Orten und Kommunen, Quartieren und Städten für pflegebedürftige Menschen einzusetzen.

Qualifizierungskonzept

Aus dieser Perspektive und meinen Erfahrungen ist es mir ein Anliegen das Wissen, Impulse und Methoden der Musikangebote für Pflegebedürftige in den Amateurmusik-Bereich hineinzutragen. Dafür habe ich ein passgenaues, bedürfnisorientiertes Qualifizierungskonzept entwickelt, das ich bereits mehrmals mit vielen interessierten Teilnehmenden in Kooperation mit Musikverbänden und Kirchen anbieten konnte. Mit »Lebenslang Musik« und den qualifizierten »Lebenslang-Musik-BegleiterInnen« sollen zukünftig noch mehr Seniorinnen und Senioren gerade im häuslichen Bereich mit dem musikalischen Engagement erreicht werden.

Auch wir selbst als Musik-Begleiterinnen und -Begleiter, ob professionell tätig oder nicht, profitieren in wunderbarer Weise von den Musikbegegnungen mit den Seniorinnen und Senioren. Musikalische Hausbesuche anzubieten, heißt immer auch selbst auf einem lebenslangen Lernweg zu sein und die Freude an der Musik mit anderen Menschen zu teilen. Das ist eine Bereicherung für alle Beteiligten.

Weiterführende Links

Technische Hochschule Würzburg-Schweinfurt (Hrsg.) (o. J.). *Die Studie. HOMESIDE im Überblick.* Institut für angewandte Sozialwissenschaften. Zugriff am 10.09.2023 unter: https://ifas.fhws.de/homeside/die-studie/
Lebenslang lebendig Mensch gGmbH (Hrsg.) (o. J.). *Lebenslang Musik.* Zugriff am 02.05.2024 unter: https://lebenslangmusik.de/

12 Musik in der ambulanten Versorgung – Perspektiven aus der Musiktherapie

Oliver Schöndube und Katrin Steudemann

Noch bevor es durch große gesellschaftliche Veränderungen üblich oder gar notwendig wurde, sich Lebensmittel, Fertiggerichte oder Waren aller Art ins Haus liefern zu lassen, waren Grundversorgung und Pflege in ambulanter Form verbreitet und selbstverständlich. Seit 21 Jahren gehört die ambulante Musiktherapie – wie beispielsweise die Netzwerke[5] »Musik auf Rädern – Ambulante Musiktherapie« oder »GRAMMOPHON – Mobile Musiktherapie e. V.« – dazu. Sie ist jedoch nicht mit einer Ware gleichzusetzen, sondern eher als Dienstleistung zu verstehen, welche aus vergleichbaren Gründen des Services und einer daraus resultierenden organisatorischen und emotionalen Entlastung gern angenommen wird.

Netzwerke ambulanter Musiktherapie

12.1 Es klingelt an der Tür – die Musiktherapie geht los, endlich!

Was für den einen eine angenehme Möglichkeit ist, zu Hause bleiben zu können und dort musikalisch für meist eine Stunde lang begleitet zu werden, kann für die andere durchaus einen weiteren Weg, doppelte Zeit sowie ein hohes Maß an körperlicher und mentaler Standhaftigkeit wie Flexibilität bedeuten. Das Zuhause bezieht sich dabei einerseits auf Einrichtungen, in denen die Klientel rund um die Uhr von Pflegekräften, Mitarbeitenden des Sozialen Dienstes und möglicherweise auch aus der Logopädie, Physiotherapie u. a. umsorgt sind, und andererseits auf private Haushalte, in denen zumeist zusätzlich eine Pflegekraft oder Angehörige wohnen.

Zuhause: Einrichtung oder Privathaushalt

Oftmals geht die persönliche Verbindung über den konkreten einzelmusiktherapeutischen Kontakt hinaus. Es werden Angehörige oder weitere an Betreuung und Pflege Beteiligte einbezogen, die im besten Fall den Prozess unterstützen können und z. B. biografische Angaben ergänzen sowie Vorlieben oder Abneigungen benennen. Manchmal kann es jedoch auch herausfordern, wenn der Schutz der 1:1-Beziehung durch ein offeneres

Angehörige und Pflegende

---

5 Internetseiten der beiden genannten ambulanten Netzwerke sind hier zu finden: https://www.musikaufraedern.de/ und http://www.grammophon-mm.de/ (letzter Zugriff am 29.04.2024, 10:55 Uhr)

Setting zu brüchig ist und sich möglicherweise sogar eine nichtgeahnte Familiendynamik erkennen lässt. Wichtig in diesem Zusammenhang sind insbesondere eine gegenseitige Wertschätzung, kommunikative Kompetenz und Klarheit in den Bedürfnissen und Notwendigkeiten aller Beteiligten, damit der therapeutische Boden derart bereitet werden kann, dass dann bestmögliche Bedingungen darauf gedeihen. Angehörige können zudem erleben, wie ihre zu Betreuenden auf das musikalische Angebot reagieren oder auch von der Musik profitieren. Diesbezüglich zählt die konkrete Beratung von Angehörigen, wie diese de facto die Alltagsgestaltung musikalischer aufstellen können, zu wichtigen Aufgaben in der ambulanten Arbeit der Musiktherapie.

räumliche Bedingungen — Von hoher Relevanz sind übertragene und reale räumliche und mit Letzteren akustische Bedingungen, die zu berücksichtigen und nicht zu unterschätzen sind. Allerdings bergen diese unter Umständen auch eine besondere Chance des kreativen und verantwortungsvollen Umgangs im Hinblick auf die atmosphärische Gestaltung. Es macht beispielsweise einen gewaltigen Unterschied, ob das Angebot in einem Einfamilienhaus der 50er Jahre, meist mit Teppichboden, knarrenden Dielen und beladenem Mobiliar, stattfindet oder in einem großen offenen Raum aus Flur, Küche und Wohnzimmer mit gefliestem Boden und moderner minimalistischer Ausstattung eines barrierefreien Neubaus.

12.2 In Kontakt kommen

(Be-)Werbung ambulanter Angebote — Während festangestellte Musiktherapeutinnen und -therapeuten in der inhaltlichen Struktur und Organisation der entsprechenden Einrichtung verankert sind, bedürfen ambulante Angebote der Akquise und Werbung – wie: Wir bringen Musik ins Haus![6] –, um sich bekannt zu machen. Wie bei vielen Dienstleistungen sind es vorrangig eine mündliche Empfehlung und die Bestätigung guter Arbeit, die den nächsten Auftrag bringen können. Da das ambulante Setting oft als Honorartätigkeit funktioniert und es keine eigenen Teams einschließt, kann es für die eigene berufliche Position und innere Haltung als Selbstständige hilfreich und sinnvoll sein, sich als »einzelne« Honorarkraft einem kollegialen Netzwerk oder einem ähnlich den oben genannten Franchise-Unternehmen bzw. Vereinen anzuschließen.

Behandlungsauftrag am Beginn — Therapeutische Kompetenzen müssen neben Betriebs- und Strukturplanungen in die freiberufliche Arbeit einfließen, während formale Gegebenheiten wiederum die therapeutische Arbeit beeinflussen. Es bedarf also einer gesunden Balance zwischen strukturellen Erfordernissen und der Zielvorstellung der Arbeit. Schließlich steht am Beginn einer Musiktherapie in der

---

6 Slogan des Netzwerkes »Musik auf Rädern«.

Regel die Frage nach einem Behandlungsauftrag, also einer Absprache über die Inhalte der Therapie. Dieses umzusetzen, kann je nach Person nur in einer schrittweisen, immer empathischen Annäherung geschehen, um Bedürfnisse und Wünsche angemessen zu erkennen, auch wenn unterschiedliche Ansprüche und Forderungen des Umfeldes dem gegenüberstehen können.

12.3 Musik – Therapie?

Trotz zunehmender Verbreitung und Anerkennung der Musiktherapie, kommen Musiktherapeutinnen und -therapeuten immer wieder in Erklärungsnot, worum es sich eigentlich handele. Dies wirft inhaltliche, aber natürlich auch organisatorische Fragen auf. Von außen ist es oftmals nicht leicht zu erkennen, wie die intensive Leistung der Therapie aussieht. Das Spektrum reicht von »ein bisschen Gitarre spielen« bis hin zu wertschätzender Anerkennung tiefenpsychologisch orientierten Handelns. Dazwischen mischen sich Unverständnis, Bewunderung, Neid oder gar Sehnsucht – und dass auch im ungewohnten gemeinsamen Schweigen musiktherapeutisches Handwerk steckt, ist den Außenstehenden nicht immer leicht zu vermitteln. Der folgende knapp formulierte Inhalt unseres Berufes trägt uns in unserer alltäglichen Arbeit und lässt uns manche Hindernisse oder Verständnisprobleme überwinden: In der Musiktherapie als anerkannter und wichtiger Bestandteil der psychosozialen Hilfe verbinden sich Musik, das Wissen um ihre heilsamen Wirkungen und medizinisch-psychotherapeutische Erkenntnisse. Als eine besondere Art von Kommunikation hilft Musik, in Verbindung mit dem eigenen Körper und der eigenen Gefühlswelt zu kommen. Zusätzlich fördert das Musikmachen die Vitalität, die Konzentration und die Fähigkeit zur Begegnung mit anderen Menschen. In einer von Respekt und Achtsamkeit geprägten Atmosphäre vermag es die Musik, ein Gefühl von Geborgenheit zu stärken, Trost zu spenden, Ängste zu mildern, Erinnerungen zu wecken, Ressourcen zu aktivieren und Selbst-Bewusstes wiederaufzubauen.

Außensicht auf Musiktherapie

Inhalte der Musiktherapie

Beispielsweise wird die Musik oft als besonders wertvoll in der Kommunikation mit an Demenz erkrankten Menschen beschrieben, da sie sich als Medium besonders gut eignet, um mit den Betroffenen in Kontakt zu kommen. Biografisch relevante Musikerfahrungen sind oftmals sehr resistent gegen das Vergessen. Musik ermöglicht auch in den fortgeschrittenen Stadien der Demenz eine Verbindung zur eigenen Vergangenheit und Herkunft zu schaffen, da die Fähigkeit zur Wahrnehmung von Musik über den gesamten Verlauf der demenziellen Erkrankung erhalten bleibt. Diese Verbindungseigenschaft der Musik ist dabei grundsätzlich in den Begegnungen von großer Bedeutung. Deshalb eignet sie sich ebenso gut für die ambulante Arbeit, wenn dort auch zudem oft die persönliche Umgebung mit einbezogen werden kann.

Beispiel: Musiktherapie im Kontext Demenz

12.4 Mobilität, Gast sein und Vielfalt

Vorzüge der ambulanten Angebote – zu Gast sein

Dadurch, dass ambulant arbeitende Musiktherapeutinnen und -therapeuten Institutionen der Altenpflege bzw. das jeweilige Zuhause aufsuchen, lässt sich die schwindende Mobilität der Klientel kompensieren. Die Arbeit findet auch von *ambulant* Tätigen im *stationären* Setting statt, sodass sich eine Art Spannungsverhältnis zwischen ambulant und stationär abbildet, was bisweilen als Widerspruch in der alltäglichen Arbeit wahrgenommen wird: Als Gast in eine Einrichtung zu kommen, erleichtert es, die Sichtweise der Bewohnerinnen und Bewohner einzunehmen und bildet dennoch gleichzeitig nur einen kleinen Teil von deren alltäglicher Wirklichkeit ab. Dieser externe Einblick schließt jedoch ein, immer wieder Absprachen zu treffen, ggf. mit immer wieder neuen Bezugspersonen zu tun zu haben, sich stetig in die Organisation einzubinden und sich im System einen teils fragilen Platz zu kreieren und zu erhalten.

ambulante Einzel- und Gruppenformate

In Einrichtungen, wo Menschen ebenfalls *zuhause* sind, kann sich die Arbeit auffächern und zum einen dem Einzelnen, zum anderen der ganzen Einrichtung dienen und somit über die musiktherapeutische Arbeit im engeren Sinn hinausgehen: Ambulante Angebote sind also neben der klassischen musiktherapeutischen Einzel- und Gruppenmusiktherapie weitere Dienstleistungsangebote wie offenes Singen, Chorangebote, musikalische Darbietungen wie Tanztees, Wunsch- oder Mitmachkonzerte, ebenso die Gestaltung von Jahreszeitenfesten und Gottesdiensten und darüber hinaus die Beratung und Begleitung von Personal und Angehörigen. Ein stetiger Austausch zwischen anderen Berufsgruppen im System unterstützt eine Vernetzung, welche der gesamten Klientel zugutekommt.

12.5 Ausrüstung

Neben der (äußeren und) sichtbaren Grundausstattung von tragbaren Instrumenten und einem Transportfahrzeug nutzen wir unsere (innere und in erster Linie) nicht sichtbare Ausstattung des Fachwissens aus Studium und einer bereits im Kindesalter begonnenen musikalischen Bildung.

Instrumentarium

Die mitgebrachten, oft leicht spielbaren Instrumente ermöglichen viel Eigenaktivität. Eventuell können sogar eigene Instrumente genutzt oder andere Gegenstände »umfunktioniert« werden. Je nach therapeutischer Notwendigkeit ist der Einsatz von Musik sehr vielfältig.

Repertoire

Unser Repertoire bietet inhaltlich reichhaltige Möglichkeiten in Verbindung mit verschiedenen musiktherapeutischen Methoden, die wir im einzel- und gruppentherapeutischen oder im familienbezogenen Setting einsetzen. Um heilsame Momente schaffen und eine Wirksamkeit unserer Begegnungen erzielen zu können, ist eine Bandbreite von Liedern aus vielen Jahrhunderten und verschiedenen Genres wichtig. Oft müssen durch Achtsamkeit und Erfahrung gerade im richtigen Moment die richtigen Lieder ausgewählt und ggf. ad hoc transponiert werden, um die passende »Stimmung« zu finden. Wenn sich dabei irgendwann Favoriten und Bekanntes wiederholen, ist dennoch jede wiederholte Begegnung neu und im Kontakt einzigartig. Die Begleitung, z. B. auf der Gitarre, Ukulele oder am Klavier, ist meist automatisiert, sodass unsere ganze Aufmerksamkeit angemessen den Patientinnen und Patienten gewidmet werden kann.

Die digitalen Möglichkeiten wie Handy oder Tablet können hier einen größeren Spielraum für die Musikauswahl oder in der aktiven Anwendung Unterstützung schaffen. Bei allem spielt improvisatorischer Einfallsreichtum eine große Rolle. Spiegeln, antworten, den Raum bzw. die Spannung halten oder abwarten können die Quelle sein, durch die sich das Selbst der Patientinnen und Patienten erweitern kann. Dabei bringt man niemals nur die Musik, sondern immer auch sich selbst als individuelle Person ein.

digitale Möglichkeiten

12.6 Finanzierung und Praxistauglichkeit

Als in der Regel nicht abrechnungsfähige Leistung musiktherapeutischer Interventionen seitens der Krankenkassen bleibt die Frage nach einer angemessenen Finanzierung häufig offen. Einer ärztlichen Empfehlung steht oftmals die private Finanzierung gegenüber. Dies bedeutet, dass Inhalte der Arbeit auch den zahlenden Angehörigen sinnvoll erscheinen müssen und es kann aus einer psychotherapeutischen Haltung heraus auch ein Ringen um Einvernehmen im Sinne der Klientel voraussetzen.

Finanzierung als Herausforderung

Neben stetiger Akquise und ansprechendem Informationsmaterial benötigt es einen guten Kontakt zu den Ansprechpersonen oder Angehörigen. Zur eigenen Positionierung kann wiederum eine Mitgliedschaft in einem Netzwerk von Vorteil sein, gerade dann, wenn die Herausforderung einer angemessenen Preisverhandlung von der Erfahrung und der Selbstsicherheit bzw. der entgegenkommenden Wertschätzung der Arbeit abhängig ist.

Netzwerke

Es geht dabei nicht allein um den Wert der persönlichen Arbeit, sondern um eine Anerkennung der Musiktherapie an sich, die sich an psychotherapeutischen Finanzierungssätzen orientiert. Somit sind bei einer Preiskalkulation immer auch die Kosten für Anfahrt, Versicherungen, Steuern, Buchhaltung, Gespräche mit Angehörigen und Pflegenden, Koordination, Dokumentation, Supervision sowie mögliche weitere Kosten bzw. Einkommenseinbußen durch Ausfall oder Krankheit zu berücksichtigen. Der eigene Entfaltungsspielraum ist damit abhängig vom eigenen Idealismus, von der Unterstützung und Wertschätzung anderer und davon, sich immer wieder ein wenig neu zu erfinden, also flexibel zu sein, seinen Platz zu finden, Ideen zu produzieren, zu improvisieren und in Gesprächen mit Geldgeberinnen und

Anerkennung der Disziplin Musiktherapie

Geldgebern sowohl empathisch und feinfühlig als auch, wenn nötig, beharrlich zu sein (vgl. Keller et al., 2006).

Chancen und Herausforderungen – Anstellung und Freiberuflichkeit

Von einer eingerichteten Planstelle unterscheidet sich das vorgestellte Arbeitsmodell in unterschiedlichen Punkten. Am offenkundigsten ist vielleicht die Tatsache, dass ambulant Tätige in der Regel in verschiedenen Einrichtungen arbeiten und freiberuflich bzw. selbständig tätig sind. Dies bietet vorher nicht geahnte Chancen und Möglichkeiten, während gleichzeitig Hindernisse und Grenzen erkennbar sind und durch die benannte Vernetzung mit anderen aufgefangen werden kann. Jeder einzelne Auftrag, jedwede Einrichtung mit ihren unterschiedlichen Teams, aber auch alle Therapieprozesse haben ihre eigene Beschaffenheit. So sind beispielsweise Einzelkontakte in einer Einrichtung beeinflusst von deren System und damit anders als ein Einzelkontakt im eigenen Zuhause. Atmosphärisch wirkt etwas auf beiden Seiten und damit auch auf den therapeutischen Prozess (vgl. Keller et al., 2006).

Deutsche Musiktherapeutische Gesellschaft

Ein Zeichen für die Etablierung und Weiterentwicklung der ambulanten Musiktherapie ist es, dass die Deutsche Musiktherapeutische Gesellschaft (DMtG e. V.) Listen zum Auffinden ambulant arbeitender Therapeuten und Therapeutinnen nach Postleitzahl und mit Basisinformationen zur therapeutischen Ausrichtung bereitstellt. Die ambulante musiktherapeutische Versorgung hat sich also bei allen Herausforderungen als ein praxistaugliches Konzept erwiesen. Sie überzeugt durch ihre Mobilität und Flexibilität, die eine tiefe Orientierung an der Klientel und ihren Bedürfnissen ermöglicht.

rechtliche Dimensionen

Dabei bleibt zu bedenken, dass freiberuflich arbeitende Musiktherapeutinnen und -therapeuten für die ambulante Arbeit der rechtlichen Absicherung durch die Heilerlaubnis als Heilpraktikerin oder Heilpraktiker für das Gebiet der Psychotherapie bedürfen. Zudem sind Therapien anders steuerlich abzurechnen als Pädagogik. Wenn auf der praktischen Ebene seitens der Klientin oder des Klienten eine Therapie abgesagt werden muss und durch ein vorgegebenes Zeitfenster nicht einfach verschoben oder verlängert werden kann, kann sich dies therapeutisch, organisatorisch und finanziell auswirken. Darüber hinaus ist es für den Prozess sowie für Abrechnungen wichtig, angemessen zu dokumentieren und dafür Zeit einzuplanen.

Im Folgenden sollen zwei unterschiedliche Falldarstellungen konkrete Einblicke in die Praxis bieten und die Gedanken zur ambulanten musiktherapeutischen Begleitung abrunden.

12.7 Fallvignette 1 – zu Gast sein

Fallbeispiel 1 – O. Schöndube

Die beschriebene besondere Stellung des musiktherapeutischen Gastes kann eine Art sinnvolle Nische sein, die durch die folgenden Fallerzählungen noch einmal lebendig werden soll: Ich klopfe und begegne Frau I. in ihrem

Zimmer. Nach einem schweren Unfall und langen Phasen der Unsicherheit hat sie nun in einem Wohnheim ihr Zuhause, das sich an ihre Bedürfnisse anpassen kann. Sie wartet bereits auf mich, wir kennen uns schon eine Weile. Frau I. ist eine nach vorne strebende, motivierte und innerlich kraftvolle Person. Sie hat seit ihrem Unfall viele kleine Schritte gemacht und sich viele ihrer Kompetenzen teils mühsam wieder erarbeitet, von der Sprache bis zu tatsächlichen kleinen Schritten.

Zunächst ist es meine Aufgabe als Musiktherapeut, eine Atmosphäre zu schaffen, die verbindet und einen Raum öffnet, in dem tieferliegende kommunikative Prozesse stattfinden können. Frau I. ist musikalisch, hat selbst viel Musik gemacht, Instrumente gespielt und singt heute sogar wieder in einem kleinen Chor. Ihr Zimmer ist liebevoll eingerichtet, einige Instrumente sind vorhanden und man merkt Frau I. ihre Verbindung zur Musik an. Entsprechend beginnt und endet unsere Begegnung in der Regel mit einem Lied. Dieses strukturiert die gemeinsame Zeit und bietet die Möglichkeit, sowohl Brücken in die Vergangenheit zu bauen als auch die Gegenwart direkt miteinzubeziehen. Ich bemerke Kleinigkeiten wie frische Blumen auf der Fensterbank sowie neue Fotos vom letzten Ausflug und kann hier leicht Inhalte anbieten, die Impulse geben, um das Erleben von Frau I. in den Mittelpunkt zu stellen. Die Motivation und die vielen Schritte des Wiedererlernens und gleichsam der Verlust von wichtigen Fähigkeiten stellen immer wieder eine Diskrepanz dar, die musikalisch aufgegriffen werden kann.

Immer wieder begegne ich zudem anderen Personen, die im direkten oder im indirekten Bezug zu Frau I. stehen. Ist gerade noch jemand von der Pflege im Zimmer oder war gerade schon Familienbesuch da oder ist jemand angekündigt? Manchmal kommt auch die Bitte, ob ich später nochmals wiederkommen könne, da gerade noch die Physiotherapie beendet werden soll oder ein Gang zur Toilette dringender ist. Zwischen diesen unterschiedlichen Bedürfnissen und Mikrobegegnungen ist *unsere* Zeit, in der ich aktiv mit Frau I. in den Kontakt gehe. Seit einiger Zeit hat sie eine eigene Veeh-Harfe, sodass wir damit gemeinsam musizieren können. Auch für das Stimmen bin ich verantwortlich – Frau I. möchte, dass es schön klingt. Sie kennt das Stimmen von ihrer Gitarre, die sie früher bei ihrer Arbeit gern eingesetzt hat. Gespräch und Spiel wechseln sich stets ab und bringen Aktivität, Kommunikation sowie gemeinsames Lauschen in den Raum. Dazwischen stehen neben psychotherapeutischen Aufgaben noch andere, konkrete Elemente – der Rollstuhl wird in Position gebracht, Kaffee gereicht, noch ein Schal oder eine Strickjacke aus dem Schrank geholt und eine möglichst haltende und bewahrende Atmosphäre erschaffen. Es gibt jedoch auch andere Tage, wenn Frau I. beispielsweise tags zuvor einen epileptischen Anfall hatte und noch sehr erschöpft davon ist. Dann kann es sein, dass ich nicht so lange bleibe, eher für sie spiele als gemeinsam oder sie einfach ruhen lasse und der Begegnung in der nächsten Woche entgegensehe. Nicht immer ist also ein Abschluss oder Übergang leicht möglich. Dennoch ist es ein Vorteil der ambulanten Arbeit, dass sie in der Regel nicht so zeitlich begrenzt und komprimiert stattfinden muss wie Musiktherapie in einem klinischen Kontext.

Deutlich werden soll hier, dass nicht immer nur die Musik im Mittelpunkt steht, sondern Elemente wie Zeit, Ruhe, Achtsamkeit, Interesse, Unvoreingenommenheit oder Humor dazugehören (vgl. Keller et al., 2006). Musiktherapeutische Begleitung ist immer ein Nehmen *und* Geben und kann in ihrer Regelmäßigkeit und Ritualisierung ganz real Halt und Sicherheit vermitteln. Auch dadurch, dass sie gesellschaftlichen Strömungen wie Effektivität, Schnelllebigkeit oder steter Optimierung einen Gegenpol entgegensetzen kann. Hin und wieder ergibt es sich, dass ich Frau I. zur Musiktherapie besuchen darf, wenn sie selbst in ihrem familiären Zuhause zu Besuch ist. Dann habe ich die Möglichkeit, auch diese Bedingungen und diese Umgebung mit in den ambulanten Kontakt einzubauen und erlebe wiederum eine neue, ganz individuelle Begegnung.

12.8 Fallvignette 2 – Auftragsklärung

Fallbeispiel 2 – K. Steudemann

Stellen Sie sich vor, Sie bekommen diese Mail:

Betreff: Bitte um kurzes Telefonat nächste Woche

Guten Morgen!

Im Auftrag einer älteren Dame aus … möchte ich mich bei Ihnen erkundigen, ob Ihr Aktionsradius bis dorthin reicht. Sie ist 94 Jahre alt und spielt immer noch zu Hause auf ihrem Flügel. Sie bekommt allerdings zusehends Schwierigkeiten, sich selbst zu motivieren. Sie hat seit über 30 Jahren eine neurologische Erkrankung.

Ich freue mich, wenn wir Anfang kommender Woche in dieser Angelegenheit telefonieren können. Bitte nennen Sie mir einen Termin & eine Telefonnummer, sodass ich Sie erreichen kann. Vielen Dank und herzliche Grüße!

Gehen Sie einen Moment in sich. Lassen Sie Ihre Phantasie spielen bei folgenden Schlüsselwörtern: ältere Dame – Aktionsradius – ihr Flügel – spielt zu Hause – 94 – Schwierigkeiten zur Selbstmotivation – Neurologische Erkrankung – 30 Jahre.

Der erste Eindruck dieser Anfrage erweckt folgende Interpretation: Kommen Sie und motivieren Sie mich zum Klavierspielen. Die Erkrankung ist zwar da, aber ich lebe seit 30 Jahren, also seit meinem 64. Lebensjahr, damit.

Ein Arbeits- bzw. Behandlungsauftrag wird im Vorgespräch und einer Probestunde, jeweils kostenfrei, herausgearbeitet. Er kann sich im Laufe der Zeit modifizieren, je nach therapeutischem Prozess und/oder unvorhersehbaren Lebenssituationen im Alterungsprozess. Musiktherapeutinnen und

-therapeuten haben eine Profession und eine Berufung. Dabei sind sie tätig im Sinn der »Kasseler Thesen«[7] und der Definition der DMtG[8]. Darin unterscheidet sich ein entsprechend zu entlohnender (musik-)therapeutischer Behandlungsauftrag von einem »musikalischen Miteinander«.

Um die Hintergründe eines therapeutischen Auftrages zu erkunden und möglicherweise die inhaltliche und organisatorische Umsetzung im Blick zu haben, könnten folgende Vorüberlegungen hilfreich sein:

- Ein Flügel steht vermutlich im Wohnzimmer und lässt vermuten, dass die *Dame* als Kind in einem gutbürgerlichen musikalischen Haushalt groß geworden ist.
- Wurde in ihrer eigenen Familie durch sie die Tradition des Musizierens oder auch des »Üben Müssens« weitergegeben an Kinder, Enkelkinder, ggf. Urenkelkinder? Vielleicht lebt sie aber auch allein.
- Die Dame kann sicherlich Aufträge erteilen, aber ist es der Wunsch der Dame oder der von Angehörigen? Oft geben auch Befreundete oder Bekannte einen guten Ratschlag.
- Die »Gegenspielerin Schwierigkeit« hat ebenso ihre Berechtigung: Sollte die 94-jährige Dame nicht einfach in Ruhe gelassen werden? Muss sie jetzt noch »Klavierunterricht« haben?
- Hat sie eine altersgerechte Müdigkeit oder ggf. eine Altersdepression mit einer schweren Adynamie und hängt dies evtl. mit der nichtbenannten neurologischen Erkrankung oder/und auch mit einer bestimmten Medikation zusammen?
- Woher kommt also die Motivation, die letztlich die Summe von bewussten und unbewussten Beweggründen für all das ist, was ein Mensch anstrebt *oder vermeidet*? Sie kann aus »inneren« und »äußeren« Quellen gespeist sein.
- Welche Intention haben die eigentlichen Auftraggeber bzw. Auftraggeberinnen? Oftmals gibt es Aufgabenteilungen im familiären Umfeld; wer kümmert sich um Arztbesuche, Finanzen, Haushalt usw.
- Der Aktionsradius – hier der fahrtechnische gemeint – lässt sich auf die musiktherapeutische Arbeit bzw. auf das musiktherapeutische Können übertragen.
- Musizierende Angehörige oder Musikstudierende wären zweifelsohne ebenso in der Lage, mit der älteren Dame Musik zu machen, und gehen vielleicht im besten Sinne vorbehaltloser an die Sache.
- Der Zeitfaktor wurde zunächst in der E-Mail nicht genannt – aus gutem Grund, denn meistens ist keine Zeit da oder man hat *dafür* keine Zeit.

---

7 Deutsche Musiktherapeutische Gesellschaft e. V. (2010). *Kasseler Thesen zur Musiktherapie*. Zugriff am 09.09.2023 unter: https://www.musiktherapie.de/wp-content/uploads/2019/07/Kasseler-Thesen-zur-Musiktherapie.pdf
8 Deutsche Musiktherapeutische Gesellschaft e. V. (2023). *Was ist Musiktherapie?* Zugriff am 09.09.2023 unter: https://www.musiktherapie.de/musiktherapie/was-ist-musiktherapie

Einblick in die Umsetzung

Für die für Hin- und Rückfahrt mussten mindestens jeweils 20 Minuten eingeplant werden. Das Zeitfenster von eingeplanten 60 Minuten vergrößerte sich meist um mindestens eine Viertelstunde. Das ankommende herzliche Begegnen, das am Küchentisch sitzen, das immer wieder neu Erklärende für das, was ich vorhabe, sowie das Abschiednehmen mit höflicher Abgrenzung zum »Bleiben Sie doch noch zum Mittagessen« waren genauso in der musiktherapeutischen Einheit integriert wie die musikalische Aktivität der Therapeutin: das Singen von der Dame bekannten Liedern, die sie auf dem Klavier begleitete (teils vom Blatt), das Geige und Klavier spielen von der Dame bekannten Stücken, das Sichten von vorhandenen Noten und das Suchen von neuem, leicht spielbaren Material zum gemeinsamen Musizieren. Bei allem »Aufwand« bleibt der Zugewinn an Lebensqualität von zentraler Bedeutung.

12.9 Fazit – Vorrangstellung hat die Musik

Einblicke in ein Grundkonzept ambulanter Angebote

Zu weiteren (musikalischen) Inhalten der Einzel- und Gruppenmusiktherapie mit alten Menschen verweisen wir auf entsprechende Artikel in diesem Band. In unserem sollte es vielmehr um die Darstellung von Erfahrungen und Evaluation, von fördernden und hemmenden Faktoren eines Grundkonzeptes des ambulanten Angebotes für ältere Menschen gehen. Möge dieser Beitrag Anregungen für eine individuelle Übertragung in die Praxis geben und Perspektiven aufzeigen. Denn die speziellen Rahmenbedingungen und Herausforderungen einer kontinuierlichen ambulanten Arbeit ermöglichen letztlich trotz vorhandenen Rückgangs sozialer und gesundheitlicher Leistungen den Einsatz hochqualifizierter musiktherapeutischer Dienstleistungen. Dabei möchten wir zum einen deutlich machen, welchen Wert die Musiktherapie in der ambulanten Versorgung alter Menschen hat und was zum anderen seitens der Musiktherapeutinnen und -therapeuten dahintersteckt.

positive Distanz

Die Vielfalt in Bedeutung, Ausbildung oder auch Haltung führt dazu, dass dieser Artikel auch eine Einladung sein und Mut machen soll, in der jeweils *eigenen* Begegnung mit alten Menschen Musik einzusetzen – immer respektvoll, angemessen, bewusst und in Absprache mit der Zielgruppe. Manchmal musizieren oder singen Familienmitglieder ebenfalls, sind jedoch oft »zu nah dran« – emotional und real. Hier kann positive Distanz durch eine andere Person und therapeutische Haltung Sinn machen.

Professionalisierung

Da die Bezeichnung Musiktherapeut bzw. -therapeutin keinem Schutz unterliegt, darf bzw. sollte man die Person, die zu einem nach Hause kommt, ruhig nach einem angemessenen Abschluss, ggf. einer Zertifizierung durch die DMtG fragen. Dennoch wäre es zu einfach zu meinen, dass die Legitimität zum Musikmachen den Therapeutinnen und Therapeuten vorbehalten sei. Es ist sogar wünschenswert, wenn nahestehende Personen gemeinsam Musizieren und Musik nutzen. Der möglichen Wirkung, auch Nachwirkung von Musik sollte man sich jedoch immer bewusst sein.

Weiterführende Literatur

Da es sich bei den Darstellungen um einen ganz an der Praxis und an Erfahrungen orientierten und von ihr inspirierten Artikel handelt, haben wir im Text überwiegend auf Literatur verzichtet, möchten an dieser Stelle als Anregung jedoch einige weiterführende Literaturhinweise bieten.

Böhm, E. (2005). *Alte verstehen. Grundlagen und Praxis der Pflegediagnose.* Bonn: Psychiatrie-Verlag.

Deutsche Musiktherapeutische Gesellschaft e. V. (2002/2003). *Beiträge zur Musiktherapie 427: Ambulante Musiktherapie.* Ausgewählte Beiträge aus der Musiktherapeutischen Umschau 2002/2003. Zugriff am 10.09.2023 unter: https://www.musiktherapie.de/produkt/ambulante-musiktherapie/

Deutsche Musiktherapeutische Gesellschaft e. V. (2010). *Kasseler Thesen zur Musiktherapie.* Zugriff am 09.09.2023 unter: https://www.musiktherapie.de/wp-content/uploads/2019/07/Kasseler-Thesen-zur-Musiktherapie.pdf

Deutsche Musiktherapeutische Gesellschaft e. V. (2020). *Literaturliste zur Musiktherapie mit alten Menschen.* Zugriff am 10.09.2023 unter: https://www.musiktherapie.de/wp-content/uploads/2020/02/Lit.liste-MT-mit-alten-Menschen-05-2020.pdf

Deutsche Musiktherapeutische Gesellschaft e. V. (2023). *Was ist Musiktherapie?* Zugriff am 09.09.2023 unter: https://www.musiktherapie.de/musiktherapie/was-ist-musiktherapie

Feil, N. (2002). *Validation. Ein Weg zum Verständnis verwirrter alter Menschen.* München: Reinhardt.

Gembris, H. (2008) (Hrsg.). *Musik im Alter. Soziokulturelle Rahmenbedingungen und individuelle Möglichkeiten.* Frankfurt am Main: Peter Lang.

Keller, B. (2003). *»Musik auf Rädern« Ambulante Musiktherapie in der Alten- und Krankenpflege.* Diplomarbeit. Zusatzstudiengang Musiktherapie Westfälische Wilhelms-Universität Münster.

Keller, B. & Klären, C. (2013) (Hrsg.). *Klangspuren. Musiktherapie in Fallgeschichten. Ein Hörbuch.* Audio CD. Zugriff am 10.09.2023 unter: https://www.musikaufraedern.de/hoerbuch

Keller, B., Klären, C., Pfefferle, U. (2006). *Musik auf Rädern GbR – Gründung und Etablierung eines Dienstleistungsunternehmens und Erfahrungen aus der musiktherapeutischen Arbeit mit alten Menschen.* In: Berufsverband der Musiktherapeutinnen und Musiktherapeuten in Deutschland e. V. (BMV) (Hrsg.) *Jahrbuch Musiktherapie/Music Therapy Annual. Band 2 (2006) Schöpferisches Potential der Musiktherapie vor dem Hintergrund gegenwärtiger Rahmenbedingungen/Vol. 2 (2006) Creative Potential and Current Practice Settings* (S. 9–34). Wiesbaden: Reichert.

Muthesius, D. (1999). *Musik und Biographie. Lieder und Singen im Lebenslauf.* Deutsche Musiktherapeutische Gesellschaft e. V. Beiträge zur Musiktherapie 451. Zugriff am 29.04.2024 unter: https://secure.musiktherapie.de/index.php?id=402&tt_products%5BbackPID%5D=263&tt_products%5Bproduct%5D=127&cHash=18e80f84b4353b7721fc9fadf6032be6

Muthesius, D. (2007). *Betreuung mit Musik – Freiberufler als Anbieter niedrigschwelliger Leistungen.* In: Sauer, P. & Wissmann, P. (Hrsg.) *Niedrigschwellige Hilfen für Familien mit Demenz* (S. 95–110). Frankfurt am Main: Mabuse.

Muthesius, D., Sonntag, J., Warme, B., Falk, M. (2019). *Musik – Demenz – Begegnung. Musiktherapie für Menschen mit Demenz.* 2., vollst. überarb. und akt. Aufl. Frankfurt am Main: Mabuse.

Specht-Tomann, M. & Tropper, D. (2000). *Hilfreiche Gespräche und heilsame Berührungen im Pflegealltag.* Berlin: Springer.

Tüpker, R. (1996). *Ich singe, was ich nicht sagen kann. Zu einer morphologischen Grundlegung der Musiktherapie.* Münster: LIT.

Tüpker, R. & Wickel, H.H. (2009). (Hrsg.). *Musik bis ins hohe Alter. Fortführung, Neubeginn, Therapie.* 2. Auflage. Norderstedt: BoD.

Tüpker, R. & Keller, B. (2009). *Musiktherapie mit alten Menschen.* In: Decker-Voigt, H.-H. & Weymann, E. (Hrsg.) *Lexikon Musiktherapie* (S. 341–345). Göttingen: Hogrefe.

13 Mitten im Leben – Musiktherapie gegen Isolation in offenen Settings stationärer Betreuung von Menschen mit Demenz

Jan Sonntag

13.1 Einleitung

Basierend auf qualitativer Forschung und vielen Jahren praktischer Erfahrung liegt mit dem Atmosphärenkonzept (vgl. Sonntag, 2016) ein spezifischer Ansatz für musiktherapeutische Begleitung von Menschen mit Demenz in Pflegeheimen vor. Die auf elementare Formen der Mitmenschlichkeit ausgerichtete Theorie und Handlungssystematik fokussiert therapeutische Angebote in *offenen Settings*, die somit ihren Sitz *mitten im Leben* von Menschen mit Demenz haben. Dies verweist auf eine alltagsnahe Verortung der Musiktherapie, die der Komplexität und Kontingenz ganz gewöhnlicher Lebenszusammenhänge Rechnung trägt. Dabei markiert das Atmosphärenkonzept einen egalitären, auf Partizipation und Inklusion ausgerichteten Standpunkt und nimmt Bezug auf die subjektiv empfundene Realität von Menschen mit Demenz, die sich nicht selten jung und dynamisch – eben in der Mitte ihres Lebens – fühlen. Gleichzeitig klingt in der Formulierung jedoch auch die Todesnähe der Betroffen an: *Media vita in morte sumus* – inmitten des Lebens sind wir vom Tod umgeben. Im Folgenden werde ich zunächst konzeptionell in die musiktherapeutische Arbeit in offenen Settings einführen. Anschließend werde ich fünf Varianten musiktherapeutischer Praxis in offenen Settings auf die Problematik demenzbedingter Isolation beziehen und anhand von Praxisbeispielen zeigen, wie sie individuelle Formen sozialer Partizipation ermöglichen.

Atmosphärenkonzept

13.2 Verwirrt nicht die Verwirrten

Der Beginn meiner Laufbahn als praktizierender Musiktherapeut in stationärer Betreuung von Menschen mit Demenz fiel in die Zeit der Pioniere moderner Konzepte für Pflege und Betreuung von Menschen mit Demenz. Tom Kitwoods personenzentrierter Ansatz (vgl. Kitwood, 2000), der international die Entwicklung einer demenzspezifischen, menschlich zugewandten Pflegekultur beeinflusste, ließ sich hervorragend mit (musik-)therapeutischem Welt- und Menschenbild verbinden. Erwin Böhms Buch »Verwirrt nicht die Verwirrten« (Böhm, 2012) markierte die Abkehr von dem Versuch,

Ansätze von Kitwood und Böhm als Grundhaltung

Menschen mit Demenz an die Realität von Menschen ohne Demenz anpassen zu wollen. Subjekt- und Biografieorientierung sowie milieutherapeutische Ansätze traten an die Stelle von Realitätsorientierungstraining und psychiatrischen Zwangsmaßnahmen. Sie schafften einen *common ground* für interdisziplinäre Zusammenarbeit im multiprofessionellen Team.

13.3 Musiktherapie neu gedacht

Auch die Musiktherapie musste sich angesichts der Bedingungen stationärer Pflege und der Daseinsform Demenz ein Stück weit neu erfinden. Therapeutische Selbstverständlichkeiten wurden kritisch hinterfragt (vgl. Muthesius et al., 2019). Wie fühlt sich ein mittel- bis schwer demenzbetroffener Mensch, dem ein fremd wahrgenommener Menschen sagt: »Ich bringe Sie jetzt zur Musiktherapie«? Was mag er erwarten, wenn er in einen merkwürdig anmutenden Raum voller Musikinstrumente geführt wird? Weder weiß er vermutlich, was Musiktherapie ist, noch erlebt er sich therapiebedürftig. Wo liegt der therapeutische Auftrag? – Verwirrt nicht die Verwirrten.

kontinuierliche Umsetzung in Alltagsumgebungen

Die Wirksamkeit punktueller Interventionen in speziellen Settings im Hinblick auf die Lebensqualität von Menschen mit Demenz ist fraglich (vgl. Berger et al., 2004). Spezialisierte Betreuungs- und Therapieangebote können das Person-Sein der Betroffenen unterwandern, indem die Person in formale Zuständigkeitsbereiche aufgeteilt wird (vgl. Muthesius et al., 2019). In einem Positionspapier zur stationären Betreuung von Menschen mit Demenz heißt es deshalb, Therapien sollen »in den Alltag ›einfließen‹, d. h. zeitlich, räumlich und hinsichtlich der Bedürfnisse der Bewohner flexibel gestaltet werden. Sie sollten kontinuierlich erfolgen und durch die Pflegekräfte aufgegriffen und fortgeführt werden« (Eisenberg et al, 2005, zit. nach Sonntag, 2016, S. 36).

alltagsnahe Musiktherapie

Um gruppen- oder gemeinschaftsbezogene Ansätze der Musiktherapie in Alltagsumgebungen soll es in diesem Beitrag aus Perspektive der Praxis gehen. Anhand von Aspekten des Settings wird der Frage nachgegangen, wie sich Musiktherapie im Kontext stationärer Pflege von Menschen mit Demenz so verwirklichen lässt, dass sie zum einen typische Themen von Einsamkeit unter vielen und Isolation berücksichtigt, zum anderen die Anbindung an Pflege und Betreuung sinnvoll leistet. Aus pflegerischer Perspektive – hier die Beobachtungen eines Pflegedienstleiters – kann die alltagsnahe Musiktherapie wie folgt betrachtet werden:

- Die Menschen mit Demenz nehmen den Raum an, weil sie ihn kennen.
- Dem Bedürfnis der Bewohnerinnen und Bewohner nach Sicherheit und Orientierung wird Rechnung getragen.
- Das Therapieangebot kommt zu den Bewohnerinnen und Bewohnern, nicht umgekehrt.

- Mobile Bewohnerinnen und Bewohner werden durch das musikalische Geschehen »angelockt« und setzen sich zeitweise in die »2. Reihe«.
- Atmosphärisch teilt sich das musikalische Geschehen dem ganzen Haus mit.
- Mitarbeitende und weitere Bewohnerinnen und Bewohner nehmen die von dieser Gruppe ausgehende Vitalität wahr. (vgl. Barth & Borgers, 2003)

13.4 Sind Gemeinschaftsräume Räume erlebter Gemeinschaft?

Betreten wir den Tages-, Gemeinschafts- oder Speiseraum eines Pflegeheims, der in bester Absicht auf dem Türschild etwa als »gute Stube«, »Wohnzimmer« oder »Salon« bezeichnet wird, so bietet sich nicht zuverlässig ein Bild von Gemeinschaft oder wohnlicher Geborgenheit.

> Im Rollstuhl sitz Frau N., die leise wimmernd mit dem Finger eine wunde Stelle ihres Zahnfleisches betastet. Neben ihr, ebenfalls im Rollstuhl, schläft Frau M., die trockenen Lippen weit geöffnet, mit hörbarem Atem. Frau A. hält auch die Augen geschlossen, spricht aber leise unverständliche Worte. Frau S. ruft ihren lange verstorbenen Mann Herbert: Er solle endlich mit ihr nach Hause gehen. Frau T. sitzt aufrecht und aufmerksam in der Ecke und blickt mit ängstlichem Misstrauen in den Raum. Frau H., die kognitiv »fitteste« unter den Anwesenden, dabei aber erheblich hörbeeinträchtigt, versucht, Frau T. anzusprechen, versteht aber die Antwort nicht. Die beiden reden aneinander vorbei. [9]

Hand auf's Herz: Vergleichbare Szenen sind in stationärer Betreuung von Menschen mit Demenz keine Seltenheit. Sie zeigen die große Abhängigkeit mittel- bis schwer Demenzbetroffener von sorgenden Begleitenden – eine Abhängigkeit, der im guten Falle von kompetenten, mitfühlenden Pflege- und Betreuungskräften begegnet wird. Und sie zeigen Einsamkeit und Isolation trotz körperlicher Anwesenheit anderer Personen. Gemeinsam einsam – Gemeinschafträume sind eben häufig keine Orte erlebter Gemeinschaft.

Einsamkeit trotz Anwesenheit von Menschen

---

9 Die anonymisierten Praxisbeispiele entstammen einem Fundus von Aufzeichnungen aus mehr als 20 Jahren musiktherapeutischer Arbeit in stationärer Betreuung von Menschen mit Demenz.

13.5 Atmosphären der Gemeinschaft therapeutisch fördern

Doch wie kann Musiktherapie helfen, Gemeinschaft wieder erlebbar zu machen? Wie kann in Anbetracht schwerer kommunikativer und kognitiver Beeinträchtigung Zwischenmenschlichkeit entstehen? Wie kann zumindest die *Möglichkeit* entstehen, aus der Isolation herauszufinden? Hierfür wurde das Atmosphärenkonzept entwickelt, das in enger Verbindung zu Kommunikationsansätzen aus Pflege und Betreuung steht, aber auch sehr spezifische, durch musikalische Erlebnis- und Handlungsformen hervorgerufene Charakterzüge aufweist.

Sein statt Tun

Auf Atmosphäre bezogen zu arbeiten bedeutet, an sehr elementare Ebenen des Daseins anzuknüpfen und hier Räume zu eröffnen, die Selbst- und Weltbezug unabhängig von reflexivem Vermögen ermöglichen. Hier tritt zunächst das gemeinsame Anwesendsein – being instead of doing – in den Vordergrund und die therapeutische Fachkraft wird als sensible und kundige Mitgestalterin *Therapeutischer Atmosphären* verstanden. Den Begriff habe ich mit Blick auf förderliche, unterstützende Umgebungen entwickelt, insofern ihr Entstehen durch gekonntes und reflektiertes Handeln begünstigt wird. Ich definiere *Therapeutische Atmosphären* als resonanzgebenden Raum, der ermöglicht, sich ohne Handlungs- und emotionalen Druck in spürbarer Anwesenheit anderer selbst zu erleben. In dieser Hinsicht kann das therapeutische Angebot als *antwortender Raum* aufgefasst werden. Nicht beantwortet zu werden, keine Resonanz zu bekommen, ist nach Kitwood eines der Merkmale maligner Sozialpsychologie (vgl. Kitwood, 2000, S. 76). Auf basaler Ebene ist der antwortende Raum zunächst ein Raum, der versichert: »Du darfst hier jetzt sein.« Es geht um sinnlich erfahrbare Umgebungen, die einladen, aus dementieller Selbst- und Weltvergessenheit wieder zu sich und zur Welt zu kommen.

> Frau S. sitzt allein an einem Tisch im Gemeinschaftsraum der Pflegestation, hält die Augen geschlossen, den Kopf gesenkt und summt selbstvergessen die Melodie des »Hamburger Veermaster«. Ich betrete den Raum, nehme mir Zeit, die Szene auf mich wirken zu lassen, und setze mich dann behutsam zu Frau S. Eine ähnliche Körperhaltung wie sie einnehmend, stimme ich in ihr Summen ein. Ein Aufmerken. Ein vorsichtiger Blick zur Seite. Dann der überraschte Freudenruf: »Das bin ja ich!«

klangliche Atmosphären ermöglichen Auftauchen aus dementieller Versunkenheit

Therapeutische Atmosphären ermöglichen das Auftauchen aus dementieller Versunkenheit, ohne es zu forcieren und ohne auf verbale Interaktionsformen angewiesen zu sein. Wo das versiegende Vermögen, sich verbal zu artikulieren, häufig Beziehungsabbrüche und sozialen Tod zur Folge hat, spannen Therapeutische Atmosphären einen Raum auf, in dem sich Leben und Zusammenleben auf demenzbedingt postreflexivem Niveau, also weitgehend unabhängig von kognitiven Kompetenzen wie Sprache oder Gedächtnis, ereignen kann. Als veranschaulichendes Praxisbeispiel für das Entstehen erlebter Gemeinschaft in einer klanglich angereicherten Atmosphäre dient folgende Beschreibung eines abendlichen musiktherapeutischen Angebots:

> Das Abendessen war chaotisch. Die Bewohner sind total überfordert, die gesamte Atmosphäre ist noch gefärbt von der Geschäftigkeit der Nahrungsaufnahme, die mit Lärm und Druck einherging. Ich bekomme kein Gefühl für einen Beginn meines musiktherapeutischen Angebots, mir fällt nichts ein. Ebenso wie die meisten Bewohner möchte ich nicht im Gemeinschaftsraum bleiben, der ungastlich und abweisend wirkt. Einige beginnen unruhig suchend und verwirrt umherzulaufen. Ich greife ein Glockenspiel vom Instrumentenwagen und begebe mich ebenfalls auf den Weg durch die Flure und Räume des Wohnbereichs. Zunächst ohne gezielt Kontakt aufzunehmen, spiele ich ein paar einzelne Töne. Einige blicken auf im Vorübergehen, wie durch einen Schleier. Eine sagt: »Schön.« Nach einer Weile kommt mir Frau P. entgegen, singt: »Schlaf nun selig und süß, schau im Traum's Paradies.« Herr S. nimmt die Melodie summend und brummend auf und trägt sie weiter den Flur entlang. Als mir Frau P. wieder begegnet, deute ich die Melodie des Schlafliedes noch einmal auf dem Glockenspiel an. Sie blickt mich an, lächelt, singt ihren Vers, geht weiter. Allmählich breiten sich die Klangfarbe des Glockenspiels und die Stimmung des angedeuteten Liedes in den Fluren des Wohnbereichs aus. Das Summen einer weiteren Bewohnerin hat deutlich Bezug zur Tonart des Liedes. Die Atmosphäre verliert an Kantigkeit und Druck. An die Stelle notgedrungener Hektik rückt abendliche Besinnlichkeit. Menschen werden hörend, nehmen einander wahr, beantworten einander.

Die Therapeutische Atmosphäre im dementiellen Da- und Miteinandersein zeichnet sich durch große Offenheit und Vieldeutigkeit aus, die aber gleichzeitig nicht beliebig ist, sondern Anknüpfungspunkte bietet. In dieser Doppelfigur zwingt sie nicht in eine Ordnung, sondern gibt Strukturangebote, die Einladungscharakter haben. Verwechslungen dürfen stattfinden, Ungenauigkeiten werden nicht bewertet, schroffe Gegensätze ausgeglichen und Lücken des Unvermittelten geschlossen.

Atmosphären mit Einladungscharakter

Beobachtungen eines Heimleiters zeigen, dass der Musik in diesem Zusammenhang eine besondere Bedeutung zukommt: »Musik ist kein Schlüssel, um die Dementen zu verstehen, sondern ein Weg für die Dementen zu erkennen, dass es Wirklichkeit um sie herum gibt. Das Angebot von Musik verknüpft für einen Moment zwei Wirklichkeiten, die sich sonst verständnislos gegenüberstehen« (Krüsmann, 2003, zit. nach Sonntag, 2016, S. 2006). Die musikalisierte Atmosphäre wird als Umraum erfahrbar, der flexibel auf die Bedürfnisse und Lebenslagen von Menschen mit Demenz abgestimmt ist. Dadurch wirkt sie inklusiv, vermag Menschen unterschiedlicher kognitiver Niveaus einzubeziehen und Unterschiede zu integrieren: Irrationales,

musikalisierte Atmosphäre als Umraum

Unerwartetes, starke Gefühle, seichtes Dahinplätschern, bizarre Verhaltensweisen und ganz alltägliches Miteinander.

13.6 Varianten der Partizipation im offenen Setting

fünf Settings mit unterschiedlicher Partizipation

Die Gestaltung eines therapeutischen Angebots ist grundsätzlich abhängig von der Klientel, der therapeutischen Methode und den institutionellen Rahmenbedingungen. Zu seinen äußeren Bezugspunkten gehören soziale Bedingungen wie Gruppenzusammensetzung und Gruppengröße sowie zeitliche (z. B. Tageszeit, Sitzungsfrequenz, Sitzungsdauer, Therapiedauer) und räumliche Faktoren (z. B. Therapieort, Raumausstattung, Sitzanordnung). Sie werden unter dem Begriff des *Settings* zusammengefasst. In Bezug auf die musiktherapeutische Praxis *mitten im Leben* stationärer Betreuung von Menschen mit Demenz habe ich fünf Settingvarianten herausarbeiten können, die vor allem die räumlichen Aspekte in den Blick nehmen und die hier praxisbezogen vorgestellt werden sollen.

13.6.1 Aufsuchen

Den Menschen dort begegnen, wo sie sich befinden: in ihrer subjektiven Realität, aber auch eben im Raum ihrer körperlichen Anwesenheit, im Gemeinschaftsraum, auf dem Flur, dem Balkon oder im Garten. Aufsuchend zu arbeiten, verkörpert gleichsam auch eine Grundhaltung der musiktherapeutischen Arbeit im offenen Setting. Nicht *ich* erwarte, dass *meine* Patientinnen und Patienten *mich* in *meinem* Behandlungszimmer aufsuchen, sondern ich begegne ihnen in ihrer vertrauten Umgebung, in der ich gewissermaßen als respektvoller Gast auftrete.

behutsame Verwandlung des Alltagsraums

Mit behutsam vollzogenen Milieuinterventionen im Umfeld der Bewohner beginnt die Verwandlung des Alltagsraums. Diese nach atmosphärischen und psychosozialen Kriterien vorgenommenen Umgestaltungen haben bereits häufig ein wachsendes Gefühl von Gemeinschaft zur Folge. Die demenzbetroffenen Pflegeheimbewohnerinnen und -bewohner erleben mit, wie ihre Umgebung sich angenehm verändert:

> Ich betrete den Gemeinschaftsraum und nehme eine kontaktarme, trostlose Atmosphäre war. Der Raum wirkt unbelebt, die Objekte und Personen in ihm scheinen keine Verbindung zueinander zu haben – wie achtlos abgestellte Theaterrequisiten, die kein Bühnenbild ergeben. Eine Dame im Rollstuhl ist vom Tisch abgerückt und sitzt abgewandt ihrer Mitbewohnerin gegenüber. Die Tischteile sind gegeneinander verschoben, sodass die Tischdecke in Falten geworfen und eine Vase mit Blumen

umgefallen ist. Von einer anderen Bewohnerin höre ich leises Stöhnen, unbeantwortet und einsam. Durch das geöffnete Fenster zieht ein kühler Luftstrom durch den Raum. Unaufdringlich und langsam beginne ich, einige Veränderungen vorzunehmen. Ich richte die Blumen auf, wechsele die Tischdecke aus, schließe das Fenster und so fort. Dabei kommentiere ich meine Handlungen und achte darauf, wie die Anwesenden darauf reagieren. Allmählich verwandelt sich die Atmosphäre, Wärme und Bezogenheit wird möglich.

Die Arbeit im offen Setting lässt eine Trennung von Vorbereitung und Therapie nicht zu. Demnach zählt die Herstellung des räumlichen Settings bereits zur Therapie und wird mit Kontaktangeboten, moderierenden Worten oder ersten musikalischen Klängen verbunden. Bewohnerinnen und Bewohner können dabei ihr Essen beenden, Geschirr kann abgedeckt, Arbeitsabläufe können koordiniert, Absprachen mit Mitarbeitenden und Angehörigen getroffen werden. Sollten Tische gerückt oder Instrumente aufgebaut werden müssen, so werden diese Handlungen in therapeutische Begegnungen und Interaktionen integriert. Diese Verwandlung des Settings gehört zur Therapie, ebenso wie die Gestaltung des Übergangs ins Alltagsgeschehen nach Abschluss der Therapieeinheit.

Alltagsgeschehen integrieren

13.6.2 Anlocken

In vielen Beispielen musiktherapeutischer Arbeit im offenen Setting wird offenbar, dass Bewohnende (aber auch Angehörige oder Mitarbeitende) sich durch die Musik angelockt fühlen und so eine vollkommen selbstbestimmte Form der Teilhabe finden. Die Musiktherapie schleicht sich hier gewissermaßen ins soziale Geschehen ein und »färbt« bzw. transformiert es. Für die Teilnehmenden gibt es keinen klaren Beginn und kein klares Ende. Die Dauer ihrer Partizipation bestimmen sie selbst.

Musiktherapie schleicht sich ins soziale Geschehen ein

> Nach dem Kaffeetrinken. Auf der Suche nach einer Gelegenheit, mit meiner musiktherapeutischen Arbeit zu beginnen, durchstreife ich den stationären Wohnbereich, der den Anspruch hat, das Zuhause von 19 Menschen mit demenziellen Veränderungen zu sein. Auf einer Bank an einem Tisch in einer Nische im Flur sitzt Frau R., die leise schluchzt und – als ich mich ihr nähere – verzweifelt ruft: »Wo kann ich hin? Ich weiß ja gar nicht, wo ich hingehör'!« Frau R. wirkt ängstlich und haltlos – heimatlos. Ich setze mich zu ihr und fasse ihre Hände, äußere Verständnis für ihre Lage und spreche beruhigende Worte. Sie fasst Vertrauen und beginnt schnell, sich wohler zu fühlen. Die Nische, in der wir sitzen, fühlt sich nun nicht mehr wie ein soziales Abseits an, eher wie ein Ort der Geborgenheit. Da uns die Sprache als Mittel der Verständigung nicht ausreicht, finden wir über kleine Gesten und Anknüpfung an Singgelegenheiten früherer Tage zu einer musikalischen Form der Begegnung. Einander zugewandt auf der Bank sitzend singen und dirigieren wir »Vor meinem Vaterhaus

steht eine Linde«, kommen textunsicher ins Stocken und schwenken zu »Wenn alle Brünnlein fließen«. Ich beobachte, wie ihre Sinne wach werden und sich ihr Körper aufrichtet. Wer singt, kann auch gehört werden.

Sie blickt sich um und bemerkt, wie zwei Vorübergehende zu uns hinüberblicken und winkt ihnen zu. »Ja, winken mit den Äugelein und treten auf den Fuß...«. Ihr beherztes Aufstampfen mit dem Fuß und ihr erstauntes Lachen über den eigenen Mut haben etwas Ansteckendes. So angelockt, biegt das vorübergehende Paar ab und steht nun vor uns. Frau S. und Herr T., beide schwer dement, haben sich hier im Heim kennengelernt und laufen häufig Hand in Hand durch den Wohnbereich. Ich lade sie ein, sich zu setzen. Nun sind wir schon zu viert und setzen unser mittlerweile heiteres Singspiel fort. Bald kommen zwei weitere Personen dazu: Frau U., die von ihrer Tochter im Rollstuhl geschoben wird. Ich bitte die Tochter, noch ein paar Stühle bereitzustellen – es könnte eine große Runde werden.

Wenig später sitzen eng an eng neun Personen in der Nische des Gangs und pflegen einen Wechsel von Gespräch und Gesang. Eine Pflegerin bringt Getränke und aus der anfänglich einer Krisenintervention gleichenden Situation wird eine gemütliche, beschwingte Runde, in der alte Lieder wieder belebt und Gefühle ausgetauscht werden. Eine Zeit lang ist Frau Rs. Frage »Wo gehör ich hin?« eindeutig beantwortet.

13.6.3 Mitgehen

Die Bewegungsfreiheit stellt ein Grundrecht des Menschen dar und ist eine wichtige Voraussetzung für seine Persönlichkeitsentfaltung. Die rhythmische Bewegung des Gehens dient der Fortbewegung, hat aber auch psychische, kulturelle Dimensionen und beinhaltet die Möglichkeit der Mitteilung. Dem bewegungsbezogenen Wortursprung von »Emotion« entsprechend, drücken viele Menschen mit Demenz innere Bewegtheit durch Gehen in äußerer Bewegung aus. Gehen ist häufig eine der letzten autonomen Handlungsformen, die Menschen mit Demenz verblieben ist. Für Menschen, deren Lust und Drang es ist, zu gehen, zu laufen oder zu wandern, wird ein geschlossener Raum zum Gefängnis. Die Einschränkung der Mobilität aus arbeitspraktischen, konzeptionellen oder rechtlichen Erwägungen kommt so einem Entzug der persönlichen Freiheit gleich.

> »Bewegung in Begleitung anderer Personen vermittelt das Gefühl der Sicherheit und stärkt das Zusammengehörigkeitsgefühl. Menschen, die sich in gleicher Richtung bewegen, werden instinktiv für ›gut‹ gehalten (im Gegensatz zu denjenigen, die entgegenkommen oder sich in den Weg stellen)« (Wojnar, 2007, S. 85).

Mitbewegen als Zugang zur Welt der Menschen mit Demenz

Hat die Musiktherapie den Anspruch, Menschen mit Demenz in ihrer Wirklichkeit zu begleiten, so kommt sie wortwörtlich in Bewegung und spiegelt diese nicht nur verbal, sondern im Handeln durch Mitbewegen.

An einem Kreuzungspunkt zweier Flure sitzt Frau D. und starrt mit mürrischer Mine auf den Boden. Ein Pfleger erzählt mir, dass sie sich – wie immer – mit Händen und Füßen gegen die Körperpflege gewehrt hat, bevor sie diesen, ihren Stammplatz eingenommen habe, den sie in der Regel nur verlässt, um schimpfend und klagend durch die Flure zu wandern. Frau D. ist 95 Jahre alt, fordert infolge einer Demenz die Mitarbeitenden der Pflege und Betreuung durch aggressiv ablehnendes Verhalten heraus und nimmt weder an gemeinsamen Mahlzeiten noch an anderen Gruppenangeboten teil. In der Fallbesprechung hatten wir beschlossen, dass ich ihr versuchsweise musiktherapeutische Einzelbegleitung anbiete in der Hoffnung, ihr damit den Kontakt zu anderen Menschen zu erleichtern.

Seit einigen Tagen setze ich mich deshalb zu ihr, sehe, was sie sieht, höre, was sie hört, versuche mich einzufühlen in ihre Situation. Eines Tages richtet sie sich im Sitzen auf, zeigt auf Menschen, die an unserem Platz vorbeikommen und klagt: »Schau mal, die laufen alle immer nur vorbei. Keiner bleibt stehen.« Sie steht auf und setzt sich ihrerseits in Bewegung, anklagend und missmutig vor sich hin schimpfend. Ich begebe mich an ihre Seite, nehme ihre mürrischen Kommentare sowie das Metrum ihrer Schritte auf und freue mich, zumindest nicht abgewiesen zu werden.

Am nächsten Tag erneut: mitgehen, ihre bewegte Wirklichkeit kennenlernen, mich eingrooven in ihre Stimmung und Bewegung. Es geht! Sie hakt sich bei mir unter und wir spazieren Seite an Seite den Gang entlang. Frau D. findet wie selbstverständlich mit mir in den Gleichschritt (eine Angewohnheit vieler Frauen ihrer Generation: sich dem Schritt des Mannes anpassen). Plötzlich höre ich ihre Stimme: »Wir machen Musik, da geht uns der Hut hoch«, singt sie, »Wir machen Musik, da geht uns der Bart ab«. Wir singen gemeinsam den berühmten Schlager, blicken uns lachend an. Der Rhythmus des gemeinsamen Gehens hat ein Lied ihr wachgerufen, das in den folgenden Wochen unser ständiger Begleiter werden wird. Am Ende unseres Spaziergangs biete ich ihr einen Platz an einem Tisch im Gemeinschaftsraum an und beobachte nach dem Abschiednehmen, wie sie noch eine ganze Weile lachend und beschwingt mit anderen Bewohnerinnen und Bewohnern in Kontakt ist. So kann es weitergehen.

13.6.4 Passager teilhaben

Eine weitere Form der Partizipation trägt der Bewegungslust respektive dem Bewegungsdrang Rechnung. Als »kum & go« wird im Dementia Care Mapping (DCM) das unabhängige Kommen und Gehen demenzbetroffener Pflegeheimbewohnerinnen und -bewohner kodiert. Dieses Verhalten mag aus psychomotorischer Unruhe resultieren, geht aber nicht zwingend mit geringem Wohlbefinden einher. Unruhige Bewohnerinnen oder Bewohner, die sich in einem geschlossenen Raum gefangen fühlen würden, zeigen

zeitweiles Teilhaben bei Bewegungslust

damit ihre Unabhängigkeit und nehmen im konkreten Wortsinne »beiläufig« an verschiedenen Situationen des Gemeinschaftslebens teil:

> Musiktherapiegruppe in einem mit Sofas ausgestatteten Eingangsbereich: Die Anwesenden pflegen in gemütlicher Stimmung ein Wechselspiel aus Gesang und Gespräch. Gelegentliche Passanten – Besucher, Mitarbeiter und Bewohner des Pflegeheims – werden als transitorische Ereignisse wahrgenommen, führen jedoch nicht zu dauerhaften Kohärenzverlusten in der Gruppe.
>
> Ich moderiere das Geschehen und nutze bekannte Lieder, vor allem um ihrer kohäsiven Kraft willen. Somit bildet die Gruppe eine Gemeinschaft im offenen Raum, an deren klanglicher Ausstrahlung Vorübergehende teilhaben können. Das tun sie auf unterschiedliche Art: durch ein Lächeln in die Runde, durch ein kurzes Verweilen am Rande oder in nicht offen gezeigter Weise. Unter den Passanten ist Frau V., eine demenzbetroffene Bewohnerin, die viele Stunden täglich klagend und weinend im Haus umherirrt. Obwohl sie sinnlich genussfähig ist und z. B. Nahrung oder Musik genießen kann, ist sie weder in der Lage, sich während der Mahlzeiten noch bei Musikveranstaltungen zu setzen. Das Essen wird ihr von den Pflegenden in Form von Finger-Food im Vorübergehen gereicht.
>
> Während der Musiktherapiegruppe durchquert sie viele Male den Eingangsbereich. Bei jedem Eintritt in die Klangsphäre der Gruppe hellt sich ihre Stimmung auf und ihr Schritt wird tänzelnd. Ich passe gezielt Rhythmus und Dynamik an ihre affektiven Reaktionen an und gebe dadurch Resonanz. Rückt die Musik erneut außer Hörweite, verdüstert sich jeweils ihre Stimmung wieder. Jedoch: Mal für Mal hebt sich ihre Grundstimmung etwas. Gegen Ende der Gruppenstunde klatscht sie bei ihren Durchquerungen rhythmisch in die Hände und wendet sich lachend der Gruppe zu.

dynamisierte Anpassung der Musik

Im Beispiel trägt das Durchqueren des musikalischen Klangraums zur Stimmungsregulation und -aufhellung bei. Die atmosphärensible Aufmerksamkeit des Therapeuten und die daraus folgenden dynamischen Anpassungen der Musik ermöglichen therapeutische Wirkungen dieser passageren Form der Partizipation. In der Musik artikuliert sich der Schwellenraum, wird atmosphärisch wahrnehmbar und Ausweg aus der Isolation des einsamen Gehens.

13.6.5 Peripher teilhaben

selbstgewähltes »am Rande stehen«

In offenen Räumen haben Bewohnerinnen und Bewohner, die nicht unmittelbar an Musiktherapiegruppen teilnehmen können oder wollen, die Möglichkeit, *am Rande* dennoch am Geschehen teilzuhaben. Für einige ist dieser Abstand zum Kerngeschehen exakt die Distanz, die sie benötigen, um sich z. B. nicht überfordert zu fühlen. Periphere Teilnahme kann bedeuten, in einem Sessel am Fenster zu sitzen und zu dösen, während andere im selben Raum mit der Musiktherapeutin oder dem Musiktherapeuten um einen Tisch sitzen und musizieren. Mitunter erwacht dann Interesse und Vitalität, sodass der Platz gewechselt und in die Kerngruppe übergesiedelt wird. Sehr schwer betroffene Bewohnerinnen oder Bewohner in weit fortgeschrittenem Stadium der Demenz haben durch die Teilnahme am Rande (im Pflegerollstuhl oder sogar im Pflegebett) die Möglichkeit, der Aktivität anderer beizuwohnen und etwas von gemeinschaftlicher Atmosphäre mitzuerleben. Periphere Partizipation kann dank der ausstrahlenden Wirkung der Musik auch aus weiterer Entfernung möglich sein:

> Über den Zeitraum von mehreren Jahren spielte Frau H. eine »tragende Rolle« in der offenen Musiktherapiegruppe, die wöchentlich im Tagesraum des Demenzwohnbereichs stattfand. Wir pflegten eine beständige, vertraute und eng mit bestimmten Liedern verbundene Beziehung. Mit zunehmendem Alter, abnehmender Mobilität und infolge mehrerer Stürze konnte sie zunächst nur noch unregelmäßig an der Gruppe teilnehmen. Einige Zeit später war sie überhaupt nicht mehr in der Lage, ihr Bett zu verlassen. Da ich ihr weiterhin Teilhabe an dem für sie wichtigen Angebot ermöglichen wollte, sprach ich mit ihr und wir vereinbarten, dass sie bei offener Tür dem Gruppengeschehen lauschen und ich sie während und nach der Gruppe kurz besuchen würde. Sie genoss so die Musik aus der Ferne und wir mussten unsere Beziehung nicht abbrechen, bloß, weil sich ihre Lebenssituation veränderte.

13.7 Fazit

Mit fünf Settingvarianten, die im Rahmen der atmosphärebezogenen Praxis therapeutische Teilhabemöglichkeiten im offenen Setting bieten, habe ich verschiedene Möglichkeiten dargestellt, aus demenzbedingter Isolation in individuell abgestimmte Formen des Gemeinschaftslebens zu finden. Jeweils mit einem Praxisbeispiel veranschaulicht, wurden damit einige typische Situationen thematisiert und gezeigt, wie diese durch musiktherapeutische Interventionen transformiert werden können.

Die Arbeit im offenen Setting stellt eine sinnvolle Ergänzung herkömmlicher Therapiesettings dar, die eine konzentrierte, exklusive und geschützte Atmosphäre eines Therapieraums voraussetzen. Sie fordert von der therapeutischen Fachkraft spezifische Kompetenzen und setzt Erfahrung und großes Vertrauen in den therapeutischen Prozess angesichts unvorhersehbarer Entwicklungen und Vorkommnisse voraus. Eine Herausforderung dieser Arbeitsweise besteht darin, mit mannigfaltigen »Störungen«, also Impulsen, die nicht selten vor allem die Therapeutin oder den Therapeuten stören, lösungsorientiert umzugehen. Außerdem stellt die Arbeit im offenen Setting

offene Settings als Ergänzung herkömmlicher Therapiesettings

die Zusammenarbeit im Team auf die Probe. Facetten der Musiktherapie werden von Mitarbeitenden und Besuchenden wahrgenommen, genossen, jedoch mitunter auch falsch interpretiert. So kommt es etwa vor, dass Pflegende lange Phasen des Schweigens und Abwartens nicht nachvollziehen können. Unverzichtbar ist folglich die Entwicklung einer Kultur der Kooperation zwischen den Berufsgruppen, da sich die Arbeit quasi »Hand in Hand« vollziehen muss und die Bewohnerinnen und Bewohner ein gut abgestimmtes Betreuungskontinuum erwarten dürfen. Gelingt dieses Kunststück, kann *mitten im Leben* demenzbetroffener Klientel ein ungezwungenes Miteinander entstehen, das familiäre Qualitäten aufweist und ihren individuellen Bedürfnissen begegnet.

Literatur

Barth, M. & Borgers, A. (2003). *Musiktherapie als Zwischenraum.* In: Musiktherapie Institut Rendsburg (Hrsg.) *Dokumentation Projekt Abschiedsmusik. Musiktherapie zur Qualitätsverbesserung in der Pflege im Alltag. Modellprojekt des Bundesministeriums für Familie, Senioren, Frauen und Jugend* (S. 39–41). Rendsburg: Musiktherapie Institut.

Berger, G., Berhardt, T., Schramm, U. et al. (2004). *No effects of a combination of caregivers support group and memory training/music therapy in dementia patients from memory clinic population.* International Journal of Geriatric Psychiatry, 19, 223–231.

Böhm, E. (2012). *Verwirrt nicht die Verwirrten. Neue Ansätze in der geriatrischen Altenpflege.* 15. Aufl. Köln: Psychiatrie Verlag.

Kitwood, T. (2000). *Demenz. Der personenzentrierte Ansatz im Umgang mit verwirrten Menschen.* Bern: Huber.

Sonntag, J. (2016). *Demenz und Atmosphäre. Musiktherapie als ästhetische Arbeit.* 2. Aufl. Frankfurt: Mabuse.

Wojnar, J. (2007). *Die Welt der Demenzkranken. Leben im Augenblick.* Hannover: Vincentz.

14 Musik am Bett

Sabine Baumbach

14.1 Was hat mich bewegt?

Schon seit Jahrzehnten beschäftige ich mich mit dem Thema Bettlägerigkeit, beobachte in der Häuslichkeit, in Pflegeeinrichtungen, in Krankenhäusern wie Menschen sowohl langsam als auch relativ schnell bettlägerig werden und in eine palliative Situation geraten, die manchmal Monate bis Jahre dauert.

Bettlägerigkeit verändert das Leben der pflegebedürftigen, meist hochbetagten, multimorbiden und an Demenz erkrankten Menschen umfassend und hat bedeutende Auswirkungen auf Betreuende, Pflegende, Therapeuten und das soziale Umfeld.

Auswirkung von Bettlägerigkeit

Für mich stellte sich immer wieder die Frage: Welche Möglichkeiten stehen uns zur Verfügung, den bettlägerigen Menschen Lebensqualität und Lebendigkeit zu ermöglichen, sie in dieser Situation zu unterstützen, ihre Fähigkeiten zu erhalten und zu fördern? Gepaart sind diese Überlegungen sowohl mit großem Respekt vor dem Alter und der Würde jedes einzelnen Menschen als auch mit dem Gedanken, die Biografie jedes anvertrauten Menschen in der Begleitung des letzten Lebensabschnittes zu achten. Gibt es einen »Königsweg« in der Betreuung, Begleitung und Förderung bettlägeriger Menschen (vgl. Baumbach, 2013, 2014, 2017)? Welche Wirkung hat Musik auf diese Menschen in ihrer ganz speziellen Lebenssituation? Schafft Musik Lebendigkeit, Wachheit, Aufmerksamkeit und einen Zugang zur Umwelt?

1976 begann ich als Ergotherapeutin zu arbeiten. Im Laufe meiner 36-jährigen Tätigkeit in der Geriatrie konnte ich immer wieder die besondere Wirkung von Musik auf den Menschen beobachten, sei es in der biografisch gestützten Einzelarbeit, im offenen Chorsingen oder in der Arbeit mit einem Seniorenchor in einer Pflegeeinrichtung. Musik beseelt, verbindet den Menschen mit seiner Umgebung, harmonisiert und vermittelt ihm Identität und Lebendigkeit. Ich nutzte musikalische Angebote im Rahmen der ergotherapeutischen Arbeit bei der Maßnahmengestaltung und im Zusammenspiel von Musiktherapie und Musikgeragogik ganz selbstverständlich.

Musik als feste Größe der Ergotherapie

Ich stelle Ihnen drei Frauen aus meiner therapeutischen Tätigkeit vor, da sich an diesen Beispielen der Einsatz von Musik herausragend als »Königsweg« in der Begleitung von Menschen mit Demenz darstellt.

14.2 Welche Möglichkeiten stehen zur Verfügung?

Musik im Mix anderer therapeutischer Verfahren

Nach dem Grundsatz, der endlichen Lebenszeit nicht mehr Zeit zu geben, sondern herausragende Lebensqualität, Lebendigkeit und Wahrnehmung bis zum letzten Atemzug zu ermöglichen, entwickelte sich in meiner Tätigkeit das Ziel, die Betreuungs- und therapeutischen Möglichkeiten mit anderen Konzepten zu kombinieren. Dazu gehören u. a. spezielle Kommunikationsformen wie z. B. Basale Stimulation® (vgl. Buchholz & Schürenberg, 2009), Validation (vgl. Feil & Klerk-Rubin, 2017), Personenzentrierte Pflege nach Kitwood (2008) und der hospizliche Gedanke der Palliative Care, die in die ergotherapeutischen Angebote implementiert und mit dem Einsatz von Musik verbunden werden. Dies kam mir persönlich entgegen, da Musik mich in meinem Leben immer begleitet hat und ich der Überzeugung bin, Musik beseelt, macht glücklich, lässt den Menschen teilhaben und verbindet mit den Mitmenschen. Musik tröstet und kann als Kraftquelle dienen, über Musik werden Gefühle erreicht und sie ermöglicht persönliche Identität. Da ich eine Abteilung für Ergotherapie selbstbestimmt aufbauen und mit therapeutischen Materialien ausstatten konnte, standen mir für meine musikalischen Angebote ein Orffsches Instrumentarium, ein CD-Player, CDs, Noten, Liedertexte und auch meine eigene selbstgebaute irische Harfe zur Verfügung.

Therapeutischer Bettbesuch

Ich betreute drei Damen, die exemplarisch für meine Überzeugung stehen. Musik ist Medizin und Lebenselixier, sie dient der emotionalen Stabilität, dem Selbstwertgefühl und verbessert die verbale und nonverbale Kommunikation, lässt Lebendigkeit als auch Wahrnehmung zu. Musik schafft einen sozialen Raum, verhindert Isolation und aktiviert das Gehirn. Alle Damen wurden in der Methode des therapeutischen Bettbesuches in Anlehnung an den »Therapeutischen Tischbesuch« nach Bernd Kiefer betreut.

14.3 Umsetzung musikalischer Angebote im therapeutischen Kontext – drei Fallbeispiele

Sowohl Frau F. als auch Frau W. lebten in Einzelzimmern, beide Zimmer liebevoll eingerichtet. Frau P. lebte in einem Doppelzimmer, ihre Bettnachbarin wurde über Tag mobilisiert und verbrachte die Zeit überwiegend im Tagesraum des Wohnbereiches.

In der Regel besuchte ich die Damen am Nachmittag, da meist wegen des Sun-Downing-Syndroms Ängste und Unruhe verstärkt zu beobachten waren und insbesondere bei Frau P. das Lautieren zunahm, oft auch wenn die

Tochter anwesend war. Frau W. zeigte am Nachmittag häufig bedrohliche Angstzustände und depressive Einbrüche, in den Abendstunden weinte sie immer wieder. Meine persönlichen Voraussetzungen zeigten sich sowohl im therapeutischen Denken, meiner Musikalität und der Leidenschaft zum Singen als auch in meiner Haltung und meinem ethischen Verständnis, dass Menschen mit Demenz seelische Bedürfnisse haben, wie geliebt und getröstet zu werden, dass diese Menschen Bindung benötigen und über ihre Identität im Person Sein erhalten bleiben müssen (vgl. Kitwood, 2008).

Frau P., geb. 1930 in Breslau, war Lehrerin an einem Mädchengymnasium in Berlin. Biografisch war bekannt, dass sie allein drei Kinder großgezogen hatte und immer berufstätig war. Eine Tochter kam regelmäßig (sie zeigte deutliche Irritationen bei ihren Besuchen, war verstört über die Veränderung ihrer Mutter).

Fallbeispiel 1

Situation bei Aufnahme der therapeutischen Betreuung: schwere Demenz, bettlägerig, ganztägig und auch nachts lautierend, Frau P. zeigte auf Angebote der Pflege verstärktes ärgerliches Lautieren, bei betreuenden Angeboten schloss sie die Augen, manchmal drehte sie den Kopf zur Wand.
Geplantes Setting: Einzelbetreuung mit der Überlegung der späteren Einbeziehung der Tochter

Ich besuchte Frau P. täglich um die Mittagszeit. Sie lag im Bett, die Augen waren geschlossen, sie atmete schwer, als wenn ein Stein auf ihrer Brust läge, zwischendurch knirschte sie mit dem Gebiss und lautierte. Ich sprach sie an, berührte ihre Schulter (Initialberührung der Basalen Stimulation®), nahm ihre rechte Hand und neigte meinen Kopf ihrem bevorzugten Ohr zu (wir wussten, sie konnte mit dem rechten Ohr besser hören). Danach setzte ich sie leicht auf, damit sie Orientierung zum Raum und zu mir erhielt. Dann setzte ich mich zu ihr, beobachtete ihre vegetativen Möglichkeiten, mir mitzuteilen, ob es ihr angenehm sei. Ihre Atmung wurde stärker, der Muskeltonus erhöhte sich. Währenddessen sprach ich mit ihr und erzählte, was ich mir überlegt hatte, um ihre persönliche Situation zu verbessern. Danach summte ich leise eine Melodie in ihr rechtes Ohr. Sie hörte auf, mit dem Gebiss zu knirschen, drückte meine Hand und drehte den Kopf in meine Richtung. Jetzt bot ich ihr das Lied »Guter Mond, du gehst so stille« an, ich summte, etwas lauter. Sie öffnete die Augen, sah mich kurz an und schloss diese wieder. Das Lautieren nahm in der Lautstärke ab. Nach zehn Minuten verabschiedete ich mich. Frau P. wirkte ruhiger.

Dieses Angebot machte ich ihr nun täglich (eine Woche) um die gleiche Zeit, variierte die Wiegenlieder zwischen »Guten Abend, gute Nacht« und »Der Mond ist aufgegangen«. Dann verlängerte ich die Zeit auf 15 Minuten und versuchte in den Rhythmus ihres Lautierens zu kommen, indem ich auch mit den Vokalen »bababa« lautierte. Ich passte mich ihrem Rhythmus an und begann laut das Lied »Zum Tanze, da geht ein Mädel...« zu singen. Sie machte die Augen auf, sah mich an, das Lautieren hörte auf und sie summte mit. Auch dies bot ich ihr wieder täglich eine Woche lang an. Die

Reaktion ihrerseits: Sie summte immer mit. Nach drei Tagen begann sie stockend, Worte suchend, zögerlich den Text mitzusingen.

Ich begann den Ablauf zu ritualisieren. Ich begrüßte sie jedes Mal mit »Die Liebe bringt viel Freud, das wissen…«. Danach stimmte ich immer mit Vokalen »a« und »u« mit einer Melodie in das Lautieren ein, fand ein Lied, begann zu singen und Frau P. stimmte immer ein. Am besten reagierte sie auf »Zum Tanze da geht ein Mädel…«, da öffnete sie immer die Augen und sah mich an. Zum Abschied sang ich immer »Guter Mond, du gehst so stille…«.

Nach sechs Wochen wagte ich mich, die Tochter zu unseren kleinen Singstunden einzuladen; sie saß still im Ohrensessel ihrer Mutter und beobachtete mein Angebot und die Reaktionen ihrer Mutter. Ihr liefen die Tränen über das Gesicht. Sie sah plötzlich die Möglichkeit, ihre Mutter zu erreichen, mit ihr in Kontakt zu treten, eine bedingungslose Begegnung zu gestalten. Nach ca. acht Wochen hörte das Lautieren nach meinem immerwährenden regelmäßigen Angebot auf. Frau P. wurde insgesamt ruhiger, der Muskeltonus nahm ab, die Atmung wurde leichter, sie zeigte auch vermehrt Eigenbewegungen und sie öffnete immer öfter die Augen. Ich besuchte sie weiterhin jeden Tag und ermutigte ihre Tochter, auch mit ihrer Mutter zu singen (wir stellten gemeinsam mit der Tochter ein Lieder-/Textbuch zusammen, mit Liedern, die sie immer mit ihrer Mutter als Kind gesungen hatte). Die Pflege übernahm das Lied »Jeden Morgen geht die Sonne auf…«. Sie haben gesummt, gesungen und Frau P. dabei gepflegt. Frau P. verstarb in den Armen ihrer Tochter, diese sang und summte »Zum Tanze, da geht ein Mädel…«, ich saß im Ohrensessel und summte leise mit.

Fallbeispiel 2 Frau F., geb. 1926 in Berlin, war Tänzerin im Ballettensemble der Deutschen Staatsoper Berlin. Sie war alleinstehend. Über ihren weiteren beruflich-biografischen Verlauf ist wenig bekannt, lediglich, dass sie mit Tatjana Gsovsky eine Zeit lang zusammengearbeitet und später Ballettunterricht gegeben hat.

Situation bei Aufnahme der therapeutischen Betreuung: schwere Demenz, bettlägerig, vollkommener Sprachverlust, Frau F. zeigte bei Pflegemaßnahmen deutliches abwehrendes Verhalten, auf betreuende Angebote des Personals reagierte sie nicht. Ihre Augen waren immer geschlossen. Sie zeigte eine starke Erhöhung ihres Muskeltonus und deutliche Unruhe.
Geplantes Setting: Einzelbetreuung mit Einbeziehung der Pflegenden

Irgendwann stand Frau F. nicht mehr auf, zog sich zurück und wurde bettlägerig. Sie nahm keinen Kontakt zur Außenwelt mehr auf. Auf Ansprache erhöhte sich der Muskeltonus und bei Körperkontakt »murrte« sie und zeigte verstärkte Unruhe. Dies deutete meiner Ansicht nach auch auf starke Schmerzen hin. Als ich die Betreuung übernahm, war ich nach dem ersten Kontakt überzeugt, dass Musik der »Türöffner« sein würde.

Ich besuchte Frau F. täglich, wenn ich im Dienst war, in den Abendstunden, da ihre Unruhe in diesem Zeitraum (Sun-Downing-Syndrom) am stärksten war; der geplante Zeitrahmen war 15–20 Min. Nach zwei Monaten konnte ich eine Kollegin für meinen Ansatz der Betreuung gewinnen, die mich in Abwesenheit vertrat. Meine Überlegungen zu ihrer Biografie gestalteten sich so, dass ich nicht mit ihr singen würde, sondern mit einem CD-Player Hörangebote gestalten wollte.

Am Anfang habe ich Frau F. die Musik der Solotänzerin in den Stücken »Cinderella«, »Romeo und Julia«, »Feuervogel«, »Nussknacker« etc. – das klassische Repertoire – zum Hören angeboten. Auch hier bahnte ich die Kontaktaufnahme ritualisiert an. Auch Frau F. reagierte auf mich erst mit gesteigerter Unruhe, diese nahm ab, wenn ich Musik abspielte. Frau F. zeigte in den ersten vier Wochen wenig Regungen, manchmal entspannte sich ihr Gesicht, dann wiederum nahm der Muskeltonus zu, gelegentlich zeigte sich eine Röte vom Hals ausgehend zum Gesicht. Für mich waren dies Anzeichen, dass die Musik sie erreichte, aber nicht in dem positiven Aspekt, den ich bewirken wollte. Ich veränderte das musikalische Angebot, ich bot ihr den »Bolero« von Ravel an; ein Feuerwerk an Reaktionen erfolgte. Frau F. lächelte, im Rhythmus gingen ihre Füße, nach drei Tagen öffnete sie die Augen und sah mich an! Nun nutzte ich den »Bolero« zur Begrüßung – ich summte die Melodie, wenn ich das Zimmer betrat. Frau F. reagierte immer positiv, wurde wacher, öffnete immer die Augen, nach einer Woche summte sie mit. Nun begann ich Tanzlieder aus dem Volkslieder-Repertoire als Angebot für ein gemeinsames Singen einzubauen (»Es führt über den Main eine Brücke«, »Heißa Kathreinerle«, »Lass doch der Jugend«, »Lauretia« und »Zum Tanze, da geht ein Mädel«). Frau F. summte immer mit, lächelte, bewegte sich und entspannte. Zum Abschied wählte ich nun den Musikteil des »sterbenden Schwans«, ein Solostück aus Schwanensee/Tschaikowsky, das Frau F. getanzt hatte. Irgendwann winkte sie mir zu und sagte »Bye, bye«!

Nach drei Monaten musste eine Altenpflegeschülerin eine Facharbeit zur Demenz anfertigen. Wir entschieden, dass sie über Frau F. schreibt mit dem Titel »Musik als Begleitung von Menschen mit Demenz«. In dieser Zeit benutzte ich als Zwischenangebot bei Frau F. eine Spieluhr, die eine Balletttänzerin zur Musik von Schwanensee zeigte, die sich im Kreis drehte. Frau F. reagierte auf dieses Angebot mit erhöhter rhythmisierter Bewegung, streckte und beugte ihre Knie, drehte ihre Hände anmutig im Kreis. Man hatte das Gefühl, sie tanzte im Bett. Die Schülerin nutzte unter meiner Anleitung die Spieluhr, um Aktivierung in der Pflege anzubahnen. Es gelang ihr, Frau F. an die Bettkante zu setzen, den Transfer in den Rollstuhl zu gestalten und die Körperpflege im Bad durchzuführen. Nach drei Monaten intensiver musikalischer Begleitung konnte Frau F. für drei bis vier Stunden den Tag außerhalb des Bettes verbringen. Wenn sie gemütlich in ihrem Pflegesessel saß, summte sie manchmal vor sich hin. Frau F. verstarb nach zwei Jahren musikalischer Betreuung mit einem Lächeln im Gesicht, sichtlich entspannt und vielleicht auch glücklich. Wir begleiteten ihre Sterbephase, die sich über ca. zwei Monate zog, in den letzten Tagen ihres Lebens mit der gesamten Musik »Schwanensee«, allerdings »verabreicht wie Pralinen«, d. h. keine Dauerberieslung, saßen bei ihr, hielten leicht ihre Hände, beruhigten sie mit basal stimulierend beruhigenden Berührungen.

Fallbeispiel 3 Ganz anders zeigte sich die Situation von Frau W., geb. 1934 in Düsseldorf. Sie war Bibliothekarin, hatte zwei Kinder und war verwitwet. Sie war nach Amputation beider Beine bettlägerig. Ihre Leidenschaft waren Gedichte und Kurzgeschichten. Sie sang früher in einem evangelischen Kirchenchor.

Situation bei Aufnahme der therapeutischen Betreuung: leichte kognitive Einschränkungen, im Verlauf der Bettlägerigkeit kam es zu Körperwahrnehmungsstörungen, Angstzuständen und depressiven Einbrüchen, die sich in oft heftigen Weinkrämpfen äußerten.
Geplantes Setting: Einzelbetreuung; nach Aufbau einer vertrauensvollen therapeutischen Beziehung hatte ich geplant, soziale Kontakte unter Einbeziehung der Musik zu realisieren, um die Isolation zu unterbrechen.

Zum Einzug in unsere Einrichtung nach Entlassung aus dem Krankenhaus war Frau W. schon in der Situation, ein Leben ohne Beine zu führen. Heimatlos durch den Verlust des eigenständigen Wohnens und der Wohnung zog sie sich in das Bett zurück und war in keiner Weise dazu zu motivieren, ihr Bett zu verlassen. Sie zeigte eine deutliche Abwehr gegen das Pflegepersonal, das Essen schmeckte ihr überhaupt nicht und Kontaktangebote in der Betreuung lehnte sie generell ab. Nach drei Monaten verschlechterte sich ihre psychische Situation erheblich. Sie wurde von schweren depressiven Einbrüchen überrollt, die sich in starken Weinkrämpfen zeigten, die Angstzustände nahmen zu. In solch einer Situation wurde ich zur Krisenintervention hinzugezogen mit vorausgehender Fallbesprechung. Da Frau W. aktives Kirchenmitglied war und im Kirchenchor gesungen hatte, war das der Einstieg zur Kontaktaufnahme, da ich selber in einem Kirchenchor sang.

An einem Sommertag abends im August besuchte ich Frau W., betrat ihr Zimmer leise und setzte mich neben ihr Bett, ganz still, schaute ihr in die Augen und sagte: »Sie fühlen sich ganz verloren, einsam und verlassen von Gott und der Welt.« Ich ließ diese Worte wirken, schaute sie weiterhin an, nahm ihre Hände und summte das Kirchenlied »So nimm den meine Hände…«. Ihr liefen die Tränen über das Gesicht, sie schaute mich an und hielt meine Hände fest. Dann sang ich das Lied mit Text, die erste Strophe klappte von meiner Seite aus gut, aber dann »verließ mich mein Gedächtnis«. Da sprang Frau W. hilfreich ein und sang ganz leise, fast flüsternd die zweite Strophe. Ich bedankte mich für ihre Hilfe. Ihre Tränen versiegten und ich bot ihr an, sie in ihrer schwierigen Situation zu unterstützen und ihr zu helfen. Wir verabredeten regelmäßige Besuchstermine jeden zweiten Tag gegen 16 Uhr. Mein Plan war es, ihre isolierte Situation durch Singen, Beten, Einbinden von Gedichten und Kurzgeschichten (Kästner, Rilke, Ringelnatz, Fontane oder auch Busch) und durch das Unterstützen von Interessen zu beheben.

Als ich sie das nächste Mal besuchte, wirkte sie gefasster, dennoch traurig. Sie war ganz still und schaute mich an. Wir nahmen uns bei der Hand und sangen/summten wieder »So nimm den meine Hände…«, sie weinte. Ich fragte sie nach ihrem Lieblingslied, sie überlegte lange, dann antwortete sie mir: »Es waren zwei Königskinder…« Wir sangen es gemeinsam und weinten anschließend – gefangen in der Traurigkeit. Sie strich mir über das Gesicht und sagte: »Musst nicht weinen«, dann nahm ich sie in den Arm und wiegte sie wie ein Kind. Sie entspannte, ließ sich »fallen« und wurde ganz ruhig. Bei den nächsten Begegnungen gestaltete ich immer einen kleinen Tisch neben ihrem Bett mit besonderen Utensilien, Büchern, Texten, Instrumenten, jahreszeitlich passenden Dingen. Dies bereitete ihre Freude und sie griff immer nach etwas, das sie betrachten, lesen oder auch singen wollte.

Ihre Situation verbesserte sich emotional spürbar im Laufe der folgenden acht Wochen. Die Weinkrämpfe ließen nach, sie zeigte dem Pflegepersonal nicht mehr ihre vehement ablehnende Haltung. Das Bett wurde zu ihrer Heimat, einem Ort der Geborgenheit und Sicherheit. Wir akzeptierten dies und gestalteten Leben auf 2 qm Wohnfläche. Nun stand Weihnachten vor der Tür, eine Zeit hoher emotionaler Belastung für die meisten pflegebedürftigen Menschen in meiner Einrichtung. Frau W. und ich gestalteten zum ersten Advent ihren kleinen Tisch weihnachtlich mit Tannenzweigen, Adventskranz und weihnachtlichen Büchern. »Hier fehlen nur noch Menschen, die mit uns gemeinsam singen«, sagte ich zu ihr und ließ die Worte in der Stille nachwirken. Sie schaute mich mit großen Augen an, dann machte ich ihr den Vorschlag, zwei Damen aus dem Wohnbereich mitzubringen, die auch gerne singen. Gesagt, getan! Wir gründeten über die Adventszeit einen »Zimmerchor« und es klappte. Frau W. bekam nun regelmäßig Besuch, wir sangen immer gemeinsam. Ihre isolierte Situation war damit aufgehoben.

14.4 Musik als therapeutische Maßnahme zur Begleitung von bettlägerigen Menschen mit Demenz im Rahmen der Ergotherapie

Musikalische Erinnerungen sind so stark, wegen der Art, wie Musik in unser Gehirn eindringt. Musik hat mehr Fähigkeiten, das Gehirn zu aktivieren, als jeder andere Stimulus. Mit Musik und in der Musik begegnen wir alten Menschen mit Achtung, Würde und Wertschätzung, wir beachten Fähigkeiten und Kompetenzen, wir entdecken Ressourcen, wir unterstützen alles, was dem Erhalt der Identität dient, wir ermöglichen Beziehung und Kontakt, wir fördern die Wahrnehmung des Erlebens (vgl. Marchand, 2012). All diese Aspekte finden sich auch in den Möglichkeiten der Ergotherapie wieder, wie sich in meinen Ausführungen zeigt. Das Hören eines Kinderliedes bei schwerer Demenz und das Lächeln auf dem Gesicht oder das Öffnen der Augen sind Ausdruck dafür, dass der Mensch erreicht wird. Dies ist ein wunderbares Ziel.

Wirkung von Musik auf kognitive Vorgänge

Mit Musik wurde den drei Frauen ermöglicht, sich zu spüren, sie wurden befähigt und es wurde ihnen auch soziale Teilhabe geboten: Frau P. mit ihrer

Musik als Teilangebot der Basalen Stimulation®

Tochter und Frau W. mit ihrem kleinen Zimmerchor. Als Ergotherapeutin mit der Ausbildung Basale Stimulation® nutzte ich diesen Ansatz immer wieder, indem ich auditive, visuelle und haptische Angebote im ergotherapeutischen Kontext machte und damit Aktivierung, Aufmerksamkeit, Konzentration, Lebendigkeit und Selbstwirksamkeit erzielte. Die Ergotherapie in der »Therapie« von Menschen mit Demenz beobachtet, zieht Rückschlüsse, plant ein Konzept, handelt, ohne überzustülpen, und erspürt Bedürfnisse. Angebote mit Musik können auch als eine Form der Psychotherapie verstanden werden, in der Hauptmethode geht es um Improvisation, freies Handeln und Orientierung am Klienten – prozessgeleitet. Bei Frau F. zeigte sich im Verlauf der Begleitung sehr deutlich, dass bei Einsatz von Musik auch pflegerische Handlungen entspannter und damit schmerzfreier ermöglicht wurden.

Mein Anliegen ist es, mit meinen Erfahrungen aufzuzeigen, dass Musikangebote wie »Musik hören«, »Singen und Summen« und »Musik machen« sowohl in den Berufsfeldern der Ergotherapie und Betreuungsassistenz als auch im ehrenamtlichen Tätigsein mit den Ansätzen und Möglichkeiten der Musikgeragogik ein hervorragender Ansatz sind, um Menschen mit Demenz zu erreichen, zu aktivieren, ihnen Impulse zu geben, sich zu finden und Identität zu spüren.

> »[…] die praktische Altenarbeit zielt verstärkt auf Selbstbestimmung und den Erhalt, den Aufbau oder die Wiederherstellung von Fähigkeiten, Fertigkeiten und Zuständen ab. Der überholte defizitäre Ansatz ist abgelöst worden durch eine kompetenzorientierte Sicht des Alters und des Alterns. Damit kann auch die Musik im Rahmen der psychosozialen Betreuung alter Menschen eine wichtige Rolle spielen. Singen, aktives Musizieren und assoziations- und erinnerungsstimulierendes Musikhören helfen, das Selbstvertrauen, die Kommunikations- und die Kontaktfähigkeit zu stärken und damit einer Isolation und Vereinsamung entgegenzuwirken.« (Tüpker & Wickel, 2002, S. 9).

Ziel meiner Überlegungen und ergotherapeutischen Sichtweisen war und ist es, deutlich zu machen, dass es musikalische Angebote und die sich daraus ergebenden Erfahrungen ermöglichen, persönliches Handeln zu erleben, sich zu spüren, Sprache wiederzufinden, in eine Interaktion zu treten und Bindung zu erleben.

Literatur

Buchholz, T. & Schürenberg, A. (2009). *Basale Stimulation® in der Pflege alter Menschen. Anregungen zur Lebensbegleitung.* 3., überarb. u. erw. Aufl. München: Huber.

Feil, N. & de Klerk-Rubin, V. (2017). *Validation. Ein Weg zum Verständnis verwirrter alter Menschen.* München: Reinhardt.

Kitwood, T. (2008). *Demenz. Der person-zentrierte Ansatz im Umgang mit verwirrten Menschen.* München: Huber.

Marchand, M. (2012). *Gib mir mal die große Pauke. Musikalische Gruppenarbeit im Altenwohn- und Pflegeheim.* Münster: Waxmann.

Tüpker, R. & Wickel, H.H. (Hrsg.) (2002). *Musik bis ins hohe Alter – Fortführung, Neubeginn, Therapie*. Books on Demand.

Weitere Literaturempfehlungen

Baumbach, S. (2013). *Lebenswelt Bett. Wenn sich das Leben auf den Lebens-»Raum« Bett reduziert – was können wir noch tun*. praxis ergotherapie, 5, 296–297.
Baumbach, S. (2016). *»Lebenswelt Bett«: Wenn sich das Leben auf das Bett reduziert*. Dialog Ethik, 130, 4–6.
Bernatzky, G. (2015). *Musik und Medizin. Chancen für Therapie, Prävention und Bildung*. Heidelberg: Springer.
Buchholz, T. & Schürenberg. A. (2009). *Basale Stimulation® in der Pflege alter Menschen. Anregungen zur Lebensbegleitung*. 3., überarb. u. erw. Aufl. München: Huber.
Hartogh, T. (2018). *Musikalisches Lernen im dritten und vierten Lebensalter*. In: Gruhn, W. & Röbke, P. (Hrsg.) *Musiklernen. Bedingungen – Handlungsfelder – Positionen* (S. 292–313). Innsbruck: Helbing.
Kölsch, S. (2019). *Good Vibrations – Die heilende Kraft der Musik*. Berlin: Ullstein.

15 Musik und ihre digitalen Möglichkeiten

Andrea Glodek

vielfältige Möglichkeiten digitaler Technologien

Digitale Technologien sind im Alter in der Regel nichts Ungewöhnliches. Jeder CD-Player und jedes Fernsehgerät gehören dazu. Die aktuellen technologischen Entwicklungen gehen jedoch weit über diese Standardgeräte hinaus. Daraus ergeben sich neue Einsatzmöglichkeiten von Musik in der Freizeitgestaltung, Unterhaltung und Therapie von alten Menschen.

Dieses Kapitel gibt Anregungen für die vielfältigen Anwendungsmöglichkeiten von digitalen Geräten und Software für Musik in der Altenhilfe. Produktnahmen verstehen sich nur als Denkanstöße und sind keine bewertete Empfehlung oder Produkttests.

15.1 Digitalisierung im Alter

Medienrepertoire

Allgemein besitzen Menschen ab 60 Jahren in Privathaushalten ein vielfältiges Medienrepertoire und Fernseher sowie Radio gehören zur Grundausstattung (vgl. mpfs, 2021, S. 8). Das Internet wird mittels Computer oder Smartphone von der Altersgruppe bereits vielfältig genutzt. Selten sind derzeit noch Smart-TV-Angebote oder digitale Sprachassistenten (vgl. mpfs, 2021, S. 7). Die digitale Mediennutzung unterscheidet sich stark nach dem Alter. In der Altersgruppe der 60- bis 69-Jährigen besitzen bereits 85 % der Befragten ein Smartphone, während es in der Altersgruppe der über 80-Jährigen nur 41 % der Befragten sind (vgl. mpfs, 2021, S. 9). Die Gruppe der über 60-Jährigen nutzt derzeit Streaming-Angebote, Musik-Apps oder Spiele-Apps wenig für die eigene Unterhaltung oder Freizeitgestaltung (vgl. mpfs, 2021, S. 20). Gleichzeitig ist aber eine Zunahme bei der Nutzung von Videoportalen und Onlinespielen zu erkennen (vgl. mpfs, 2021, S. 28).

Internet in stationären Pflegeeinrichtungen

In stationären Pflegeeinrichtungen kommt die Nutzung des Internets durch die Bewohner und Bewohnerinnen langsam an (vgl. BMFSFJ, 2020, S. 63). Eine Erhebung aus der Schweiz stellte fest: »Der Anteil von Heimbewohnerinnen und -bewohnern, die das Internet nutzen, ist zwar deutlich geringer als bei Personen, die in Privathaushalten leben [...] – jedoch sind es auch keine Einzelfälle mehr« (Seifert et al., 2017, zit. nach BMFSFJ, 2020, S. 63). In der »WLAN-Studie Pflegeheime Deutschland« von

Pflegemarkt.com[10] wird deutlich, dass das Angebot von WLAN auf den Zimmern der Bewohnerinnen und Bewohner langsam zunimmt. Zudem versuchen viele Einrichtungen mit verschiedenen technischen Lösungen die digitale Teilhabe ihrer Bewohner und Bewohnerinnen zu verbessern. Für den Einsatz von Musik bei der Freizeitgestaltung und der Therapie eröffnen sich durch eine verbesserte Ausstattung neue Möglichkeiten.

15.2 Musikveranstaltungen sehen

Der Anschluss ans Internet erweitert bereits die Einsatzmöglichkeiten von Fernseher und Lautsprecher. Internetfähige Fernseher ermöglichen eine individuelle Auswahl an Musikangeboten in Einrichtungen. Aus den Mediatheken der öffentlich-rechtlichen Sender oder der Videostreaming-Plattform YouTube können Musikveranstaltungen, Musikshows oder Konzerte gezielt ausgewählt und übertragen werden. Wohngruppen sind so nicht mehr von der Uhrzeit der Live-Übertragung abhängig, sondern können sowohl die Auswahl als auch den Zeitpunkt dem Bedarf vor Ort anpassen. Ein Volksmusik- oder Opern-Abend kann so gut in den Nachmittag verschoben werden. Auf der Videoplattform YouTube lassen sich, mit einem eigenen Account, auch eigene Listen an Liedern oder Musikausschnitten zusammenstellen. Sucht man nach alten Klassikern, findet man ganze Musikshows aus den 60er und 70er Jahren, klassische Operetten und alte Musikfilme.

Streaming und Mediatheken

Beruhigende Eindrücke finden sich auf YouTube™ unter den Schlagworten *Entspannungsfilm* oder *Diashow* zu Ländern oder Tieren. Mit entspannender Musik können so die schönsten Orte Deutschlands oder der ganzen Welt bereist werden. Ähnlich wie im analogen Fernsehen zeigen Videostreaming-Anbieter zunehmende Werbung. Auf der Plattform YouTube™ lässt sich dies bei der Auswahl der Sendungen anhand gelber Unterbrechungen auf der Abspielleiste erkennen. Teilweise kann die Werbung nach kurzer Zeit übersprungen oder durch eine bezahlte Version ausgeschlossen werden.

---

10 pm pflegemarkt.com GmbH (2023). *Erste WLAN-Studie Pflegeheime Deutschland.* Zugriff am 24.04.2024 unter: https://www.pflegemarkt.com/fachartikel/wlan-studie-pflegeheime-deutschland/

15.3 Musikveranstaltungen übertragen

Übertragungen von Veranstaltungen innerhalb einer stationären Einrichtung auf die Bewohner-/Bewohnerinnenzimmer erhöhen die Teilhabe von immobilen Personen. Dafür ist ein Audio-Video-System erforderlich, das die Übertragung von Chorproben oder Konzerten live in die Zimmer ermöglicht. Bei einer guten Ausstattung ist auch eine Beteiligung denkbar, beispielsweise an einer Chorprobe mit einem Mikrophon im Zimmer der Bewohnerinnen und Bewohner. Teilnehmende Einrichtungen an dem Projekt »NurMut«[11] (Partner sind u. a. die Charité und das Fraunhofer Institut) berichten positiv von solchen Übertragungen.

> **Anregungen aus dem Projekt »NurMut«**
>
> - Bundesministerium für Bildung und Forschung (Hrsg.) (o. J.). *NurMut*. Zugriff am 26.10.2023 unter: https://www.interaktive-technologien.de/projekte/nurmut

15.4 Gottesdienste gestalten

Onlinequellen für Kirchenlieder und Begleitungen

Gottesdienste sind mit Musik und Gesang noch festlicher. Doch nicht immer stehen Musizierende zur Verfügung. Nahezu alle Lieder aus den Gesangbüchern der evangelischen und katholischen Kirche lassen sich auf YouTube oder anderen Streaming-Plattformen in verschiedenen Ausführungen finden. Bekannte und beliebte Lieder sind sogar in unterschiedlichen Fassungen erhältlich: umgesetzt mit Orgel, Posaunen oder Streichinstrumenten und als instrumentale Version oder mit Gesang. Einige Videos enthalten auch den Text zum Mitsingen als Untertitel. Die Suchmaske von Videostreaming-Anbietern findet die Lieder sowohl meist über den Titel als auch über die Nummer aus den Liederbüchern (z. B. Gotteslob Nr. 257). Die katholische und evangelische Kirche stellen zudem digitale Fassungen religiöser Lieder auf ihren Seiten werbefrei zur Verfügung. Die evangelische Kirche bietet mit *Cantico* auch eine App mit instrumentalen oder gesungenen Liedern mit dem Liedtext teilweise kostenfrei an. Über internetfähige Lautsprecher und Beamer kann so jeder Gottesdienst musikalisch aufgewertet werden.

---

11 Bundesministerium für Bildung und Forschung (Hrsg.) (o. J.). *NurMut*. Zugriff am 26.10.2023 unter: https://www.interaktive-technologien.de/projekte/nurmut

Bei Gottesdiensten ist es wichtig, die Werbeunterbrechungen einzuplanen oder die Musik direkt über die Angebote der Kirchen ohne Werbung zu streamen. Das Gemeinschaftsgefühl und der besondere Wert der Livemusik können durch diese Variante nicht ersetzt werden. Sie kann vielmehr bei Bedarf eine Lücke füllen.

> **Werbefreie Lieder für Gottesdienste auf Webseiten**
>
> - Katholische Hörfunk- und Fernseharbeit, Arbeitsstelle der Deutschen Bischofskonferenz (Hrsg.) (2022). *Das Gotteslob online*. Zugriff am 26.10.2023 unter: https://gotteslob.katholisch.de
> - St. Benno Buch und Zeitschriften Verlagsgesellschaft mbH (Hrsg.) (2024). *Das neue Gotteslob*. Zugriff am 26.10.2023 unter: https://www.mein-gotteslob.de
>
> **Das Evangelische Gesangbuch als App (teilweise kostenpflichtig)**
>
> - Kohelet 3 GmbH (Hrsg.) (2024). *Cantico – Mitsingen kann jeder*. Zugriff am 26.10.2023 unter: https://www.cantico.me

15.5 Musik abspielen

Lautsprecher mit Internetanschluss über WLAN, sogenannte WLAN-Boxen, können sowohl Radio als auch Musik von digitalen Streaming-Anbietern (z. B. Spotify®, Deezer, Tidal, Amazon Music, Apple Music etc.) wiedergeben. Für eine einfache Bedienung lassen sich, neben Tablet und Smartphone, auch andere digitale Musikgeräte nutzen. Für Kinder sind bereits zahlreiche einfach zu bedienende Geräte entwickelt worden. Vor Vertragsabschluss mit Streaming-Anbietern ist die gewerbliche Nutzung für soziale Einrichtungen zu prüfen.

WLAN-Boxen

Die Anlagen haben in der Regel zwei verschiedene Arten der Bedienung: entweder Knöpfe, wie beispielsweise Hörbert oder Tigerbox, oder auslegbare Karten oder Figuren mit einem NFC-Chip (Near-Field-Communication-Chip), wie beispielsweise enna oder Tonieboxen (tonies®). Es entwickeln sich laufend neue Geräte, die auch Menschen mit eingeschränkter Motorik eine einfache Bedienung ermöglichen. Alle diese Anlagen müssen für eine gute Funktionsweise an das Internet angeschlossen und die Musik ausgewählt werden. Für die Einrichtung braucht es in der Regel Unterstützung von Bezugspersonen. Geräte mit Display wie enna ermöglichen ein audiovisuelles Erleben von Musik. Klassische Diashows oder Videos können direkt in den Zimmern der Bewohnerinnen und Bewohner abgespielt werden.

Beispiele für Musikgeräte

> **Vorschläge für einfach bedienbare Endgeräte**
>
> - HMC Hightech Media Components GmbH & Co. KG (Hrsg.) (o. J.). *hörbert – Musikbox für Kinder. Startseite.* Zugriff am 26.10.2023 unter: https://www.hoerbert.com
> - Tiger Media Deutschland GmbH (Hrsg.) (o. J.). *Startseite.* Zugriff am 26.10.2023 unter: https://tiger.media/tigerbox-touch
> - tonies GmbH (Hrsg.) (2024). *Startseite.* Zugriff am 26.10.2023 unter: https://tonies.com/de-de
> - enna systems GmbH (Hrsg.) (2024). *Das Internet für alle. Startseite.* Zugriff am 26.10.2023 unter: https://enna.care

15.5.1 Playlisten nutzen

zielgruppenspezifische Playlists

Bei den meisten digitalen Streaming-Anbietern wurden bereits Listen für spezielle Bedarfe erstellt, die sich unkompliziert nutzen lassen. So finden sich unter den Stichworten »Gymnastik«, »Sitztanz« oder »Traumreise« Musiklisten zu klassischen Freizeitangeboten. Streamingdienste stellen meist einen kostenfreien Grunddienst zur Verfügung. Werbefrei und vollumfänglich lassen sich die Dienste nur mit einem bezahlten Account nutzen. Dafür sind monatliche Kosten einzuplanen. Individuell zusammengestellte Listen können auf die Bedarfe Einzelner oder Gruppen eingehen. Lieblingslieder können so zu mehr Wohlbefinden beitragen.

Tab. 15.1: Schlagwort-Ideen für die Suche nach Playlisten (eigene Zusammenstellung)

Sport und Bewegung	Entspannung	Feste und Feiern	Jahreszeiten
Sitztanz	Entspannungsmusik	Senioren-Party	Frühling Senioren
Seniorengymnastik	Hintergrundmusik	Karneval	Christliche Osterlieder
Gymnastikmusik	Meditationsmusik	Maitanz/Tanz in den Mai	Sommerlieder Senioren
Gymnastics Songs	Relaxing Music	Oktoberfest/Wiesn	Volkslieder zum Mitsingen
Bewegungsgeschichten	Traumreise	Heimatlieder	Erntedanklieder
Seniorensportstunde	Einschlafmusik	Geburtstagslieder Senioren	Weihnachtslieder

15.5.2 Singkreise und Karaoke

Gemeinsames Singen ist eine der bekanntesten Einsatzmöglichkeiten von Musik. Nicht immer gibt es jedoch vor Ort versierte Musizierende mit Instrumenten. Karaoke ist dann eine Möglichkeit trotzdem eine musikalische Vielfalt anzubieten und auf digitale Liedversionen zurückzugreifen.

Für die Umsetzung von Karaoke bieten sich verschiedene technische Lösungen an. Das Karaoke-Spiel SingStar von Sony für die PlayStation® erweitert die Spielekonsole mit Mikrofonen zu einer Karaoke-Station, liefert jedoch nur eine begrenzte und nicht immer altersgemäße Liedauswahl. Das Karaoke-Angebot »Peters Liederbox« für ältere Menschen wird an einen Fernseher angeschlossen und liefert Volksmusik und Schlager mit Texten. Das Gerät kann über die Webseite auch geliehen werden. Auf dem Markt finden sich zudem zahlreiche weitere Karaoke-Geräte. Sie bestehen in der Regel aus Lautsprechern und Mikrofonen und lassen sich an Fernseher oder Beamer anschließen. Sie ermöglichen das Vorspielen von Musik mit klassischen CDs oder aus dem Internet.

Insbesondere auf der Videostreaming-Plattform YouTube™ finden sich zahlreiche Musikstücke als Karaoke-Versionen mit Liedtexten. Unter dem Stichwort »Lieder raten« finden sich zudem im Google Play™ Store und im AppStore® Anwendungen für Musikquiz.

> **Karaoke umsetzen**
>
> - Peters Karaoke e. K. (Hrsg.) (o. J.). *Peters Liederbox. Startseite.* Zugriff am 26.10.2023 unter: https://peters-liederbox.de
> - Karaoke-Spiel SingStar (PlayStation®)

15.6 Digitale Musik machen

15.6.1 Tablets und iPads

Tablets mit Apps zur Musikproduktion bieten vielfältige Möglichkeiten, selbst Musik zu machen oder zu entwickeln. Auf den iPads der Firma Apple findet sich beispielsweise das Programm »GarageBand«, das eine umfangreiche Sammlung von Sounds und Touch-Instrumenten für die Entwicklung von Musik zur Verfügung stellt. Für den Einsatz auf Android-Tablets sind alternativ Programme wie »Walk Band« oder »Groovepad« zu nennen. Für den Einsatz auf Tablets sind eine vorherige Einweisung und Begleitung von unerfahrenen Nutzern und Nutzerinnen sinnvoll.

Musizieren mit Tablets

App-Anwendung für iOS

- GarageBand

App-Anwendungen für Android

- Walk Band
- Groovepad

15.6.2 Musik mit Touchscreens

interaktive Touchscreens

Seit einiger Zeit erobern übergroße Tablets die Senioreneinrichtungen. In den meisten Fällen handelt es sich um große Touchscreens, die zu einem Tisch umgeklappt und auf Rollen bewegt werden können. Je nach Hersteller sind diese Touchscreens mit unterschiedlichen Programmen ausgestattet. In der Regel können Musik oder Videos abgespielt werden, aber auch interaktive Spiele sind möglich. Als Tische bieten sie die Möglichkeit, gemeinsam in der Gruppe digital zu musizieren oder verfügen über musikbezogene interaktive Spiele.

Kosten und Ausstattung prüfen

Gleichzeitig sind diese großen Geräte kostenintensiv und es muss geprüft werden, ob das Angebot des Herstellers den Vorstellungen der Einrichtung entspricht. Für die häusliche Pflege sind diese Geräte aufgrund ihrer Größe und Kosten eher nicht geeignet.

Aktivtisch®

- heddier electronic Gesellschaft für innovative Datensysteme mbH (Hrsg.) (2023). *Startseite*. Zugriff am 26.10.2023 unter: https://www.aktivtisch.de/

CareTable

- senexis GmbH (Hrsg.) (o. J.) *CareTable. Der digitale Aktivitätstisch für die Altenhilfe. Startseite*. Zugriff am 26.10.2023 unter: https://caretable.de

De BeleefTV

- De BeleefTV (Hrsg.) (2022). *Startseite*. Zugriff am 26.10.2023 unter: https://debeleeftv.com/de

ErlebnisTisch

- ErlebnisTisch (2023). *Startseite*. Zugriff am 26.10.2023 unter: https://www.erlebnistisch.de

MyndBoard

- MyndTechPro GmbH (Hrsg.) (2023). *Startseite*. Zugriff am 26.10.2023 unter: https://myndboard.com

15.6.3 Interaktiver Projektor

Ein faszinierendes Angebot liefern die sogenannten »Tovertafeln« (tover®) speziell für die Interaktion mit demenzkranken Personen. Hologramartig werden Bilder auf Tische zum Spielen projiziert. Die Bilder können mit den Händen bewegt und so kann mit dem System interagiert werden. Für diese Technik gibt es Angebote mit musikalischem Hintergrund, wie visualisiertes Trommeln oder das Berühren von tanzenden Noten. Die einfache Bedienung lässt Menschen mit eingeschränkten Fähigkeiten oder Demenz aktiv an der musikalischen Gestaltung beteiligen. Für dieses technische Angebot sind ebenfalls die Kosten im Einzelfall zu prüfen.

Tovertafeln für interaktive Spiele

- Tover GmbH (Hrsg.) (2024). *Die Tovertafel für Senioren mit Demenz*. Zugriff am 26.10.2023 unter: https://www.tover.care/de/tovertafel/senioren

15.6.4 Therapieball

Der Therapieball ichó enthält verschiedene musikalische Spiele und Übungen. So lassen sich über das Kippen und Drehen des Balls Töne erzeugen oder ganze Lieder aus fertigen Listen abspielen. Es sind zahlreiche musikalische Spiele oder Mitmachübungen im Konzept enthalten. Der Therapieball ist nur in einem Abo-Modell mit monatlichen Kosten ab sechs Monaten Laufzeit erhältlich.

Digitaler Therapieball ichó

- icho systems GmbH (Hrsg.) (2023). *Startseite*. Zugriff am 26.10.2023 unter: https://icho-systems.de/
- Johanniter-Unfall-Hilfe e. V. (Hrsg.) (2023). *ichó: digitaler Therapieball für Demenzkranke*. In: mitpflegeleben.de. Zugriff am 26.10.2023 unter: https://mitpflegeleben.de/themen-des-monats/icho-digitaler-therapieball-fur-demenzkranke

15.7 Was zu bedenken ist…

grundsätzliche Fragen

Vor der Anschaffung von digitalen Geräten und Anwendungen ist es hilfreich, grundsätzliche Fragen zu klären. Dadurch können Fehlanschaffungen vermieden und ein guter Betrieb ermöglicht werden. Leitfragen sind:

- Sind die technischen Voraussetzungen für das Gerät oder die Anwendung gegeben? (WLAN, Stromversorgung etc.)
- Passt das Produkt zum Bedarf vor Ort? (Alternativen und Auswahl vergleichen)
- Welche Kosten entstehen durch Anschaffung, Betrieb und Wartung? Wie lassen sich diese finanzieren?
- Wer kann das Gerät oder die Anwendung bedienen oder warten?
- Was muss für einen sicheren Betrieb beachtet werden? (Sicherheitszertifikate, TÜV-Siegel etc.)
- Wie kann das Gerät oder die Anwendung rechtssicher betrieben werden? (Bedingungen für Datenschutz, GEMA etc. gemäß den örtlichen Bestimmungen prüfen)

Sind diese Fragen geklärt, ermöglichen digitale Geräte und Anwendungen für Musik in der Altenhilfe flexible und interessante neue Möglichkeiten.

Literatur

Bundesministerium für Familie, Senioren, Frauen und Jugend (BMFSFJ) (Hrsg.) (2020). *Achter Altersbericht. Ältere Menschen und Digitalisierung.* Zugriff am 26.10.2023 unter: https://www.achter-altersbericht.de/fileadmin/altersbericht/pdf/aktive_PDF_Altersbericht_DT-Drucksache.pdf

Medienpädagogischer Forschungsverbund Südwest (mpfs) (Hrsg.) (2021). *SIM-Studie 2021. Senior*innen, Information, Medien. Basisuntersuchung zum Medienumgang von Personen ab 60 Jahren in Deutschland.* Zugriff am 26.10.2023 unter: https://www.mpfs.de/fileadmin/files/Studien/SIM/2021/Web_SIM-Studie2021_final_barrierefrei.pdf

Deutsche Alzheimer Gesellschaft e.V., Selbsthilfe Demenz (Hrsg.) (2021). *Tablets, Sensoren & Co. Technische und digitale Hilfen für das Leben mit Demenz. Praktische Hilfen für den Alltag.* Zugriff am 26.10.2023 unter: https://www.deutsche-alzheimer.de/fileadmin/Alz/pdf/Broschueren/Tablets_Sensoren_Co.pdf

16 Da ist Musik drin – von der Kraft und Bedeutung unserer Stimme in der Begleitung am Lebensende

Simone Viviane Plechinger

»Mama?!? – Mama??« Ihre kindliche, ängstliche Stimme klingt über den Krankenhausflur. Ich betrete ihr Zimmer und versuche, die Atmosphäre zu erfassen. Da sitzt sie mit ihren 81 Jahren in diesem High-Tech-Palliativbett, inklusive aller Kabel und Schläuche und piepsenden Perfusoren, die Beine ausgestreckt, nur ein klein wenig angewinkelt, mit nach vorn gebeugtem Rücken, gesenktem Kopf, den Blick auf ihren Händen. Da sitzt – vor meinem inneren Auge – das vierjährige Mädchen im Luftschutzkeller auf der Bank. Zusammen mit allen anderen. Es ist dunkel und stickig. Sirenengeheul.

»Mama?!?« – »Ich bin hier«, sage ich, nähere mich vorsichtig und knie mich vors Bett. Keine Reaktion. Kein Blickkontakt möglich. Behutsam lege ich meine Hand auf ihre Decke. »Schmerz da«, sagt sie nach einer gefühlten Ewigkeit, zwischen all ihren Rufen kaum hörbar und zeigt auf ihren Rücken. »Das kann ich mir gut vorstellen«, meldet sich eine arrogante, ach so erwachsene Stimme in meinem Kopf. Mir tut bereits nach fünf Minuten des Zusehens der Rücken weh. Wie töricht wäre es jetzt, auf diese Stimme zu hören, auf dieser Ebene der vermeintlichen Realität zu agieren, zu versuchen, sie dazu zu bewegen, in eine andere, bequeme Position zu kommen. Unser Körper ist nicht dement. Unser Körper vergisst nicht. Unser Körper erinnert sich.

Fast die ganze Nacht hat sie so dagesessen. Mit 4 und mit 81 Jahren. »Mama?!?« Ich streichle ihren Rücken und beginne, ein Wiegenlied zu summen. Spüre ihre Verspannung. Und ich spüre, dass er eine Brücke bauen kann, dieser eine Satz. Ich versuche, mir und meiner Stimme zu vertrauen. Ich beuge mich vor, schaue sie an und sage: »Du bist in Sicherheit.« Sie blickt auf und schaut mich an. »Ja?!« – »Ja. Du bist in Sicherheit.« Unter meiner Hand auf ihrem Rücken lockern sich kaum merklich ein paar wenige Muskeln. »Kann ich noch ein bisschen auf deinen Schoß?«, fragt sie mich leise. Ich lege mich zu ihr ins Bett, lifte behutsam alle Kabel und Schläuche, um sie so gut es geht zu mir heranzuziehen. »Du bist in Sicherheit.«[12]

Fallbeispiel von der Palliativstation

In Deutschland ist professionelle Musiktherapie seit mehr als 30 Jahren Teil des multidisziplinären Palliativgedankens, wenngleich die Studienlage noch

---

12 Simone Viviane Plechinger, Facebook-Blog »Herztöne«, Zugriff am 10.02.2023 unter http://www.simoneplechinger.de/herztoene.html.

überschaubar ist. Alle musiktherapeutischen Methoden, funktional wie emotional, haben zum Ziel, Lebensqualität von Menschen an deren Lebensende zu erhalten, im Kleinen wie im Großen. Dies findet im Kontext von Palliativstationen, spezieller ambulanter Palliativ-Versorgung (SAPV), in stationären Hospizen oder in palliativen Begleitungen in Seniorenheimen statt. Musik(-therapie) in Palliative Care dient dazu, diese Lebensqualität »hervorzukitzeln«, auch und gerade in Momenten, wo sie weit weg scheint. Musik(-therapie) lädt ein, sie hör- und erlebbar zu machen – für den Menschen, der begleitet wird, und gleichzeitig für alle, die in diesen Prozess eingebunden sind. Musik erfüllt unsere psychosozialen Grundbedürfnisse. Musik – verantwortungsvoll eingesetzt – kann uns Identität und Orientierung, Anerkennung und Selbstwert, Autonomie und Bindung, Körperkontakt und emotionale Offenheit sowie körperliches Wohlbehagen und Lust schenken. Musik ist in der Lage, Gefühle der Verbundenheit, Sicherheit und Geborgenheit zu vermitteln und uns auf diese Weise zu einem positiv(er)en Selbsterleben zurückzuführen. Im musikalischen Miteinander – sei es im Hören von biographisch bedeutsamer Musik, in einer Improvisation auf leicht spielbaren Instrumenten, beim Singen, Summen und Tönen – entsteht Begegnung. Jede gemeinsam geteilte Musik legt eine Spur, einen neuen Samen für uns als Begleiter, uns selbst auf das echte Erleben eines Momentes einzulassen. Über Musik können wir erleben, was es heißt, Teil der Atmosphäre zu sein und sie gleichzeitig mitzugestalten. Oft ist uns die Bedeutsamkeit von Musik im Alltag nicht bewusst.

Musik in der Begleitung von schwerkranken und sterbenden Menschen schenkt uns auch Sinnhaftigkeit im Moment. Musik wertet nicht. Musik unterteilt nicht in schwarz oder weiß, in richtig oder falsch. Wie wir sie hören, bleibt uns überlassen. Besonders in Liedern ist das pralle Leben einkodiert. In ihnen finden sich alle Lebensthemen wieder. Bedeutsames kann so angesprochen werden, ohne dass es weiterer Worte bedarf.

Dass Musik oftmals schon dort beginnt, wo wir sie nicht vermuten bzw. in unserer funktional ausgerichteten Welt nicht erinnern, kann für alle Begleiter und Begleiterinnen im palliativen Setting ein Schatz sein, den es zu heben lohnt. Musik ist mehr als ein gesungenes Lied. Musik ist mehr als der zweite Satz eines Klavierkonzertes, dem ich bewusst lausche. Musik ist mehr als die Erinnerung an das Schauen der Hitparade mit meiner Schwester in den 80er Jahren. Musik ist mehr als meine Schallplattensammlung, mehr als meine Freude am Streamingdienst und Musiktherapie ist mehr als die nette Abwechslung auf Palliativstation einmal in der Woche.

Musikalische Begegnungen in Palliative Care beginnen mit unserer Haltung, allem, was klingt, gegenüberzutreten. Musikalische Begegnungen beginnen mit den musikalischen Bausteinen unserer Sprache. So wie für ein Baby Klangfarbe, Melodie und Rhythmus seiner »Muttersprache« bedeutsam für seine Entwicklung sind, so sind es auch diese Bestandteile, die in der Begleitung am Lebensende Musik in unseren Ohren sein können.

Stimmung beeinflusst die Stimme

Stimme kommt von Stimmung. Unsere Stimme kann berühren, bewegen, nerven, beruhigen, auffordern u. v. a. m. Sie zeigt, wie es uns wirklich geht und lässt zahlreiche Rückschlüsse über unsere aktuelle Lebensqualität zu. Mit unserer Stimme transportieren wir Gefühle. Sind wir »stimmig« unterwegs, unterstreichen wir, WAS wir sagen wollen. Dabei ist die Art, WIE wir etwas sagen, noch bedeutsamer als das, WAS wir sagen. Auf unbewusster Ebene nimmt unser Gegenüber wahr, wie wir »gestimmt« sind. Verstellen ist zwecklos. Versuchen wir bspw. in einer Situation besonders höflich und liebevoll zu klingen, ohne es jedoch so zu meinen bzw. sind wir innerlich ganz anders gestimmt, genervt oder wütend, so nehmen wir uns nicht nur unseren eigenen Resonanzraum, unsere Stimme erschöpft sich auch schneller. Wir versuchen, mit unserer Stimme in eine Art »Singsang« zu kommen, es entwickelt sich eine Art »Kümmerstimme«, die unserer natürlichen, individuellen Stimmlage nicht entspricht; besonders wir Frauen in sozialen Berufen neigen dazu. Unter unserer vermeintlich zugewandten Art ist unsere Stimme spitz, nasal, scharf und drückt auf unseren Kehlkopf.

Unsere Stimmlippen befinden sich im Inneren unseres Kehlkopfes, einem Teil unseres Atemtraktes. Dieser bildet den Übergang vom Rachen zur Luftröhre im vorderen Halsbereich. Ganz intuitiv weiß unser Körper, wie viel Atemluft er zur Verfügung stellen muss, für das, was wir sagen wollen. Beim Sprechen treffen unsere Stimmlippen mittig aufeinander – Schwingung (Musik!) entsteht. Je schneller unsere Stimmlippen schwingen, desto höher ist der Ton. Bei tiefen, »männlichen« Stimmen schwingen sie ca. 120 Mal pro Sekunde, bei Frauen etwa doppelt so häufig, also ca. 240 Mal pro Sekunde!

Das Zusammenspiel all dieser Einzelbausteine ist jedoch nicht ausreichend, um Worte zu formulieren. Erst gemeinsam mit Mund, Nase, Rachen und dem Verstärken und Verformen der Klänge, die von unseren Stimmlippen erzeugt werden, entstehen die Worte, die wir sagen möchten. Mithilfe unserer Zunge und unseres Kiefers werden die Töne zu Worten geformt und dank unserer Nase als Resonanzraum verstärkt. Mehr noch: Unser gesamter Körper wirkt als Resonanzraum. Wir sind Musik!

Wir sind Musik

Menschen am Lebensende erspüren Atmosphären in einem besonderen Maße und sie reagieren unmittelbar darauf. Ob wir glücklich, gut gelaunt, gestresst, gereizt, genervt, entspannt sind – all das wird hörbar, und zwar in allen Nuancen, die uns auf der bewussten Ebene verborgen sind. Ohne dass wir singen, ein Lied anstimmen, gemeinsam einer Musik lauschen, gemeinsam Musik machen, sind wir mittendrin im Gestalten von Atmosphäre. Es ist also mehr als wertvoll, uns den Umgang mit unserer Stimme bewusst zu machen und ihr in ihrer Einzigartigkeit Gehör zu schenken. Der Klang meiner Stimme kann demnach eine Ursache für Unruhe, ein Indikator dafür und – wie in der Geschichte oben – ein Unterstützungsangebot im (Wieder-) Erlangen von Sicherheit und Geborgenheit sein.

Sind wir als Begleiter und Begleiterinnen in einem Team des Palliative Care – vom Arzt bis zum Reinigungspersonal – bereit, uns unsere Stimme und ihres Einsatzes bewusst zu machen und vor einer Begegnung auf unsere innere Stimme zu hören, so entfachen wir ein Feuerwerk an musikalischen Möglichkeiten mit dem intimsten aller Instrumente, das wir besitzen und das wir – was könnte einfacher sein – immer bei uns tragen. Sind wir mit unserer natürlichen Stimmlage verbunden und fühlen uns wohl, so

resonanzreiche Begegnung = stimmige Begleitung

überträgt sich diese Entspannung auf die gesamte Atmosphäre. Wir sind und bleiben resonanzreich, weil wir ohne große Anstrengung sprechen. Entsprechend ist es leicht für unser Gegenüber, uns zu hören, mit uns in Resonanz zu treten. Je freier unser Resonanzraum, umso besser für die wertschätzende Kommunikation und für alle Emotionen, die uns im Rahmen der Begleitung am Lebensende begegnen.

Stimmige Begleitung entsteht bspw. durch:

- den sensiblen Umgang mit Atmosphären und Geräuschen aller Art auf der Palliativstation, im häuslichen Umfeld, im Seniorenheim, im Hospiz und der Wahrnehmung, welche Emotionen diese in uns hervorrufen und möglicherweise in anderen hervorrufen können
- den bewussten Umgang mit unserer Stimme und dem Ziel, mit ihr für Geborgenheit und Sicherheit sorgen zu wollen
- unsere Körperhaltung und die Wahrnehmung unseres Körpers als einem Resonanzraum (tiefe Bauchatmung, direkte Aktivierung des Zwerchfells, Kopf auf Augenhöhe, sanftes Klopfen auf dem Brustkorb, um das Gewebe rund um unsere Lungen zu dehnen und freizumachen, mit warmem Wasser gurgeln, gähnen, um unsere Stimme zu »wecken«)
- singen, wann immer sich die Gelegenheit ergibt
- den Atemrhythmus des Gegenübers wahrzunehmen und versuchen, in seinem Atemrhythmus zu sprechen und/oder zu singen (beim Ausatmen des Gegenübers)

»Du bist in Sicherheit.« – Was für eine Musik in den Ohren der ängstlichen Dame in der Geschichte oben. Unsere Stimme ist Musik. Unsere Stimme kann Berge versetzen. Möge uns das immer bewusst sein.

Teil C: Praxis und Projekte

17 Chorarbeit in Alteneinrichtungen

Jutta Michel-Becher

17.1 Allgemeines

Montagmorgen – ich bin in Vorfreude: Meine Seniorenchorprobe steht bevor. Eine der schönsten Stunden der Woche. Bereits kurz vor der Chorprobe weht eine Energie von Zufriedenheit, Glück, Stolz und gute Laune durch die Reihen und auch durch die Einrichtung.

Das Grundkonzept ist einfach erklärt: Der Chor der Alteneinrichtung trifft sich einmal in der Woche für 70 Minuten zum mehrstimmigen Singen. Das Angebot ist gedacht für Bewohnerinnen und Bewohner, die Freude am gemeinsamen Singen haben. Viele haben langjährige Erfahrung im Chorsingen, bei einigen liegen diese Erfahrungen lange zurück, manche entdecken auch erst im hohen Alter das Singen im Chor, sind wissbegierig, wollen Neues lernen.

Das Schöne ist, dass durch das gemeinsame Tun ganz verschiedene Bedürfnisse befriedigt werden. Singen macht Spaß, fördert die Gemeinschaft, verbessert die Atmung, übt körperliche und geistige Fähigkeiten, knüpft oft an langjährige Erfahrungen an, es wirkt gegen Depression, bereichert den Heimalltag durch kleine Auftritte und kann dadurch Sinn stiften. Und Chorsingen ist eine wunderbare Möglichkeit, viele Seniorinnen und Senioren glücklicher zu machen. Es tut einfach gut, im gemeinsamen Klang aufzugehen. Viele Gründe, um sofort mit so einem Angebot zu starten!

Randnotizen: Motivation; offenes Angebot für alle Interessierten; Benefits des Chorsingens

17.2 Organisation und Konzeption

Förderlich für eine gelingende Chorarbeit in Alteneinrichtungen ist ein guter Kontakt zwischen Chorleitung, der Einrichtungsleitung und Pflegedienstleitung. Wecken Sie die Neugier und begeistern Sie die Heimleitung, das Projekt zu unterstützen. Überlegen Sie, wer den Chor leiten könnte, holen Sie sich kompetente Unterstützung von außen (fragen Sie bei Musikschulen, Gesangvereinen, Kirchenmusikerinnen/Kirchenmusikern oder beim regionalen Chorverband), wenn es niemanden im Heim gibt, der dafür in Frage kommt.

Wenn das geklärt ist, machen Sie Werbung für das Chorsingen. Fragen Sie im Haus herum und bei Angehörigen: Wer singt generell gerne, wer hat

Randnotizen: guter Kontakt zur Haus- und Pflegedienstleitung; Werbung für den Chor

früher im Chor gesungen? Plakate oder Flyer sind hilfreich, um einen Anfang zu machen und das Projekt zu bewerben. Die Bewohnerinnen und Bewohner zur Probe zu bringen und sie wieder zu holen ist aufwendig. Deshalb ist es sehr wichtig, bei vielen Zuständigen und Helfenden Begeisterung für den Chor zu wecken. Nach einigen gelungenen Proben werden alle feststellen, dass die Bewohnerinnen und Bewohner nach dem Singen zufriedener, entspannter und ruhiger sind und es wird dadurch einfacher, die Motivation für den Mehraufwand bei den Mitarbeitenden zu erhalten. Günstig ist es auch, wenn Sie das Angebot langfristig nach außen öffnen können und ältere Menschen aus dem Stadtviertel zur Teilnahme einladen.

Barrierefreiheit und Raumgestaltung — Eine Voraussetzung für einen gelingenden Start in die Chorarbeit im Haus ist ein größerer, gut belüfteter und barrierefreier Raum, der von allen Sängerinnen und Sängern problemlos zu erreichen ist. Er sollte gut beleuchtet sein und bestuhlt mit Stühlen, auf denen die Senioren aufrecht und bequem sitzen können. Platz für Rollstühle und Rollatoren je nach Bedarf sollte vorhanden sein. Bei wenigen Personen sollte im Halbkreis, mit den Herren in der Mitte, gestartet werden, bei einer größeren Gruppe in einer klassischen Choraufstellung: die Damen vorne in Sopran und Alt geteilt, die Herren dahinter, in Tenor und Bass. Gut ist auch jemand, der ein unterstützendes Begleitinstrument, ein Klavier, eine Gitarre oder ein Akkordeon, dazu spielen kann.

Terminierung — Ein fester Termin in der Woche für den Chor, am besten vormittags, ist hilfreich für alle Seiten: Die Bewohnerinnen und Bewohner gewöhnen sich daran, können sich darauf freuen und denken deshalb an den Termin, obwohl sie vielleicht sonst schon vieles vergessen. Die Pflege kann sich darauf einstellen, dass die Sängerinnen und Sänger zu dieser Zeit sinnvoll beschäftigt sind. Bei der Terminfindung ist zu beachten, dass der Chor nicht zeitgleich mit anderen Angeboten stattfindet, damit möglichst viele teilnehmen können.

Probezeit — Eine Probenzeit von 70 Minuten (30 Min. Probe, 10 Min. Pause, 30 Min. Probe) hat sich in einigen mir bekannten Seniorenchören bewährt. So können sich die Senioren gut konzentrieren und in der Pause soziale Kontakte aufbauen und pflegen. Ein Getränk in der Pause ist unerlässlich – für die Stimme und eben für die Kontaktpflege. Die Rüstigeren können z. B. den nicht so Beweglichen ein Glas Wasser mitbringen und bei der Gelegenheit gleich einen Plausch halten.

17.3 Methodik

Geduld und Humor — Nehmen Sie sich bei der Probe viel Zeit für alles. Besonders bei der Arbeit mit Senioren gilt: In der Ruhe liegt die Kraft. Viele Dinge brauchen im Alter einfach mehr Zeit. Wenn man sich dessen bewusst ist und mit Geduld und Humor an die Sache geht, fällt es leicht, gelassen zu sein und den Sängerinnen und Sängern diese für sie notwendige Zeit zu geben. Ihre achtsame Haltung wird dazu führen, dass sich auch die Chormitglieder untereinander aufmerksamer begegnen und sich, falls nötig, gegenseitig unterstützen.

Klare und deutlich gesprochene Ansagen sind wichtig. Motivieren Sie zu Leistung, aber überfordern Sie die Gruppe nicht. Die Freude am Tun muss immer im Vordergrund stehen. Gute Ergebnisse werden sich einstellen, wenn kein Druck entsteht und die Sängerinnen und Sänger gerne zur Probe kommen. Viele Wiederholungen, die für manche Chormitglieder nötig sind, werden für die Rüstigeren interessanter, wenn Sie immer wieder neue Aufgaben dazugeben, z. B. mal ganz leise singen, mal den Schwerpunkt auf gute Artikulation legen, mal eine (Hand-)Bewegung dazu machen lassen etc.

Ansagen

17.4 Literatur und Stimme

Altersgerechtes Notenmaterial hilft, um erfolgreiche Chorstunden zu halten. Das sieht so aus:

altergerechtes Notenmaterial

- Chorpartitur im Großdruck
- Übersichtliche Gestaltung
- Jede Stimme im eigenen System
- Die Texte aller Strophen unter jeder Stimme
- Strophennummern am Beginn jeder Zeile
- Strophentext abwechselnd normal/kursiv, um leichter in der Zeile zu bleiben
- Keine komplizierten Wiederholungen
- Möglichst wenige Blätterstellen und wenn, dann wohlüberlegt
- Zeilenwechsel am Text orientieren
- Angenehmes Gewicht

Achten Sie bei der Literaturauswahl darauf, dass sich der Stimmumfang bei den Damen im Bereich von g-d2 und bei den Herren von A-d1 bewegen. Bewährt hat sich für den Einstieg zweistimmiges Material und Kanons, um die Mehrstimmigkeit kennenzulernen. Langfristig ist die Dreistimmigkeit gut zu machen: zwei Frauenstimmen und eine Männerstimme, weil im hohen Alter oft weniger Männer als Frauen mitsingen. Die einzelnen Stimmen sollten wenige Sprünge enthalten, aber melodiös sein, dann fällt das Lernen der Melodien leichter. Schnelle Notenfolgen fallen im Alter schwerer.

Stimmumfang und Literatur

Inhaltlich ist alles erlaubt, was Spaß macht! Volkslieder, Schlager, Kanons, geistliche Lieder, Chants, Bekanntes und Unbekanntes. Wichtig ist, dass die Sätze so leicht sind, dass man gerade zu Beginn das gesamte Lied in einer Probe lernen kann und direkt ein Erfolgserlebnis hat. Wenn die Sängerinnen und Sänger dann erfahrener sind, darf das Proben eines Liedes ruhig auch länger dauern. Meiner Erfahrung nach bevorzugen die Chormitglieder lustige und fröhliche Lieder, die sie dann als Ohrwurm mit in die Woche nehmen können. Singen Sie ruhig zwischendrin auch mal ein bekanntes, einstimmiges Lied zur Entspannung.

Stimmbildung — Durch regelmäßige Stimmbildung zu Beginn jeder Probe können Sie Ihre Sängerinnen und Sänger fördern und auf Dauer einen ausgewogenen und schönen Chorklang erhalten. Es hat sich bewährt, aus den Bereichen Körperwahrnehmung, Atmung, Vokale, Konsonanten und Artikulation, Beweglichkeit der Stimme, Hinhören und Klingen jeweils eine oder zwei Übungen auf verschiedenen Tonhöhen zu machen, um die Stimme und den ganzen Körper in Schwung zu bringen. Generell lohnt es sich, die eine oder andere Bewegung mit einzubauen, um die Körperspannung zu optimieren. Gute Anregungen zur Stimmbildung, die auch für Laien gut umzusetzen ist, finden Sie u. a. in den Chorleiterbänden *Silberklang* und *Silberklang light* (Michel-Becher, 2018, 2023).

17.5 Weitere Aspekte

Menschen mit Demenz — Dementiell veränderte Menschen können lange noch an Proben teilnehmen, wenn man sie an den Termin erinnert oder sie im Zimmer abholt und zum Probenraum bringt. Sie haben besonders Freude an bekanntem Liedgut, bei dem sie oftmals noch einige Textstrophen auswendig können und damit glänzen können.

Zusammenhalt — Ein Chor in der Einrichtung kann das soziale Miteinander sehr beleben. Die Bewohnerinnen und Bewohner arbeiten an einem gemeinsamen Ziel, üben währenddessen kognitive und körperliche Fähigkeiten und ziehen auch seelisch Befriedigung aus der Begegnung und dem Aufgehen im harmonischen Klang der Stimmen. Die gemeinsame Aufgabe fördert den Zusammenhalt der Gruppe.

Auftritte und Ziele — Auftritt des Chores: Ja bitte! Kleine Auftritte gehören unbedingt zum Chorleben dazu – man möchte ja zeigen, was man gelernt hat. Dazu bieten sich viele Gelegenheiten: bei einem runden Geburtstag ein Ständchen bringen, einen Gottesdienst mit zwei bis drei Liedern gestalten oder bei einem Fest im Haus einen Beitrag leisten. Auftrittsmöglichkeiten finden sich immer. Werden Sie kreativ oder beziehen Sie die Sängerinnen und Sänger mit ein.

Die Außenwirkung eines Chores ist auch wertvoll: So kann dieser an vielen Stellen kleine musikalische Akzente setzen und das Heimleben bei oder durch Veranstaltungen bereichern. Davon profitieren dann alle Bewohnerinnen/Bewohner und Gäste des Hauses. Ein Chor verbreitet gute Stimmung und gewinnt in dem Zuge vielleicht auch direkt neue Interessierte.

Voraussetzung für einen gelungenen Auftritt ist vor allem, diesen organisatorisch und inhaltlich gut vorzubereiten. Dafür lohnt es sich, sich vorher folgende Fragen zu beantworten:

- Was ist laut Heim- oder Pflegedienstleitung ein günstiger Termin für den Auftritt?
- Ist der Auftrittsort barrierefrei? Stehen ggf. Stühle für alle bereit?
- Gibt es eine barrierefreie Toilette?
- Können alle Teilnehmenden den Ort problemlos erreichen?
- Ist der Auftrittsort gut beleuchtet?
- Legen Sie das Programm frühzeitig fest, damit sich die Chormitglieder darauf einstellen können.
- Geben Sie möglichst alle Informationen rund um den Auftritt den Beteiligten schriftlich mit (wann, wo, was, wie lang, Probe vorher etc.).
- Bereiten Sie in der Probe vorher die Noten in der Reihenfolge des Auftritts vor bzw. markieren Sie die Lieder im Buch mit nummerierten Klebemerkzetteln.

Die Länge eines Auftritts richtet sich oft nach den äußeren Gegebenheiten. Falls nicht die Möglichkeit gegeben ist, dass der Chor sitzen kann, versteht es sich von selbst, dass nur zwei bis drei Lieder möglich sind. Wenn der Chor dagegen im Sitzen auftreten kann, darf das Programm ruhig länger sein. Achten Sie darauf, dass das Programm den Chor nicht überfordert. Für den Auftritt sollten nur Lieder gewählt werden, die gut geprobt und entspannt gesungen werden können.

Offenes Singen ist eine gute Möglichkeit eines Seniorenchor-Konzertes. Der Chor trägt einige Stücke vor, das Publikum singt einige Lieder gemeinsam mit dem Chor. Dazwischen kann der Chorleiter oder eine andere Person etwas moderieren und zu den Liedern etwas erzählen. Vielleicht kann auch der eine oder andere Bewohner selbst ein Gedicht vortragen. Vielleicht gibt es auch Bewohnerinnen und Bewohner oder Angehörige, die ein Instrument spielen können und gern zwischendrin ein Stück zum Besten geben wollen. So entsteht ein buntes Miteinander, das alle belebt und erfreuen kann. Und oft ist jeder gelungene Auftritt eine wunderbare Werbeveranstaltung für den Chor und Sie können sich im Anschluss über neue Chormitglieder freuen.

offenes Singen

Montagmorgen – die Chorprobe ist zu Ende und die Chormitglieder gehen beschwingt ihres Weges in die Woche. Chorsingen ist einfach wunderbar, in jedem Alter.

Literatur und Empfehlungen

Hilfreiche Informationen und Literatur allgemein:

Deutsche Gesellschaft für Musikgeragogik (DGfMG e. V.) (Hrsg.) (o. J.). *Singen im Alter*. Zugriff am 02.05.2024 unter: www.dg-musikgeragogik.de/singen-im-alter.html/

Koch, K. (Hrsg.) (2020). *Handbuch Seniorenchorleitung. Grundlagen – Erfahrungen – Praxis.* Kassel: Bosse.

Zum Thema Stimmbildung:

Bengtson-Opitz, E. (2008). *Anti-Aging für die Stimme. Ein Handbuch für gesunde und glockenreine Stimmen.* Hamburg: Timon.
Hrasky, C. (Hrsg.) (2024). *Christiane Hrasky | Chordirigentin. Startseite.* Zugriff am 02.05.2024 unter: https://www.christiane-hrasky.de/schoener-singen-2/
Michel-Becher, J. (Hrsg.) Seniorenchorbuchreihe *Silberklang.* Mainz: Schott Music.

Notenmaterial und Chorbücher:

Ammer, P. et al. (Hrsg.) (2008). *Weitersingen! 100 Chorsätze für Ältergewordene.* Leinfelden-Echterdingen: Carus.
Bauer, S. (Hrsg.) (2011). *Einfach Vokal: Das Chorbuch.* München: Strube.
Betzner-Brandt, M. (2015). *High Fossility, Rock- & Popsongs mit Senioren.* Kassel: Bosse.
Koch, K. & Ratte, F. J. (Hrsg.) (2018). *Nun öffnet alle Tore weit. 60 Chorsätze zum Advent.* Kassel: Bosse.
Malitius, M. (2018). *Wer macht Frau Schmidt wieder fit? 50 Kanons für fidele Senioren und andere heitere Gemüter (Stabspiele ad lib.).* München: Strube.
Michel-Becher, J. (Hrsg.) (2018). *Silberklang. Das Seniorenchorbuch für dreistimmigen Chor (SAB) mit Klavier.* Mainz: Schott Music.
Michel-Becher, J. (Hrsg.) (2020). *Silberklang im Kirchenjahr. Das Seniorenchorbuch für dreistimmigen Chor (SAB) mit Klavier.* Mainz: Schott Music.
Michel-Becher, J. (Hrsg.) (2021). *Silberklang zur Weihnachtszeit. Das Seniorenchorbuch für dreistimmigen Chor (SAB) mit Klavier.* Mainz: Schott Music.
Michel-Becher, J. (Hrsg.) (2023). *Silberklang light. Das Seniorenchorbuch für zweistimmigen Chor und Klavier, Altblockflöte ad lib.* Mainz: Schott Music.
Pankoke, U., Corleis, W., Hrasky, C. (Hrsg.) (2018). *Einfach Singen. Kreative Wege zum mehrstimmigen Gemeindegesang.* München: Strube.

18 Integrative Musikangebote im stationären Bereich – Kooperationen mit Musikvereinen

Ute Konrad

18.1 Einführung

Die Geragogik »bezieht sich auf ein Gesellschaftsverständnis, das allen Menschen, in allen Lebensphasen, ein Recht auf Bildung und damit auch auf Teilhabe an öffentlich organisierten Lernangeboten zugesteht« (Bubolz-Lutz et al., 2022, S. 16). Dabei besteht allerdings eine deutliche Diskrepanz zwischen diesem Verständnis und dem tatsächlichen Angebot. So besteht weder ein flächendeckendes Angebot, das geragogischen Ansprüchen gerecht wird, noch sind die Zugangsvoraussetzungen für Menschen in allen Lebensphasen gleichermaßen gegeben. Auch im kulturellen Bereich mangelt es in Deutschland an Angeboten sowohl in öffentlichen als auch privaten Kultureinrichtungen, die methodisch und didaktisch für ältere und hochaltrige Menschen abgestimmt sind (vgl. de Groote & Nebauer, 2008, S. 89).

Diskrepanz zwischen Anspruch und Realität

Zugleich ist aber auch das Bemühen kulturpädagogischer Einrichtungen, auch senioren- oder generationenbezogene Angebote zu etablieren, hervorzuheben. In den vergangenen 15 Jahren, seit der Bestandsaufnahme von Kim de Groote und Flavia Nebauer (2008), etablieren sich zunehmend kulturgeragogische Angebote – auch im Bereich Musik (vgl. z. B. die Sammelbände von Wickel & Hartogh, 2019 und 2020). Diese Entwicklung ist besonders erfreulich, stellt kulturelle Bildung eine wichtige Zugangsmöglichkeit zur sozialen Teilhabe dar. In musikalischen Gruppenangeboten können die musikbezogenen Aktivitäten eng mit dem Aufbau von Beziehungsnetzwerken verbunden sein. So kann kulturelle Partizipation sich zugleich als soziale Teilhabe erweisen (vgl. Mulia, 2011).

Ausbau kulturgeragogischer Angebote

Musikalische Bildung als Teil kultureller Bildung kann dementsprechend als wichtiger Bestandteil sozialer und gesellschaftlicher Teilhabe betrachtet und gestaltet werden. Dies gilt unabhängig von Lebensalter oder Generationenzugehörigkeit. Jedoch haben Menschen je nach Lebensalter sehr unterschiedliche Voraussetzungen, was die Zugänge zum kulturellen, sozialen und gesellschaftlichen Leben betrifft. Vor allem »ältere Menschen sind häufig von vielschichtigen Exklusionsprozessen bedroht« (de Groote, 2019, S. 28). Dies spitzt sich bei zunehmender Vulnerabilität und bei Bewohnerinnen und Bewohnern von stationären Wohn- und Pflegeeinrichtungen zu. Die Strukturen kultureller Bildungsangebote werden in diesem Bereich dem »kulturpolitischen Anspruch, dass Kultur für alle Menschen zugänglich sein muss« (Karl, 2020, S. 127) häufig nicht gerecht.

Mangel an Angeboten im stationären Bereich

verschiedene Formate Sind die Menschen noch autark und vor allem mobil, ist ihnen der Zugang zu kulturellen Angeboten außerhalb des Hauses gut möglich. Je nach bestehenden Interessen und Kompetenzen der Menschen kann hier inzwischen aus einem zunehmend breiteren Angebot ausgewählt werden. Neben Formaten, die eine eher passive Teilnahme ermöglichen, existieren ebenfalls solche, die eine eher aktive Teilnahme erfordern. So kann sich die Möglichkeit der Teilhabe z. B. von der Rezeption von Musik zu Hause über Besuche kultureller Veranstaltungen wie Konzerten bis hin zur aktiven Mitwirkung in Instrumental- oder Vokal-Ensembles erstrecken.

aufsuchende Angebote Mit zunehmender Vulnerabilität durch kognitive und physische Einschränkungen und damit einhergehender Einschränkung der Mobilität, wie sie bei vielen Bewohnerinnen und Bewohnern von Altenwohn- und Pflegeeinrichtungen besteht, werden »aufsuchende Angebote« (vgl. Strube, 2012) zu einem wichtigen Baustein kultureller und sozialer Teilhabe. Solche Angebote können vielfältig gestaltet sein. Sie eint, dass sie die Adressatinnen und Adressaten in den Einrichtungen aufsuchen und nicht, wie es sonst bei musikalischen Bildungsangeboten – z. B. in Ensembleproben – üblich ist, der Weg zum Probenort außer Haus auf sich genommen werden muss. Aufsuchende Angebote im stationären Bereich können sich von der Gestaltung in den Gemeinschaftsräumen des Hauses bis hin zum Besuch im Zimmer erstrecken. Solche Angebote sind meist exklusive Angebote für die Bewohnerinnen und Bewohner. Sie richten sich speziell an der Zielgruppe und deren individuellen Bedürfnissen aus.

Wie bei vielen Angeboten für Erwachsene rücken auch hier »die Entfaltung künstlerisch-kreativer Potenziale, die persönliche Weiterentwicklung, aber auch das Wohlbefinden in das Zentrum« der Angebote (Dartsch, 2021, S. 4). »Insbesondere in der Arbeit mit älteren Menschen sind Prozesse der Sensibilisierung und Stabilisierung auf emotionaler, körperlicher, kognitiver und sozialer Ebene eingeschlossen« (Metz, 2020, S. 490, zit. n. Dartsch, 2021, S. 4). Für die Musik sind solche Angebote vor allem im elementar-musikpädagogischen Bereich etabliert.

niedrigschwellige Angebote, Ensembles und professionelle Formate Viele Angebote werden besonders niedrigschwellig und möglichst voraussetzungslos gestaltet, um jederzeit einen Einstieg oder auch unregelmäßige Teilnahmen zu ermöglichen. Daneben existieren in einigen stationären Einrichtungen auch feste Musikensembles, wie Veeh-Harfen-Ensembles, Chöre oder Singgruppen. Auch hier zeigt sich ein niedrigschwelliger Zugang, um der Heterogenität der Zielgruppe gerecht zu werden. Durch die häufig unsichere und unregelmäßige finanzielle Förderung kultureller Angebote in der Altenarbeit (vgl. Karl, 2020, S. 129 f.) sind professionelle Angebote jedoch oftmals den gut situierten Einrichtungen vorbehalten (vgl. Eppe & Sieben, 2007). Aufgefangen wird dies durch das Ehrenamt oder engagiertes Personal, das jedoch selten fachlich ausgebildet ist (vgl. Karl, 2020, S. 125). Eine überinstitutionelle

Kooperation zweier professioneller Einrichtungen könnte hier den Bedarf reduzieren.[13]

18.2 Proben von Musikvereinen als aufsuchende Angebote in der stationären Altenhilfe

Als eine Möglichkeit, diesem Dilemma Abhilfe zu schaffen, soll hier die überinstitutionelle Kooperation zwischen stationären Einrichtungen der Altenhilfe und Musikvereinen als Akteure musikalischer Bildung der Amateurmusik vorgeschlagen werden, die als aufsuchende Angebote gestaltet werden. Musikvereine bieten sich hier in besonderem Maße an, weil sie ohnehin schon eine bedeutende Rolle in der kulturellen Bildung im Alter einnehmen. So stehen im Bereich der organisierten Formen kultureller Angebote an erster Stelle die Vereine (vgl. Karl, 2020). Und hier sind es besonders die Musikvereine, die bis ins hohe Alter genutzt werden (vgl. ebd.). Daneben akquirieren Musikvereine regelmäßig und im besten Fall kontinuierlich musikalischen Nachwuchs, aus verschiedensten Altersgruppen und Generationen. Viele Musikvereine und Chöre werden durch ihre teilweise großen Altersspannen zu Orten intergenerativer Begegnung. Die Begegnung findet meistens in den Probenräumen oder bei Konzertveranstaltungen im Stadtteil statt und ist so vor allem noch mobilen Personen oder Personen mit einem besonders starken sozialen Unterstützungsnetzwerk möglich. Haben mobilitätseingeschränkte Personen keine Unterstützung dabei, Proben- und Konzertstätten aufzusuchen, ist ihnen die Teilnahme an den Angeboten der Musikvereine nicht (mehr) möglich.

Musikvereine als Möglichkeit aufsuchender Angebote

Unter Umständen bestehen Kooperationen zwischen stationären Wohn- und Pflegeeinrichtungen, die darauf ausgelegt sind, dass Feste im Haus oder besondere Feiertage musikalisch gestaltet werden. Ein regelmäßiges Angebot, das die Bewohnerinnen und Bewohner in die Ensemblearbeit integriert, besteht dann jedoch kaum. Hier ist ein Umdenken notwendig, um die Kooperation auf Augenhöhe zu gestalten.

Kooperationsmöglichkeiten

Aufsuchende Angebote sind ein wichtiger Bestandteil der Gestaltung von Teilhabe im stationären Bereich. Musikvereine können als aufsuchendes Angebot gestaltet werden, selten geschieht dies jedoch von vornherein mit

Herausforderungen bei der Probenarbeit

---

13 Exemplarisch hat die bestehende Zusammenarbeit zwischen dem Posaunenchor Ronsdorf e. V. und dem Diakoniezentrum Ronsdorf Anlass gegeben, Ansatzpunkte für die Weiterentwicklung von Angeboten kultureller Bildung auch für Menschen mit zunehmender Vulnerabilität im Alter zu finden und theoriebasiert zu erarbeiten, welche geragogisch-didaktischen Ansätze hier fruchtbar werden können und wie das in der Praxis gewinnbringend umgesetzt werden kann. Dabei soll angeregt werden, Möglichkeiten von Musikvereinen und der Arbeit mit alten Menschen weiterzudenken.

der Intention, die Probe als einen integrativen Ort für Teilhabe im Alter zu gestalten. Wie oben bereits genannt, scheitert die Gestaltung aufsuchender Musikangebote häufig an den finanziellen Mitteln, um im stationären Bereich regelmäßig professionelle Angebote zu etablieren. Musikvereine können derweil ebenfalls vor finanziellen Herausforderungen stehen. Neben einer hauptamtlichen musikalischen Leitung, Instrumenten und Notenmaterial stellt die Finanzierung angemessener Räumlichkeiten einen großen finanziellen Posten dar. Die Vereine benötigen Lagerplatz für Instrumente und Notenmaterial sowie einen Probenraum von ausreichender Größe und Akustik. Eine Kooperation zwischen einem (Blas-)Musikverein und einer Alteneinrichtung könnte finanzielle und personelle Ressourcen auf beiden Seiten schützen, wenn der Verein Räumlichkeiten der Alteneinrichtung nutzt, und dabei z. B. im Rahmen von Proben den Bewohnerinnen und Bewohnern den Zugang zur musikalischen Teilhabe ermöglicht.

18.3 Partizipationspotenzial in offenen Proben als integrative Angebote

Bisher war die Musikgeragogik weniger in der Ensemblearbeit als vielmehr deutlich in der elementaren Musikpädagogik verortet. In diesem Bereich bestehen allerdings erprobte Ansätze und Konzepte, die auch im Ensemblebereich fruchtbar werden können. Denn bei einer offenen Gestaltung der integrativen Ensemblearbeit in den Räumlichkeiten der stationären Altenhilfen werden auch die Zielvorstellungen der elementaren Musikpädagogik inkludiert: So werden die kreativen Potenziale, über die Menschen aller Altersstufen verfügen, genutzt und die Menschen durch die aktive Einbindung in die Ensemblearbeit »als Mitgestaltende nach ihren Möglichkeiten einbezogen« (Metz, 2020, S. 490).

Chancen und Grenzen soziokultureller Teilhabe

Musikvereine wurden bisher erst wenig unter dem Aspekt der soziokulturellen Teilhabe für verschiedene Generationen betrachtet. Für die Gestaltung eines integrativen Angebots für alle Bewohnerinnen und Bewohner im stationären Bereich kommt die Frage nach der soziokulturellen Teilhabe von Personen, die an Proben oder Aufführungen teilnehmen, aber nicht aktivmusizierender Teil des Ensembles sind, hinzu. Während bei Konzerten die Ergebnisse der Probenarbeit präsentiert werden, steht in offenen Proben weniger die Perfektion im Vordergrund als vielmehr Einblicke in die Arbeitsprozesse und das Entstehen der Stücke. Offene Proben können konzeptionell und didaktisch aufbereitet sein, indem beispielsweise die Proben geleitet und durch Erklärungen zur Probenarbeit einem Publikum ein vertieftes Verständnis des Entstehungsprozesses in der Konzertvorbereitung vermittelt wird. Bei einer (regelmäßigen) offenen Probe im stationären Bereich ist dabei aus musikgeragogischer Perspektive vor allem auch die musikalisch-kulturelle Teilhabe der Bewohnerinnen und Bewohner intendiert. Dabei steht die Tür jederzeit offen, um den Proben beizuwohnen. Offene Proben werden dann nicht mehr als Exklusivangebot gestaltet, sondern als integrativer oder gar inklusiver »Normalzustand« im Rahmen der Kooperation. Die Teilhabe an der Ensemblearbeit kann sich dabei über ein breites Spektrum, von einer ausschließlich hörenden Teilhabe bis hin zu einer aktiven, musizierenden Teilnahme an der Probenarbeit erstrecken.

Es gibt unterschiedlich stark ausgeprägte Partizipationsmöglichkeiten musikalisch-kultureller Teilhabe:

Stufen der Partizipation

1. *Hörende Teilnahme:*
   Es ist möglich, den Proben hörend beizuwohnen. Eine Interaktion zwischen dem Ensemble und Teilnehmenden ist nicht intendiert.
2. *Aufgeklärt-hörende Teilnahme:*
   Personen, die hörend an den Proben teilnehmen, werden durch das Ensemble – zumeist durch die musikalische Leitung – über die Prozesse aufgeklärt. Es werden Probenschritte erklärt und Hintergrundinformationen gegeben.
3. a) *Partizipativ-hörende Teilnahme:*
   Personen, die hörend an den Proben teilnehmen, werden in die Prozesse eingebunden. Es findet eine wechselseitige Kommunikation statt. So können z. B. Fragen gestellt oder Musikwünsche geäußert werden.
   b) *Hörend-beobachtende Teilnahme im Ensemble:*
   Es wird eine hörende Teilnahme ermöglicht, bei der die Gäste nicht auf den Publikumsplätzen sitzen, sondern inmitten der Ensembles. Dies ermöglicht eine neue (akustische, optische, emotionale, ästhetische) Perspektive. Hier bedarf es zunehmend einer Einbindung der Ensemblemitglieder. Erklärungen liegen nicht mehr zentral bei einer Person (zumeist der musikalischen Leitung), sondern werden zusätzlich durch die Musikerinnen und Musiker in der Nähe gegeben. Das Ensemblegefüge wird dabei allein durch die Sitzordnung verändert, was die Gefahr birgt, dass eine solche Teilnahme per se als Störung empfunden werden kann – sowohl durch die Ensemblemitglieder als auch durch die musikalische Leitung.

Auf Stufe 3a und b ist freilich die Partizipation der hörenden Teilnehmenden, je nach Probenphasen, unterschiedlich stark ausgeprägt.

4. *Aktiv-musizierende Teilnahme:*
   Bewohnerinnen und Bewohner, die ein entsprechendes Instrument beherrschen, nehmen aktiv musizierend an den Proben Teil und werden so zu Mitgliedern des Ensembles auf Zeit. Ebenso wie auf Stufe 3b ist hier eine große Bereitschaft der Mitglieder des Ensembles erforderlich, unterstützend aktiv zu werden. Die aktiv-musizierende Teilnahme kann, je nach Leistungsvermögen, bei der Probenarbeit verbleiben, aber auch eine vollständige Inklusion in das Ensemble bzw. in inklusive Konzerte ist möglich.

Nehmen Menschen mit zunehmender Vulnerabilität, sowohl im kognitiven wie auch physischen Bereich, aktiv an den Proben teil, braucht es die Bereitschaft zur Unterstützung aus dem gesamten Ensemble.

Konzepte methodisch und didaktisch anpassen

Eine überinstitutionelle Kooperation kann also zu einer kulturellen Teilhabe der Bewohnerinnen und Bewohner führen, wenn die Probenarbeit der Ensembles durch Partizipationsmöglichkeiten auf verschiedenen Stufen integrativ gestaltet wird. Dazu ist es erforderlich, die Ensemblearbeit nicht nur örtlich am Haus zu verankern. Vielmehr erscheint es sinnvoll, die Probenarbeit sowie die Aufführungspraxis strukturell methodisch und didaktisch so anzupassen, dass Partizipationsmöglichkeiten geschaffen werden und auch nicht musizierende Teilnehmerinnen und Teilnehmer aktiv in die Probenarbeit einbezogen werden. Dann kann durch eine Kooperation zwischen Ensembles mit den örtlichen Altenwohn- und Pflegeeinrichtungen eine Möglichkeit geschaffen werden, »die kulturelle Teilhabe und damit […] die Lebensqualität von älteren Menschen auch in Pflegeeinrichtungen zu verbessern« (BAGSO, 2019, S. 6) und z. B. einen Generationendialog im Rahmen der Ensemblearbeit zu initiieren.

Potenzial der Kooperation zwischen Einrichtungen und der Amateurmusik

Die hier angestellten Überlegungen zu überinstitutionellen Kooperationen sollen Ansatzpunkte für die Weiterentwicklung von Angeboten kultureller Bildung auch für Menschen mit zunehmender Vulnerabilität im Alter sein und dazu anregen, die Möglichkeiten von Amateurmusikensembles oder anderen Akteurinnen und Akteuren kultureller Bildung und der Arbeit mit alten Menschen innerhalb dieser Vereine weiterzudenken. Denn bei einem solchen Angebot muss es sich nicht in erster Linie um ein Angebot für ältere Menschen ausschließlich im stationären Bereich handeln. Vielmehr handelt es sich um eine Kooperation, die eine niedrigschwellige Begegnung in verschiedenen Bereichen und Generationen ermöglicht. Eine Kooperation zwischen Einrichtungen der stationären Altenhilfe und Akteurinnen und Akteuren kultureller Bildung im öffentlichen Raum bietet Ansatzpunkte für die Entwicklung eines partizipativen, integrativen Konzeptes, das für die Weiterentwicklung von Angeboten kultureller Teilhabe, z. B. auch im ländlichen Raum, gewinnbringend sein kann.

Literatur

Aner, K. & Karl, U. (Hrsg.) (2020). *Handbuch Soziale Arbeit und Alter.* 2., überarb. und aktual. Aufl. Wiesbaden: Springer VS. doi: 10.1007/978-3-658-26624-0

BAGSO – Bundesarbeitsgemeinschaft der Seniorenorganisationen e. V. (Hrsg.) (2019). *Kunst und Kultur als Schlüssel zur Teilhabe von Menschen in Pflegeeinrichtungen: GERAS-Wettbewerb 2019* (Themenheft). Bonn: BAGSO.

Bubolz-Lutz, E., Engler, S., Kricheldorff, C., Schramek, R. (2022). *Geragogik. Bildung und Lernen im Prozess des Alterns. Das Lehrbuch.* 2., erw. und überarb. Aufl. Stuttgart: Kohlhammer.

Eppe, C. & Sieben, G. (2007). »*Entfalten statt liften*«. *Erfahrungen und Ergebnisse aus dem Projekt mehrkultur55plus in Nordrhein-Westfalen*. mehrkultur 55plus. Zugriff am 05.03.2021 unter: https://issuu.com/ibk-kubia/docs/publikation_mehrkulturnetz/35

Groote, K. de & Nebauer, F. (2008). *Kulturelle Bildung im Alter. Eine Bestandsaufnahme kultureller Bildungsangebote für Ältere in Deutschland.* München: kopaed.

Groote, K. de (2019). *Kulturelle Bildung im Alter.* In: Ross, F., Rund, M., Steinhaußen, J. (Hrsg.) *Alternde Gesellschaften gerecht gestalten: Stichwörter für die partizipative Praxis* (S. 37–46). Opladen u. a.: Barbara Budrich.

Karl, U. (2020). *Kulturelle Bildung und Kulturarbeit mit älteren und alten Menschen.* In: Aner, K. & Karl, U. (Hrsg.) *Handbuch Soziale Arbeit und Alter* (S. 119–132). 2., überarb. und aktual. Aufl. Wiesbaden: Springer VS.

Lüscher, K. (2010). *Ambivalenz der Generationen: Generationendialoge als Chance der Persönlichkeitsentfaltung.* Erwachsenenbildung: Vierteljahresschrift für Theorie und Praxis, 56(1), 9–13.

Metz, J. (2020). Seniorinnen und Senioren (Zielgruppe). In: Dartsch, M., Meyer, C., Stiller, B. (Hrsg.) *EMP kompakt. Kompendium der Elementaren Musikpädagogik. Teil 1. Lexikon* (S. 488–494). Innsbruck/Esslingen: Helbling.

Mulia, C. (2011). *Kirchliche Altenbildung: Herausforderungen – Perspektiven – Konsequenzen.* Praktische Theologie heute: Bd. 110. Stuttgart: Kohlhammer. Zugl.: Mainz, Univ., Diss., 2010.

Strube, A. (2012). *Soziale Altenarbeit in ländlichen Räumen. Selbstorganisation, Empowerment und staatliche Aktivierungsstrategien.* In: Debiel, S., Engel, A., Hermann-Stietz, I. et al. (Hrsg.) *Soziale Arbeit in ländlichen Räumen* (S. 237–249). Wiesbaden: VS Verlag für Sozialwissenschaften.

Wickel, H.H. & Hartogh, T. (Hrsg.) (2019). *Musikgeragogik in der Praxis: Musikinstitutionen und freie Szene* (Bd. 5. Musikgeragogik). Münster: Waxmann.

Wickel, H.H. & Hartogh, T. (Hrsg.) (2020). *Musikgeragogik in der Praxis: Alteneinrichtungen und Pflegeheime* (Bd. 7. Musikgeragogik). Münster Waxmann.

19 Drum Circle: Rhythmus pur – wir verbinden Menschen[14]

Ricarda Raabe

»Der Trommelschlag des Herzens ist die erste Musik, die der Mensch im Mutterleib wahrnimmt. Deshalb berühren uns vor allen Dingen Trommeln und die Stimme. Ich glaube, dass Musik die Kraft hat, dich mit dir selbst in Verbindung zu bringen. Und wenn Du selbst mit Dir in Verbindung bist, dann kannst Du es auch mit Deiner Außenwelt sein.«
(Eugene Skeef, Musiktherapeut, zit. n. Becker, 2001, S. 164)

19.1 Faszination der Trommel

Ursprünge des Trommelns

Trommeln gibt es schon sehr lange. Ihre Existenz reicht mindestens bis ins Jahr 5.800 v. Chr. zurück, wie erste Darstellungen im antiken Anatolien bzw. Kleinasien beweisen (vgl. Redmond, 1999, S. 71), und es scheint, als habe der Mensch einen Urinstinkt, wenn er eine Trommel sieht. Sie motiviert, die Hände auf ihr Fell zu legen oder auf ihr Fell zu schlagen und zu hören, wie sie klingt – einfach aus purer Freude und Lust am Tun.

Trommeln werden körperlich wahrgenommen, sie sind leicht handhabbar, ausdrucksstark und haben einen immensen Aufforderungscharakter. Sie üben eine hohe Anziehungskraft aus und führen zu schnellen Erfolgserlebnissen. Notenkenntnisse sind nicht erforderlich (vgl. Becker, 2001, S. 174).

Die Klänge von Trommeln haben Auswirkungen auf Puls, Kreislauf und auf das subjektive Wohlbefinden. Ältere Menschen und Menschen mit Demenz begeistern sich gleichermaßen für die Trommel und können an Drum-Circle-Angeboten teilnehmen.

---

14 Die Erstveröffentlichung des Artikels erfolgte in: Raabe, R. (2020). *Drum Circle: Rhythmus pur – wir verbinden Menschen.* In: Wickel, H. H. & Hartogh, T. (Hrsg.) *Musikgeragogik in der Praxis. Alteneinrichtungen und Pflegeheime* (S. 95–102). Münster: Waxmann. Mit freundlicher Genehmigung des Verlages.

19.2 Drum Circle – was ist das?

»Rhythmus ist überall. Rhythmus bringt uns Energie. Rhythmus bringt uns Leben. Bleib im Rhythmus – bleib am Leben!« (Arthur Hull, Villa Albrecht, 2016)

In einem Drum Circle kommen ganz unterschiedliche Menschen zusammen, um gemeinsam zu trommeln und zu musizieren. Es ist ein umfassendes Konzept, in dem die Teilnehmerinnen und Teilnehmer ihr kreatives Potenzial durch Integration, Kooperation und Anerkennung voll ausschöpfen können (vgl. Hull, 2006; Kalani, 2007). Angeleitet wird dieses heitere Rhythmus-Event durch einen Facilator bzw. eine Moderatorin oder einen Moderator.

Drum Circle mit Potenzial zur Integration

Der Drum Circle ist eine sehr geeignete Methode, da sie einen innovativen, inklusiven, intergenerativen und kultursensiblen Ansatz verfolgt, der sich in den letzten Jahren zunehmend etabliert hat. Die Methode setzt ein ganzheitliches Menschenbild voraus, orientiert sich an der Lebenswelt der Mitwirkenden, geht auf die Kompetenz und das Anforderungsniveau der Teilnehmenden ein und fördert die Kommunikation. Ein Drum Circle lebt von der inneren Haltung des Drum-Circle-Moderators bzw. der Drum-Circle-Moderatorin. Frei von Bewertungen, umgeben von einer achtsamen, respektvollen und wertschätzenden Atmosphäre werden Aspekte der Validation mit einbezogen (vgl. Hartogh & Wickel, 2008).

Atmosphäre und Validation

Ein Drum Circle ist Musik aus dem Moment heraus!

Menschen, die an einem Drum Circle teilnehmen, sind sozial aktiver, möchten sich unterhalten und haben Lust zu singen, zu tanzen und sich zu bewegen. Der Drum Circle ermöglicht den Teilnehmerinnen und Teilnehmern, Freude direkt auszudrücken oder aufgestaute Emotionen zu befreien. Wir erleben es immer wieder, wie Stress abgebaut wird und nach einem Drum Circle die Menschen wacher, kommunikativer, gelöster und entspannter sind. Diese Stimmung ist oft noch für mehrere Stunden in der Einrichtung zu spüren.

Gemeinsam gestaltete Musik zu genießen, sich auf leicht spielbaren Instrumenten auszudrücken, scheint bis ins hohe Alter ein Bedürfnis zu sein. Manchmal können sich die Menschen nicht an die Namen der Kinder oder Ehepartnerinnen oder Ehepartner erinnern – aber die Gemeinschaft in einem Drum Circle aktiv zu erleben und musikalisch mitzugestalten ist möglich und macht allen sichtlich Freude.

Wichtig ist, dass ein Drum Circle als ein *offenes Angebot* verstanden wird. Das bedeutet, dass von Anfang an eine Struktur geschaffen und eine Haltung gelebt wird, die alle mit einbezieht, nämlich Bewohnerinnen und Bewohner, Tagespflegegäste, Mitarbeitende aus den Bereichen Betreuung, Pflege, Assistenz und Hauswirtschaft, Bundesfreiwillige, Angehörige, Mieterinnen und Mieter aus dem Wohnen mit Service, Gemeindemitglieder aus der Kirche und ehrenamtlich Engagierte aus der Nachbarschaft.

offenes Angebot

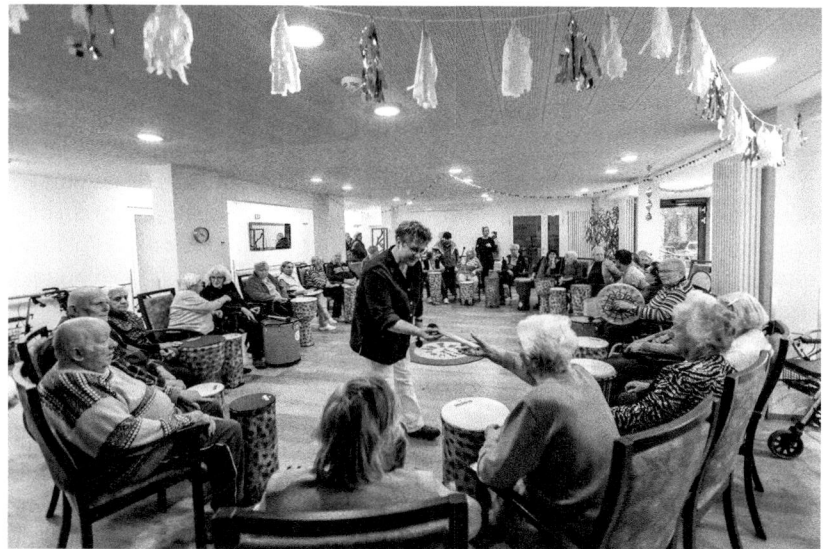

Abb. 19.1: Vorbereitung des Drum Circles (Foto: Jörg Farys, DIE PROJEKTOREN, Berlin)

19.3 Aufgaben der Facilitatorinnen und Facilitatoren

Drum-Circle-Facilitatorinnen oder -Facilitatoren (to facilitate = ermöglichen, erleichtern, fördern) schaffen einen Raum und eine positive Umgebung, in der alle willkommen sind. Sie dienen der Gruppe und kreieren eine Atmosphäre, in der sich alle wohlfühlen, ihre Persönlichkeit entfalten und ihre Gefühle ausdrücken können (vgl. Higgins, 2017, S. 53–58). Sie arbeiten mit dem Potenzial der Gruppe und bringen in der Regel kein Wissen ein, d. h. sie vermitteln keine klassischen Rhythmen und Trommeltechniken. Es handelt sich nicht um einen Trommelkurs im herkömmlichen Sinne.

Körpersprache und Haltung

Drum-Circle-Faciliatoren geben mittels der Körpersprache (Mimik und Gestik) Anleitung zum aktiven Musizieren, stärken das Selbstbewusstsein der Teilnehmenden, empowern Menschen, sich selbst auszudrücken, und nehmen durch die innere Haltung (Wertschätzung, Achtsamkeit, Authentizität, Humor, Leichtigkeit) positiven Einfluss auf die Lebensqualität und Lebenszufriedenheit der Mitwirkenden.

19.4 Drum Circle – vom Chaos zum Groove!

»Nachweisbar ist das Herz das erste und absolut älteste Rhythmusinstrument überhaupt und man darf davon ausgehen, dass der Mensch schon vor dem Musizieren einen angeborenen Rhythmus in sich hatte und seinen Körper als Rhythmuserzeuger benutzte« (Köhler, 2014, S. 19).

Es ist zwar noch nicht im Detail erforscht, wie sich Rhythmus, Trommeln und Musik im Allgemeinen auf das Gehirn auswirken, jedoch wissen wir um Phänomene der Synchronisation, dem Herstellen von Gleichlauf oder auch Teilen der gemeinsamen Zeit. Bei vielen Gruppenaktivitäten können solche Synchronisationsprozesse beobachtet werden (z. B. applaudierendes Publikum, Angleichen des Herzschlages in Atem- und Yogagruppen). Dies erleben wir ebenfalls in einem Drum Circle. In kürzester Zeit haben sich die Menschen synchronisiert, spüren denselben Beat, fühlen den Groove und schweben auf einer gemeinsamen rhythmischen Welle. Auf diesen Prozess können Moderatorinnen und Moderatoren vertrauen und die positiven Auswirkungen des Trommelns gelten gleichermaßen für Menschen mit dementiellen Veränderungen.

Rhythmus als Ausgangsbasis

19.5 Drum Circle – eine Einladung zur Improvisation

Ein Drum Circle ermöglicht Improvisation. Hier können eigene Regeln aufgestellt werden. Eine Improvisation zeichnet sich dadurch aus, dass jeder und jede sofort mitmachen kann. Alles, was klingt, wird als Musik akzeptiert und wertgeschätzt. Ein breites Angebot an unterschiedlichen Instrumenten steht aus diesem Grunde zur Auswahl. So können sich die Teilnehmenden das Instrument aussuchen, das sie spielen möchten, und intensiv in den Prozess des spielerischen Entdeckens einbringen. In einem Drum Circle sind alle Teilnehmenden gleichermaßen Musizierende, Komponistinnen oder Komponisten und Zuhörerende in *einer Person*. Ein Drum Circle fördert auch die Kreativität, Spontanität, Lebendigkeit, Kommunikation und Entfaltung von Menschen mit Demenz.

Kreativitätsförderung

Beim Trommeln sind es »Lebensimpulse, die in den Raum geschickt werden; sie werden aufgefangen, absorbiert, verklingen, werden beantwortet; schnell und langsam, laut und leise, gedämpft und scharf, schüchtern und aufdringlich [...]. Der ganze Körper wird mit einbezogen – die Arme, die Schultern, der Rücken, die Füße, alles wird warm. Trommeln heißt: das Leben spüren. Lebendig sein; Leben« (Meyberg, 1984, S. 258).

19.6 Instrumente

Im Drum Circle finden hauptsächlich unterschiedliche Trommeln und verschiedene Perkussions- und Effektinstrumente Verwendung. In der Erweiterung kommen melodische Instrumente dazu. Bewohnerinnen und Bewohner bringen sich auch gerne mit ihren eigenen Instrumenten ein. Als Trommel- und Schlaginstrumente bieten sich an: Bass-Trommeln (Surdo, Dundun, Bahia-Drum), Standtrommeln (Djembe, Timba, Conga, Caixon), Rahmentrommeln mit Schlägeln sowie die Tischtrommel, die perfekt geeignet ist für Gruppenaktivitäten. Empfohlen werden Trommeln, die sich *platzsparend ineinander stapeln* lassen. An Perkussions- und Effektinstrumenten können Rasseln, Schellenkränze, Shaker, Schütteleier, Holzagogos, Holzblöcke und Claves dazukommen.

Einbezug tonaler Instrumente

Für Melodiespiel eignet sich die Pentatonik, denn Instrumente mit einer fünftönigen Stimmung sorgen stets für einen harmonischen Klang. Unabhängig davon, welche Töne in welcher Reihenfolge gespielt werden, es passt immer. Gerade ältere Menschen lieben es, sich auf diesen Instrumenten auszudrücken, da sie intuitiv spüren, dass sie nichts falsch machen können. Melodieinstrumente bereichern den Drum Circle sehr, animieren und motivieren die Teilnehmerinnen und Teilnehmer, die gehörten Melodien spontan mitzusummen oder mitzutönen. Hier entstehen sehr berührende Momente. In der alltäglichen Praxis nutzen wir die Töne C–D–E–G–A und stellen dafür Handchimes, Pushbells und Alt-Metallophone zur Verfügung.

Gestaltung von Parametern

Solche erlebnisreichen und leicht umzusetzenden Momente können beispielsweise entstehen, wenn der oder die Drum-Circle-Facilitatorin mit der »5 Bell Pentatonic« vom Kreis aus solistisch spielt und so den Kontakt zu allen Spielenden hält. Mit Hilfe der Körpersprache kann weiter Einfluss auf Dynamik, Beat und Lautstärke genommen werden.

19.7 Drum Circle in der Praxis

19.7.1 Vorbereitung

Zu Beginn empfiehlt es sich, die Leitungsebene in Alteneinrichtungen einzubeziehen und für die Idee zu gewinnen und zu begeistern. Dann lässt sich der Drum Circle für alle Beteiligten positiv und frei von Stress etablieren. Ein klein wenig Mut zum »Lärm« ist sicherlich auch eine gute Voraussetzung, denn es kann durchaus ab und zu laut werden.

Im nächsten Schritt geht es um die Klärung folgender Fragen rund um das Angebot:

- Wo: Ort, Raum, Stellplan, Platz für Rollstühle, Akustik, Lärm, Lagerung der Instrumente
- Wann: Tag, Uhrzeit, Dauer, Turnus
- Wer: Zielgruppe, bei der Einladung möglichst an alle Bewohnerinnen und Bewohner denken

Aufstellung der Stühle

Die Stühle sind gemäß der Anzahl der Teilnehmenden kreisförmig gestellt. Platz für Menschen mit Rollstühlen ist eingeplant. Der Kreis hat zwei Lücken gegenüberliegend, sodass einzelne Teilnehmerinnen die Möglichkeit haben, jederzeit den Drum Circle zu verlassen oder auch neue Interessentinnen/Interessenten dazukommen können. Wichtig sind die freien Plätze auch für den bzw. die Facilitatorin, so besteht die Möglichkeit, jederzeit aus dem Drum Circle herauszugehen, von außen zu beobachten, Instrumente auszutauschen, neue Instrumente in den Kreis zu bringen und die Gruppe auch mal alleine trommeln zu lassen.

Die Trommeln, Perkussions- und Effektinstrumente sind an den Plätzen verteilt. Die Melodieinstrumente kommen je nach Atmosphäre und Stimmung später dazu oder werden auch mal weggelassen.

Begrüßung

Wenn die Teilnehmenden zum Drum Circle kommen, werden sie persönlich begrüßt und zum Wunschplatz begleitet. Wenn Einzelne die Instrumente ausprobieren und anfangen zu trommeln, dann ist das gut, begrüßenswert und erlaubt. Wenn es ruhig ist oder gesungen wird, ist das auch in Ordnung. Es wird mit dem gearbeitet, was die Teilnehmenden im Drum Circle geben.

19.7.2 Warm-ups

- Call and Response: vorklatschen – nachklatschen, vorsprechen – nachsprechen, vortrommeln – nachtrommeln
- Rhythmical: »Guten Morgen« (vgl. Filz & Moritz, 2013, S. 93). Rhythmicals sind sinnvolle Textbausteine, die im Rhythmus gesprochen werden. Hier können auch ganz eigene Kreationen und rhythmisch gesprochene Texte entstehen.
- Singen: Zur Begrüßung kann ein Lied gesungen werden, während eines Drum Circles können aber auch Lieder rhythmisch auf den Instrumenten begleitet werden.
- Bodypercussion: leichte Übungen im Call and Response Stil, z. B. 4 x klatschen, 4 x auf den Oberschenkeln patschen, 4 x mit dem rechten Fuß und 4 x mit dem linken Fuß stampfen.

Oft kann der bzw. die Facilitatorin aus dem Warm-up einen fließenden Übergang in einen Drum Circle gestalten.

19.7.3 Drum Circle – Moderationstechniken – Körpersprache

- *Einzählen – oder zurück zum Groove:*
  1, 2, al – le spie – len (o. ä.)
  Die Hände/Arme markieren den Beat dazu in der Luft.
- *Einladung zum Spielen und zum Trommeln:*
  Arme leicht zur Seite ausgestreckt, Handflächen nach oben, lächeln und die Teilnehmenden mit einer motivierenden, freundlichen, einladenden und wertschätzenden Mimik und Gestik animieren, sich zu beteiligen.
- *Achtung – ich möchte eure Aufmerksamkeit:*
  Beide Arme zeigen seitlich ausgebreitet leicht nach oben. Zeigefinger ist ausgestreckt und der oder die Facilitatorin dreht sich langsam im Kreis, nimmt kurz zu jedem Teilnehmenden Blickkontakt auf und lächelt. Das ist das Zeichen, dass gleich etwas folgt.
- *Stop cut – gemeinsames Aufhören:*
  Die Arme zeigen im Beat abwechselnd nach oben. 4, 3, 2, 1 und Stop. Bei »und« werden die Arme vor dem Körper gekreuzt und dann bei »Stop« schwungvoll nach unten außen gezogen. Dabei kann noch leicht in die Höhe gesprungen werden, um gemeinsam einen Schlusspunkt zu setzen.
- *Weiterspielen – egal, was jetzt gleich passiert:*
  Die Hände kreisen vor dem Körper umeinander, als ob Wolle abgewickelt wird.
- *Beat markieren – vom Chaos zum Groove:*
  Die Füße stampfen leicht und der Körper markiert den Beat.
- *Rumble – Trommelwirbel:*
  Arme leicht seitlich gestreckt ausbreiten und mit den Händen in der Luft Trommelbewegungen anzeigen
- *Lautstärke – leise oder laut spielen:*
  Arme seitlich ausgestreckt, Handflächen zeigen nach oben und bewegen sich im Beat nach oben = laut
  Arme seitlich ausgestreckt, Handflächen zeigen nach unten und bewegen sich im Beat nach unten = leise
- *Tempo – schnell oder langsam spielen:*
  Der Beat wird schneller oder langsamer mit den Füßen gelaufen und mit dem Körper markiert. Hier kann die Cowbell (Kuhglocke) eingesetzt werden.
- *Akzent – ein Schlag wird lauter gespielt:*
  Kurze Abwärtsbewegung der angewinkelten Unterarme. Dabei kann leicht in die Höhe gesprungen werden oder der Schlag kann mit der Faust in der Handfläche bei nach oben gestreckten Armen angezeigt werden.
- *Spielgruppen einteilen:*
  Nach vorne ausgestreckte Arme, die Handflächen berühren sich. Der rechte Arm bewegt sich nach rechts und bestimmt ein Kreissegment (Halbkreis, Viertelkreis, Drittelkreis): Grenze merken, das Zeichen

»Weiterspielen« geben, Umdrehen und dem Rest des Kreises einen »Stopcut« anzeigen.
- *Bestätigung und Lob:*
Lächeln und den Daumen nach oben! An die 360-Grad-Drehung denken. Blickkontakt.
(vgl. Masala, 2013)

19.7.4 Abschluss

Jedes Ende eines Drum Circles gestaltet sich etwas anders. Dies hängt von der Stimmung ab. Ich kreiere auf jeden Fall immer ein Ende – durchaus mal ganz laut mit einem Rumble und einem klaren Stopp. Oder eine Teilnehmerin oder ein Teilnehmer spielt auf einer Mundharmonika ein Lied und wir singen zum Abschluss. Oder aber ich gestalte einen *Drum-Percussion-Melody-Circle* und lasse diesen immer leiser und langsamer werden, bis er auf einem Ton aufhört oder nur noch die Shaker zu hören sind. Da gibt es viele Beispiele. Wichtig ist, dass der Abschluss atmosphärisch und inhaltlich zur Stunde passt und die Teilnehmenden spüren, dass das Angebot jetzt zu Ende geht und sie mit einem guten Gefühl in ihren Wohnbereich zurückkehren.

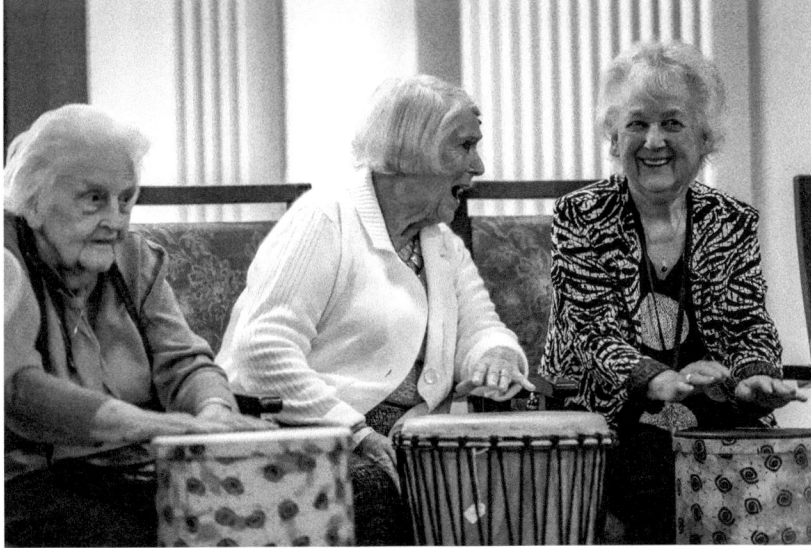

Abb. 19.2: Im Groove »Rhythmus pur« (Foto: Jörg Farys, DIE PROJEKTOREN, Berlin)

19.8 Erfahrungen und Anregungen aus der Praxis

intergeneratives Musizieren

Ein Drum Circle ist ein Angebot, das besonders auch Männer anspricht. Es macht ihnen sichtlich Freude, mal so richtig auf die Pauke zu »hauen«. Mitarbeitende und Angehörige erleben Bewohnerinnen und Bewohner von einer anderen, sehr ausgelassenen Seite. Es können Kinder aus benachbarten Kitas eingeladen werden und es macht Sinn, in die Öffentlichkeit zu gehen und Auftritte zu wagen, wenn es dem Wunsch der Mitwirkenden entspricht.

Kooperation mit professionellen Musikerinnen und Musikern

Als Empfehlung für die Praxis kann die niederschwellige Community-Music-Methode herangezogen werden. Hier werden Drum Circles zusammen mit professionellen Musikerinnen und Musikern (Geige, Kontrabass, Cello, Oboe u. a.) gestaltet und geben dem Drum Circle eine melodische und improvisatorische Erweiterung. Auch hier gehen musikalische und soziale Aktivitäten ineinander über und die Beteiligten handeln unter Anleitung der Drum-Circle-Moderatorin den musikalisch-rhythmischen Prozess aus. Hier entstehen ganz wunderbare musikalische Momente.

Zum Schluss möchte ich ermutigen: Rein in die Praxis, organisiert einen Drum Circle und vertraut darauf, dass der Mensch ein inneres Bedürfnis nach Synchronisation hat. Aufmerksam bleiben, Herz und Ohr öffnen, der Gruppe dienen und wunderbare Momente gemeinsam mit den Teilnehmerinnen und Teilnehmern gestalten.

> **Linkliste**
>
> Drum Circle in der Altenarbeit oder Altenpflege:
>
> - Raabe, R. (2019, 17. Januar). *Drum Circle in der Altenpflege mit Ricarda Raabe – Wir wecken Potentiale und fördern Gemeinschaft.* [YouTube]. Zugriff am 05.05.2024 unter: https://youtu.be/-T_QBFPHZac
>
> Videos und Websites zu dem Projekt in der Villa Albrecht:
>
> - BMFSFJ (2016, 19. September). *Trommeln für Toleranz.* [YouTube]. Zugriff am 05.05.2024 unter: https://youtu.be/DkaMjZgKbqc?si=rW00z3q5OGzx_4Si
> - Bundesministerium für Familie, Senioren, Frauen und Jugend (BMFSFJ) (Hrsg.) (2016). *Drum Circle: Trommeln für Toleranz.* Zugriff am 05.05.2024 unter: https://www.bmfsfj.de/bmfsfj/aktuelles/alle-meldungen/drum-circle-trommeln-fuer-toleranz-111000
> - Raabe, R. (2017, 13. August). *Drum Circle in der Altenpflege – Trommeln für Toleranz.* [YouTube]. Zugriff am 05.05.2024 unter: https://youtu.be/msGvMplYCew

- Raabe, R. (2018, 13. November). *Drum Circle in der Altenpflege - ein Trommel-Projekt für Menschen mit und ohne Demenz in Berlin.* [YouTube]. Zugriff am 05.05.2024 unter: https://www.youtube.com/watch?v=BcapCCq3-Ug
- Raabe, R. (Hrsg.) (o. J.). *Drum Circle in der Altenpflege.* Zugriff am 05.05.2024 unter: https://www.lust-auf-trommeln.de/index.php/drum-circle/aktuelle-projekte

Literatur

Becker, B. (2001). *Wahrnehmung und Wirkung der Trommel.* Duisburg: Gerhard-Mercator-Universität, Dissertation.
Filz, R. & Moritz, U. (2013). *BodyGroove Kids 2: Bodypercussion für Kinder und Jugendliche von 9-13 Jahren.* Esslingen: Helbling.
Hartogh T. & Wickel, H.H. (2008). *Musizieren im Alter. Arbeitsfelder und Methoden.* Mainz: Schott.
Higgins, L. (2017). *Community Music verstehen – Theorie und Praxis.* In: Hill, B. & Bánffy-Hall, A. (Hrsg.) *Community Music – Beiträge zur Theorie und Praxis aus internationaler und deutscher Perspektive* (S. 45–61). Münster: Waxmann.
Hull, A. (2006). *Drum Circle Facilitation. Building Community Through Rhythm.* Santa Cruz: Village Music Circles.
Kalani (2007). *Together in Rhythm – Ein Leitfaden für Drum Circle-Moderatoren.* Köln: Alfred Publishing.
Köhler, J. (2014). *Welt(Wirtschafts)Macht Musik. Menschen – Töne – Emotionen.* Technische Universität Chemnitz: Dissertation. Zugriff am 10.12.2023 unter: http://nbn-resolving.de/urn:nbn:de:bsz:ch1-qucosa-157256
Meyberg, W. (1984). *Lärm und Stille – Über die Einbeziehung von Trommeln, Bewegung und Stöcken in der therapeutischen Arbeit.* Musiktherapeutische Umschau, 5, 255–270.
Redmond, L. (1999). *Frauen Trommeln – Eine spirituelle Geschichte des Rhythmus.* München: Hugendubel.
Solomon Masala, K. (2013). *1, 2, let´s all groove – using drumming and rhythm to enhance learning.* Austin, Texas: CreateSpace Independent Publishing Platform

20 Musik in Andachten in Senioreneinrichtungen

Martina Stauber

Seit 2011 bin ich in einer privaten Senioreneinrichtung als Betreuungskraft angestellt und habe 2014/2015 an der Weiterbildung Musikgeragogik teilgenommen. Unsere damalige Einrichtungsleiterin hat mit mir gemeinsam die Musikgeragogik im Haus etabliert, nachdem sie mich während der Projektarbeit im Rahmen der Musikgeragogikausbildung sehr unterstützt hatte. Sie hat mir einen Musikwagen zur Verfügung gestellt, mit dem ich den Bewohnern und Bewohnerinnen auf vier Etagen musikgeragogische Angebote unterbreiten kann. Das Haus umfasste zu der Zeit ca. 100 Plätze. Neben anderen musikgeragogischen Angeboten, wie Bewohnerchor und Musikstunden in den einzelnen Wohnbereichen, leitete ich damals einen Montagskreis (mit Musik, Liedern und Besinnlichem) im Speise- und Veranstaltungsraum an. Nachdem ein neuer Einrichtungsleiter eingestellt wurde, lud ich diesen zu einer von mir gestalteten Maiandacht mit der Veehharfe in die Kapelle ein, die Platz für ca. 20 Personen bietet. Der Einrichtungsleiter war von der Atmosphäre in der Kapelle und der Reaktion der Bewohnerinnen/Bewohner sehr angetan und meinte anschließend, dass eine solche Andacht unbedingt einmal in der Woche für alle Bewohner und Bewohnerinnen stattfinden sollte. Um auf den Wunsch der Einrichtungsleitung einzugehen, wurde nun aus dem Montagskreis die Andacht. Das nachfolgend dargestellte Konzept hat sich sehr gut bewährt. Die Andacht findet jeden Montag statt, was sich als guter Start in die Woche bewährt hat.

20.1 Grundkonzept der Andacht

- Zielgruppe: alle Bewohnerinnen und Bewohner der Senioreneinrichtung
- Alle Glaubensrichtungen sind vertreten
- Mitgestaltung durch die Einrichtungsleitung
- Bekanntgaben durch die Einrichtungsleitung (z. B. Vorstellung neuer Bewohner und Bewohnerinnen, Sterbefälle, Neueinstellungen, Organisatorisches)

20.2 Rahmenbedingungen und praktische Umsetzung

Die Andacht findet immer im Speise- und Veranstaltungsraum im »Saal zur Linde« im Erdgeschoss statt, da die Kapelle für diese Veranstaltung zu klein ist. Außerdem wollte ich den Sitzkreis aus dem Montagskreis beibehalten, um unser Sitztanzrituallied »Weißt du, wo der Himmel ist« weiterhin aufrechterhalten zu können. Der Saal bietet bis zu 120 Personen Platz und ist sehr hell und freundlich. Ein Klavier gehört zum festen Mobiliar. Zur Andacht kommen stets zwischen 30 und 50 Personen.

Ablauf der Andacht

Die Andacht findet jeden Montag von 10.00 Uhr bis 10.45 Uhr statt. Dazu finden sich Aushänge (von den Bewohnern und Bewohnerinnen selbst gestaltet, mit je einem Mandala) in den einzelnen Wohnbereichen, im Aufzug und auf einer Wandtafel vor dem Saal. Um 8.30 Uhr beginne ich mit den Vorbereitungen, die ein Umräumen der Tische und Stühle zu einem Sitzkreis umfassen. Eine Kollegin hilft mir dabei (5–10 Minuten). Den Rest der Vorbereitungen bis zum Abholen der Bewohner und Bewohnerinnen aus ihren Zimmern übernehme ich alleine. Folgende Aufgaben fallen dabei an:

- Verteilen von einlaminierten Namensschildern in großer Schrift auf den Stühlen und am Boden (für Rollstuhlfahrer) für Bewohner und Bewohnerinnen, die selbständig zur Andacht kommen können. Bewohnerwünsche werden dabei berücksichtigt. Beispiele: »Ich möchte an der Heizung sitzen«, »Wir drei möchten zusammensitzen«, »Ich möchte nicht gegen das Licht schauen, da es mich blendet«, »Ich möchte neben Herrn XY sitzen, damit ich ihn gut verstehe«, »Ich möchte neben Ihnen sitzen«, »Ich möchte nicht neben der Tür sitzen, da es zieht« usw. Da ich ab 9.30 Uhr mit meiner Kollegin im Haus unterwegs bin, um die Bewohnerinnen und Bewohner aus ihren Zimmern abzuholen, können die anderen somit bereits anhand der Schilder selbständig ihre Plätze einnehmen.
- Gestaltung einer »Mitte« in der Mitte des Sitzkreises mit LED-Kerzen, einem Blumenstrauß und Utensilien je nach Thema
- Bereitstellung meines Musikwagens
- Anschließen des CD-Players, Vorbereitung der CDs für das Glockengeläut, den Sitztanz und die Musik zum Ausklang
- Vorbereiten der Liedertexte und Noten für die Klavierspielerin
- Bereithalten von Klangschale und einem Spruch
- Zurechtlegen von kleinen LED-Lichtern für die Verstorbenen Bewohner und Bewohnerinnen.
- Ab 9.30 Uhr holen meine Kollegin und ich die Menschen aus ihren Zimmern bzw. aus ihren Wohnbereichen ab und bringen sie mit dem Aufzug zum Saal.

Sollte die Einrichtungsleitung verhindert sein, so übernehme ich zusätzlich seinen Teil (eine kurze Predigt). Sollte hingegen ich verhindert sein, bereite ich alles auf dem Musikwagen vor. Meine Kollegin übergibt diesen dann am Tag der Andacht.

Abstimmung der Lieder

Die Klavierspielerin ist eine Bewohnerin, die sich freut, wenn sie in die Andacht mit eingebunden wird. Oft treffen wir vor der Andacht gemeinsam die Liederauswahl. Sollte unsere Klavierspielerin verhindert sein, dann begleite ich die Lieder auf der Veehharfe oder Gitarre. Oder ich spiele ein Solostück auf der Geige.

Den Predigtteil gestalte ich so, dass ich z. B. eine kurze Geschichte aus dem Kalender »Die gute Saat« (CSV-Verlag) vorlese oder aus den kostenlosen Manuskripten der Bayern 1 Morgenfeiern.

Das nachfolgende Programm hat stets den gleichen Grundbauplan, da so das Zusammenspiel zwischen der Einrichtungsleitung und mir keinerlei Absprachen bedarf. Die beiden Lieder zum Singen werden je nach Thema oder Jahreszeit ausgetauscht. Die Bewohnerin am Klavier spielt nur einhändig, da sie die andere Hand nicht mehr so gut bewegen kann. Sie spielt alle Lieder vom Blatt.

Das Küchenpersonal deckt um 11.00 Uhr die Tische ein, um 11.30 beginnt das Mittagessen. Bewohnerinnen und Bewohner, die auf ihren Wohnbereichen im ersten, zweiten oder im Untergeschoss das Mittagessen einnehmen, werden nach der Andacht von den jeweiligen Betreuungskräften abgeholt und im Aufzug zu den Etagen gefahren. Bis das Küchenpersonal mit ihren Servierwägen mit dem Aufzug kommt, sind die Bewohnerinnen und Bewohner bereits auf ihren Wohnbereichen.

20.3 Ablauf der Andacht

1. *Glockengeläut:* Die Einrichtungsleitung kommt pünktlich um 10.00 Uhr, bis dahin Glockengeläut, um für Ruhe und Aufmerksamkeit zu sorgen
2. *Sitztanz* zum Lied »Weißt du, wo der Himmel ist« von der CD »Lass dich bewegen!« (Ingrid Nopper/Bernhard Kraus; Tanzanleitungen Altenwerk Erzdiözese Freiburg; Altenwerk), den ich vereinfacht habe, damit alle gleich mitmachen können.
3. *Begrüßung* der Bewohnerinnen und Bewohner durch den Einrichtungsleiter
4. Der Einrichtungsleiter stimmt die *Begrüßungslieder* an, die er selbst ausgesucht hat. Diese Lieder werden auch in den Wohnbereichen auf seinen fast täglichen, morgendlichen Rundgängen durch das Haus angestimmt. Beispiele:
   – »Guten Morgen in diesem Haus«
   – »Wir freuen uns, dass wir beisammen sind«

- »Wo zwei oder drei in meinem Namen versammelt sind«
5. Begrüßung und Vorstellung der neuen Bewohnerinnen und Bewohner
6. Nach der Bekanntgabe der Sterbefälle wird für jeden Verstorbenen ein LED-Teelicht in die Mitte des Kreises gestellt. Die beiden Lieder (nach dem Vater unser und der Predigt) werden je nach Thema oder kirchlichem Jahreskreis ausgetauscht.
7. Vater unser
8. Singen, z. B.:
   - »Danke für diesen guten Morgen«

Exemplarische Liedauswahl

Lieder in der Adventszeit:

- »Wir sagen euch an den lieben Advent«
- »Kündet allen in der Not«
- »Seht, die gute Zeit ist nah«
- »Macht hoch die Tür«
- »Alle Jahre wieder«
- »Tauet Himmel den Gerechten«
- »O Heiland, reiß die Himmel auf«

Lieder in der Weihnachtszeit:

- »O du fröhliche«
- »Stille Nacht«
- »Zu Bethlehem geboren«
- »Es ist ein Ros entsprungen«

Lieder im Frühling:

- »Die güldne Sonne«
- »Wir pflügen und wir streuen«
- »Ins Wasser fällt ein Stein«

Lieder in der Passionszeit:

- »O Haupt voll Blut und Wunden«
- »Beim letzten Abendmahle«
- »Mir nach spricht Christus unser Held«

Lieder in der österlichen Zeit:

- »Großer Gott, wir loben dich«
- »Lobe den Herren«

Lieder im Mai:

- Marienlieder

Lieder zu Pfingsten:

- »Komm, Schöpfer Geist, kehr bei uns ein«
- »Der Geist des Herrn erfüllt das All«

Lieder im Sommer:

- »Das Jahr steht auf der Höhe«
- »Geh aus, mein Herz, und suche Freud«
- »Vöglein im hohen Baum«
- »Wem Gott will rechte Gunst erweisen«

Lieder im Herbst/Erntedank:

- »Nun danket alle Gott«
- »Nun danket all und bringet Ehr«
- »Lobe den Herren«
- »Großer Gott, wir loben dich«

Allerheiligen/Reformationstag:

- »Wir sind nur Gast auf Erden«
- »Von guten Mächten wunderbar geborgen«
- »Näher mein Gott zu dir«
- »So nimm denn meine Hände«

9. Spruch
10. Klangschalenmeditation
11. Predigt
12. Singen oder Sitztanz:
    - *Während der österlichen Zeit:*
      Musiktitel: Ausklang, Tanztitel: Glocken des Friedens
      CD Senioren tanzen im Sitzen 1, Bundesverband Seniorentanz e. V.
    - *In der Adventszeit und Passionszeit:*
      Musiktitel: La fleur, Tanztitel: Lichtertanz
      CD Senioren tanzen im Sitzen 1, Bundesverband Seniorentanz e. V.
    - *Im Sommer:*
      Musiktitel: Lyrischer Tanz, Tanztitel: Sonnenaufgang am Meer
      Fidula CD 4498 Tänze im Sitzen Folge 3
    - *Im Herbst zu Erntedank:*
      Musiktitel: Walzerkanon, Tanztitel: Kranzbinden
      CD Senioren tanzen im Sitzen 1, Bundesverband Seniorentanz e. V.

13. *Ausklang:* Für Bewohnerinnen und Bewohner, die an diesem Tag oder das Wochenende davor Geburtstag hatten, wird der Kanon »Viel Glück und viel Segen« am Ende der Andacht von allen Teilnehmenden gesungen. Zum Ausklang, während die Bewohner und Bewohnerinnen wieder abgeholt werden bzw. selbständig den Raum verlassen, lege ich ein ruhiges Musikstück von einer CD auf.

21 Virtuelle Musik-Cafés in der Altenpflege – Einblicke in ViVerA

Jeremy Apken, Bernd Josef Leisen, Devin Kwasniok, Kai Koch, Vanessa Mertins

21.1 Grundkonzept des Angebotes und thematische Eingrenzung

Förderprojekt im Rahmen von »Gesellschaft der Ideen«

Das auf Altenpflegeeinrichtungen ausgerichtete Betreuungsangebot *Musik-Café* ist Teil des digitalen und intergenerationalen Projektes ViVerA (Virtuelle Veranstaltungen in der Altenpflege). Das Bundesministerium für Bildung und Forschung fördert dieses Projekt im Rahmen des Wettbewerbes für Soziale Innovationen »Gesellschaft der Ideen« unter dem Förderkennzeichen 16GDI207A. Die mit einer zweijährigen Erprobungsphase ausgezeichneten Verbundpartner sind die Teams um Prof. Dr. Vanessa Mertins (Universität Vechta; Projektleitung) und dem gemeinnützigen Verein *Generationen Digital Verbinden* in Kooperation mit Prof. Dr. Kai Koch (PH Karlsruhe).

digitale Freiwilligenarbeit und intergenerationaler Austausch

Das Projekt zielt darauf ab, digitale Freiwilligenarbeit und den sozialen Austausch in Altenpflegeeinrichtungen einfach und attraktiv zu gestalten, indem sowohl kulturgeragogische als auch kognitionsfördernde Angebote mit Freiwilligen entwickelt werden und die Freiwilligenarbeit an sich gestaltet, motiviert, koordiniert sowie evaluiert wird. Das übergeordnete Ziel ist, den intergenerationalen Austausch durch einen niedrigschwelligen Einstieg in die Tätigkeitsfelder der Altenpflege zu fördern, um die Lebenssituation von Bewohnerinnen und Bewohnern von Altenpflegeeinrichtungen durch eine verstärkte Einbindung Ehrenamtlicher langfristig zu verbessern.

Engagement-Statistiken

Mehr als 43 % aller jugendlichen Engagierten nutzen digitale Medien und das Internet für ihr Engagement, wobei lediglich 22 % ihr Engagement innerhalb online organisierter Gruppen erbringen, da das organisationale Engagement mit 64 % weiterhin den »Grundpfeiler in der Entwicklung, Gestaltung und Ausführung des Engagements« (Deutscher Bundestag, 2020, S. 98) darstellt. Der Deutsche Bundestag (2020) empfiehlt daher eine Erforschung und Etablierung der digitalen Freiwilligenarbeit innerhalb Dritter-Sektor-Organisationen. Eine Antwort hierauf stellt das Projekt ViVerA dar, das die Möglichkeiten organisational ausgerichteter Freiwilligenarbeit in der Altenpflege in onlinebasierten Kontexten erforscht und erprobt (vgl. BMBF, 2022).

Die Digitalisierung, die als eine Nutzung digitaler Möglichkeiten definiert werden kann (vgl. Rachinger et al., 2018), beeinflusst zunehmend die Teilnahme am gesellschaftlichen Leben. Virtuell stattfindende Musikpräsentationen stellen ein Nutzungsbeispiel der Digitalisierung dar. Durch die

Kontakt- und Ausgangsbeschränkungen während der Coronapandemie wurden diese von Musizierenden und Musikschaffenden breiflächiger genutzt – zum einen, um die eigene (berufliche) Tätigkeit weiter ausüben zu können und zum anderen, um Interessierten den Zugang zu Kulturangeboten weiterhin ermöglichen zu können. Die Einbindung Freiwilliger in die digitale Musikpräsentation erweitert das Nutzungsbeispiel durch die Integration zweier Qualitäten und Funktionen Dritter-Sektor-Organisationen: die Zivilgesellschaft und die aktive Bürgerbeteiligung (vgl. Evers & Ewert, 2010).

Neben der Effizienzsteigerung ergeben sich aus der Digitalisierung Mehrwerte für digitales ehrenamtliches Engagement in Form verstärkter Vernetzungen, Engagementförderungen durch zusätzliche Kanäle, höhere Sichtbarkeit der potenziell Freiwilligen sowie eine verbesserte Flexibilität der ehrenamtlich Engagierten durch zeit- und ortsunabhängige Kurzeinsätze (Hinz et al., 2014). Diese sich durch die Digitalisierung ergebenen Vorteile eines Ehrenamtes haben eine besondere Relevanz aufgrund ihres hohen Stellenwertes in aktuellen Krisensituationen.[15] Ein Lösungsansatz, den aktuellen Problemen, Herausforderungen und daraus resultierenden negativen Folgen für die Bewohnerinnen und Bewohner von Altenpflegeeinrichtungen, die im nächsten Kapitel genauer erläutert werden, entgegenzuwirken, ist das *Musik-Café*.

flexible Einsätze

Das über eine Videokommunikationsplattform stattfindende *Musik-Café* ist eine digitale Möglichkeit, verschiedene Methoden der Musikpräsentation ortsunabhängig miteinander verbinden zu können. Hierzu werden interessante Informationen zur Liedentstehung oder zu einzelnen Künstlerinnen oder Künstlern programmatisch eingesetzt, um ausgewählte Stücke eines gewissen Musikgenres im Rahmen animierter Musikvideos vorzuführen.

digitales Musik-Café

Angewandt auf den Bereich der Altenpflege wird ein 1–1½-stündiges musikalisch-programmatisches Konzept unter Berücksichtigung verschiedener inhaltlicher Aspekte der Musikgeragogik konzipiert und durch Ehrenamtliche im Rahmen einer Livezuschaltung innerhalb eines intergenerationalen Austausches moderiert. Die Unterschiede zu anderen Konzerten, Musikpräsentationen oder Musicals, die rein digital stattfinden, bestehen sowohl in der motivationsorientierten Einbindung Ehrenamtlicher, um die Zivilgesellschaft in die Bewältigung aktueller Herausforderungen in der Altenpflege zu integrieren, als auch durch eine durch Musik angestrebte Biografiearbeit, die speziell auf die Bewohnerinnen und Bewohner teilnehmender Altenpflegeeinrichtungen ausgerichtet ist.

Einbindung Ehrenamtlicher und Biografiearbeit

---

15 Dieser Beitrag wurde Anfang des Jahres 2023 angefertigt, in dem spezielle, krisenbelastete Umstände herrschten. Die gesellschaftliche Situation in Deutschland ist gekennzeichnet durch ein Spannungsgeflecht eines sich global ausweitenden russisch-ukrainischen Konfliktes, weltwirtschaftlicher Veränderungen, inflationären Entwicklungen, gesellschaftlichen Spaltungen, Energie- und Lebensmittelengpässen sowie einen politischen Vertrauensverlust. Einige Studien zeigen ein besonders hohes Level an Engagement während Krisenzeiten (u. a. Hyde et al., 2016; Trautwein et al., 2020), was zur Verbesserung der Lebenslage und des gesellschaftlichen Miteinanders in Deutschland intensiviert genutzt werden soll.

Dieser Beitrag dient dazu, einen genaueren Einblick in die Konzeptionierung verschiedener *Musik-Cafés* des Projektes ViVerA und deren Evaluation zu geben, um interessierte Akteurinnen und Akteure in der Altenpflege und Betreuung über angeleitete und digital stattfindende Musikpräsentationen zu informieren und zur Teilnahme an ViVerA oder zur Integration biografisch bedeutsamer Musik in das eigene Betreuungsprogramm zu motivieren.

21.2 Rahmenbedingungen in Altenpflegeeinrichtungen

Personalsituation

Bewohnerinnen und Bewohner von Pflegeeinrichtungen stehen vor dem Hintergrund des demografischen Wandels sowie des sich derzeit abzeichnenden Trends eines Rückgangs an Pflegepersonal (vgl. Plattner et al., 2021) sowohl während als auch außerhalb der Pandemie vor gesellschaftlichen Herausforderungen, die das Wohlbefinden dieser Personen stark beeinträchtigen können. Eine zentrale Herausforderung ist die Einsamkeit der in Altenpflegeeinrichtungen lebenden Menschen (vgk. Savikko et al., 2005).

Kontakt zu Angehörigen

Mehrere Studien haben gezeigt, dass der Kontakt zwischen den Bewohnerinnen und Bewohnern und deren Angehörigen mit Einzug in eine Pflegeeinrichtung tendenziell abnimmt (vgl. Buckley & McCarthey, 2009; Hauge & Kirkevold, 2010; Port et al., 2001; Riedl et al., 2013). Die Gründe für diese Zäsur bei Einzug in eine Pflegeeinrichtung sind vielseitig. Häufig spielt sowohl der ökonomische Status als auch der Wohnort der Angehörigen eine wesentliche Rolle (vgl. Port et al., 2001), wobei ebenfalls die Scham seitens der Bewohnerinnen und Bewohner, fortan in einer Pflegeeinrichtung leben zu müssen, zu einem Kontaktabbruch führen kann (vgl. Riedl et al., 2013). Diese Einsamkeit hat weitreichende Folgen für die Betroffenen.

Einsamkeit

Viele Untersuchungen sehen einen Zusammenhang zwischen Einsamkeit und der Sterblichkeit (vgl. Holt-Lunstadt et al., 2015; Jansson et al., 2017; Steptoe et al., 2013). Vor allem die erschwerten Möglichkeiten der Kontaktaufnahme außerhalb der Pflegeeinrichtungen, die sich durch eine Ortsgebundenheit und zunehmende Immobilität der sich dort befindlichen Bewohnerinnen und Bewohner charakterisieren lässt, führen zu der geschilderten Einsamkeit (vgl. Plattner et al., 2021). Diese seit Jahren bestehende Situation hat sich durch die Coronapandemie weiter verschlechtert. Besuchsverbote oder -beschränkungen haben für eine größere Isolation von Seniorinnen und Senioren gesorgt, wodurch das Gefühl der Einsamkeit in Altenpflegeeinrichtungen gestiegen ist (vgl. van Tilburg et al., 2020). In einem Systematic Review zu psychosozialen Auswirkungen der Pandemie auf Bewohner von Pflegeeinrichtungen konnten neben sechs Studien, die eine vermehrte Einsamkeit durch Besuchsrestriktionen nachweisen, weitere Studien, die eine Zunahme an Angst, Traurigkeit, Depressivität und Unruhe sowie einen kognitiven als auch körperlichen Abbau als Folge der Restriktionen nachweisen, identifiziert werden (vgl. Benzinger et al., 2021).

Zahlreiche Studien sehen einen positiven Zusammenhang zwischen internetbezogenen Aktivitäten in Pflegeeinrichtungen und dem Wohlergehen der Bewohnerinnen und Bewohner (vgl. Czaja et al., 2018; McArthur et al., 2021; Tsai et al., 2010; van der Heide et al., 2012) sowie eine Verringerung der Einsamkeit durch digitale Angebote (vgl. Shah et al., 2020). Insbesondere internetbezogene Aktivitäten wie *Facebook* oder *Skype* können zu einer Abnahme der Einsamkeit führen (vgl. Larsson et al., 2016), wobei auch die Kommunikationsplattform *WhatsApp* zu einer sinkenden Einsamkeit und zu einer besseren gesellschaftlichen Wahrnehmung der Senioren führen kann (vgl. Jarvis et al., 2019).

Benefits digitaler Angebote

Das Anbieten von Videokonferenzen konnte depressive Symptome sowie die Einsamkeit der Klientel lindern (vgl. Tsai et al., 2010). Eine eigens eingerichtete Plattform »CareTV« führte zu einer signifikanten Abnahme an empfundener Einsamkeit unter den Probanden (vgl. van der Heide et al., 2012). Videotelefonie soll dabei nicht die herkömmliche Face-to-Face-Kommunikation ersetzen, sondern eine neue Art der Kommunikation bieten (vgl. Held, 2019). Diese Videokommunikation kann subjektiv empfundene Nähe elektronisch erzeugen (vgl. Kuppas & Krämer, 2012) und ist damit besonders für Pflegeeinrichtungen geeignet.

Videokommunikation

Unter Berücksichtigung der vorigen Ausführungen lässt sich somit zusammenfassen, dass eine Erweiterung bestehender analoger Angebote und Möglichkeiten um digitale Inhalte bereichernd für das Leben von Menschen von Altenpflegeeinrichtungen sein kann. Im nächsten Kapitel wird die Konzeptionierung eines auf Bewohnerinnen und Bewohner von Altenpflegeeinrichtungen zugeschnittenen Musik-Cafés genauer erläutert und dargestellt.

21.3 Entwurf eines musikalisch-programmatischen Konzeptes

Der im Projekt ViVerA entstehende soziale Mehrwert lässt sich hauptsächlich auf die digitalen Betreuungsangebote zurückführen. Damit ein möglichst großer sozialer Nutzen aus dem Angebot des Musik-Cafés entstehen kann, bedarf es zunächst einer Einordnung und Festlegung wesentlicher musikalischer Kriterien, um darauf aufbauend die Art der Musikpräsentation für eine Altenpflegeeinrichtung festlegen zu können. Das Prinzip der »Offenohrigkeit« (vgl. Koch, 2019, S. 249) besagt, dass mit zunehmendem Alter die Toleranz gegenüber verschiedenen Musikstilen nachlässt. Somit lässt sich die Titelauswahl der mit den digitalen Musik-Cafés angesprochenen älteren Personen auf bereits erlebte Musikstile eingrenzen. Eine Titelauswahl aus der Musikrichtung »Deutscher Schlager« bietet sich beispielhaft für die Entwicklung eines 1–1 ½-stündigen musikalisch-programmatischen Konzeptes

Auswahl biografisch bedeutsamer Musik

an. In Anlehnung an die in Altenpflegeeinrichtungen oft durch Musik angestrebte Biografiearbeit kann das Musikhören methodisch durch eine Verknüpfung des *biografischen Hörens* und des *Musik Erklärens* gestaltet werden, wodurch sowohl an frühere Erinnerungen angeknüpft und Gespräche angeregt werden als auch Fakten oder Werkbezüge vermitteln werden können (vgl. Koch, 2019). Im musikgeragogischen Kontext kann das bewusste Hören biografisch bedeutsamer Musik zielführender sein als eine nicht gewünschte Berieselung, bei der lediglich zufällig ausgewählte Musik präsentiert wird (vgl. Koch, 2019).

Heterogenität der Zielgruppe

Eine wichtige Facette, die bei der musikalischen Konzeptionierung und Liederauswahl verstärkt berücksichtigt werden sollte, ist die große Heterogenität der Teilnehmenden hinsichtlich unterschiedlicher musikalischer Hintergründe und Präferenzen.
Um dies im jeweiligen Konzept zu berücksichtigen, sollten im Vorfeld Gespräche über musikalische Präferenzen sowie geografische Besonderheiten mit Pflegenden und Betreuenden geführt werden, um die Biografiearbeit innerhalb eines Gruppenangebotes integrieren zu können.

angemessene Lautstärken

Weiterhin soll innerhalb einer Musikpräsentation die Musik aktiv und bewusst gehört werden, wodurch das Musikhören individuell verschiedene Nutzendimensionen aktivieren kann (vgl. Koch, 2019). Ebenfalls bedingen die Parameter *Tempo* und *Lautstärke* physiologische Wirkungen, weshalb den Teilnehmenden freigestellt werden sollte, in welcher Lautstärke Musik aktiv gehört werden möchte, wodurch ebenfalls eine aktive Prävention von Hörschäden gefördert werden kann (vgl. Koch, 2019). Damit ein methodisch-programmatisches Konzept einen Nutzen für die Bewohnerinnen und Bewohner von Altenpflegeeinrichtungen generiert, sollten Rahmenbedingungen wie ein angemessener Ort, ausreichend Zeit, eine offene Haltung der Beteiligten sowie die Beschaffenheit und Auswahl der präsentierten Musik berücksichtigt werden (vgl. Koch, 2019).

Wunschrunden

Hinzukommend kann durch Einbindung von Fragen, welche Art von Musik die Bewohnerinnen und Bewohner in diesem Kontext hören möchten, sowohl eine aktive Mitbestimmung ermöglicht als auch weitere Musikstücke und Künstlerinnen bzw. Künstler erschlossen werden. Dies kann im Rahmen von Musik-Cafés durch *Wunschrunden* realisiert werden, in denen allen Beteiligten zwei oder mehr Musiktitel zur Auswahl geben, zwischen denen gewählt werden kann und die im Nachhinein anmoderiert und präsentiert werden.

interessante Hintergrundinformationen

Unter Berücksichtigung der zuvor dargestellten musikgeragogischen Kriterien können musikalisch-programmatische Konzepte zu verschiedenen Musikgenres und Motiven entworfen werden, die zielgruppenspezifisch in Altenpflegeeinrichtungen von Betreuenden sowie ebenfalls von freiwilligen Moderatorinnen oder Moderatoren im onlinebasierten Kontext für eine Musikpräsentation genutzt werden können. Die Anmoderation der einzelnen Musiktitel wird durch interessante Hintergrundinformationen zu Interpretinnen oder Interpreten, Musikgenre, zur Entstehungszeit des Liedes oder zur Dynamik, Rhythmik, Melodik, Motivik, Instrumentierung und Harmonik angereichert.

Beispielhaft dient das folgende Musik-Café in der Stilrichtung des Deutschen Schlagers als Veranschaulichung, wie musikgeragogische Kriterien in einen Konzeptentwurf integriert und als Stundenbildvorlage für die Musikpräsentation in Altenpflegeeinrichtungen bereitgestellt werden können (▶ Abb. 21.1).

Beispiel eines Musik-Cafés

Abb. 21.1: Stundenbildvorlage »Vivere« (eigene Darstellung)

SC3: Vivere
Version: 1.0

Form	Raum	Dauer	Material
[Gruppengrößen angeben]	[Raumoptionen angeben]	[Daueroptionen angeben]	[Materialoptionen angeben]

Kurzbeschreibung

Hier wird die Veranstaltungskonzeption beschrieben.

Vorgehen

	Was passiert?	Methodische Hinweise	Dauer
🎤	Begrüßung, Vorstellung, Erläuterung des heutigen Schlager-Cafés, Einführung zum ersten Lied	Teilnehmende siezen	
🎵	1. Peter Alexander (1968) „Komm und bedien dich"	bis Minute 2:31	
🎤	Überleitung zum nächsten Lied		
🎵	2. Freddy Quinn (1961) oder Hans Albers (1943) „La Paloma"	Takte vormachen	
🎤	Überleitung zum nächsten Lied		
🎵	3. Willi Forst (1942) „Unter einem Regenschirm am Abend"		
🎤	Überleitung zum nächsten Lied		
🎵	4. Conny Roboess (1962) „Zwei kleine Italiener"		
🎤	Überleitung zum nächsten Lied		
🎵	5. Cesare Andrea Bixio (1937) „Vivere (Tito Schipa)"		
🎤	Überleitung zum nächsten Lied		
🎵	6. Heintje (1967) „Mama"		
🎤	Überleitung zur Wunschrunde		
🎵	7.1 „Schön ist es auf der Welt zu sein" 7.2 „Ein bisschen Spaß muss sein"		
🎤	Überleitung zum nächsten Lied		
🎵	8. Costa Cordalis (1976) „Anita"		
🎤	Überleitung zum nächsten Lied		
🎵	9. Rex Gildo „Fiesta Mexicana"		

21.4 Umsetzung und Erfahrungen aus der Praxis

Evaluation Die in diesem Kapitel geschilderten Erfahrungen entstammen aus der Kooperation von ViVerA mit 31 Altenpflegeeinrichtungen, bei der virtuelle Betreuungsangebote für interessierte Seniorinnen und Senioren durch Ehrenamtliche moderiert werden. Für eine gelungene Musikpräsentation, die anhand der Rückmeldung der Teilnehmenden bewertet wird, sollten Vorgespräche mit den Betreuenden bzw. Pflegenden vor Ort geführt werden, um sowohl musikalische Präferenzen der Zielgruppe zu besprechen als auch die Musikpräsentation vor Ort zu testen. Neben der Beschaffenheit ausgewählter Musikstücke spielen die Übertragungsgeschwindigkeit durch die gegebene Internetverbindung, Beschaffenheit und Lautstärke der Lautsprecher sowie die visuelle Qualität, gemessen an Auflösung und Größe eines Fernsehers oder Beamers, eine entscheidende Rolle, um das aktive Musikhören attraktiv zu gestalten. Erfahrungsgemäß führen Gespräche vor einer ersten Durchführung mit Beteiligten vor Ort dazu, dass technische Herausforderungen im Vorfeld erkannt und im Austausch gelöst, offene Fragen oder Bedenken besprochen und das Konzept auf die Zielgruppe ausgerichtet werden kann. Den in den Vorgesprächen teilnehmenden oder darüber informierten Freiwilligen wird im Anschluss ein auf die in einer Altenpflegeeinrichtung lebenden Menschen angepasstes Stundenbild für die Moderation übergeben.

Klärung vorab Sofern die Klientel noch an keiner Musikpräsentation teilgenommen, Berührungsängste oder Verständnisprobleme zu virtuellen Kommunikationsplattformen hat, sollten vor Beginn derartige Barrieren durch einen Austausch oder Erklärungen abgebaut werden.

aktivierendes Material Die Qualität des intergenerationalen Austausches ist sowohl abhängig von einer respektvollen und höflichen Ausdrucksform als auch vom Überwinden sprachlicher Barrieren innerhalb eines digitalen Kontextes. Weiterhin dienen das gemeinsame aktive Hören biografischer Musik und zusätzliche durch den Freiwilligen anmoderierte Hintergrundinformationen als Gesprächsanstöße zwischen den Teilnehmenden und Freiwilligen. Eine dem aktiven Musikhören fördernde Beschaffenheit der Musikvideos, die sich durch positive Kommentare über den Einbau von mitlaufenden Liedtexten, klar hörbaren Tonspuren oder bekannten Live- und Fernsehauftritten charakterisieren lässt, steigert sowohl die Offenheit der Zielgruppe zum aktiven Musikhören als auch die Bereitschaft zum Mitteilen eigener Gedanken und Impressionen.

Wunschrunde Ein weiterer Ansatz ist der Einbau von *Wunschrunden*, durch die den Teilnehmenden die Möglichkeit gegeben wird, frei mitzubestimmen, welcher von zwei oder mehreren anmoderierten Musiktiteln gemeinsam gehört werden soll. Eine Wunschrunde ohne konkrete Vorschläge an Musiktiteln kann erfahrungsgemäß zu einer Überforderung teilnehmender Senioren führen, weshalb sich vorbereitete Musikvorschläge als partizipative Gestaltungsmöglichkeit eines Musik-Cafés vorrangig anbieten.

21.5 Evaluation und Übertragbarkeit

Nach der Abmoderation eines Musik-Cafés lässt sich der Erfolg und Anklang eines Musik-Cafés durch direkt im Anschluss frei aussprechbare Rückmeldungen der Teilnehmenden und durch Nachgespräche mit Betreuenden über Eindrücke und Einschätzungen vor Ort evaluieren.

Rückmeldungen und Nachgespräche

Auf Basis praxisnaher Rückmeldungen wird die Übertragbarkeit des Konzeptes diskutiert, um dadurch den Akteuren aus der Altenpflege Denk- und Handlungsanstöße zur Integration von Musikpräsentationen zu geben. Die folgenden Zitate entstammen aus einem Interview mit einer Fachergotherapeutin für Geriatrie und Gerontopsychiatrie über die *Musik-Cafés* als Betreuungsangebote von *ViVerA*, an der sie zum Musikgenre des Deutschen Schlagers mehrfach gemeinsam mit Interessierten der Altenpflegeeinrichtung *Klarastift Münster* teilgenommen hat. Die Darstellung ausgewählter Passagen dient der Visualisierung qualitativer Einschätzungen aus einer praxisnahen Perspektive.

Auf die Ausgangsfrage des Interviews, welche Reaktionen der Bewohnerinnen und Bewohner auf das digitale Format entgegengebracht wurden, antwortete die Interviewpartnerin Folgendes:

Reaktionen

> »Anfangs konnten viele Personen wenig mit der Information anfangen, was auf Sie zukommt. Aber durch erneute Kontakte zu den digitalen Angeboten nahm die Hemmschwelle schnell ab und es entwickelte sich ein Verständnis und zu einer großen Begeisterung.«

Der in die anfängliche Kooperation mit Einrichtungen integrierte Abbau von Barrieren gegenüber digitalen Formaten seitens der Seniorinnen und Senioren stellt ein wesentliches Erfolgskriterium dar, ob und inwieweit das ausgewählte Medium der Musikpräsentation Anklang bei der Zielgruppe findet. Bezugnehmend auf die Wirkungen eines von Freiwilligen digital durchgeführten Betreuungsangebotes auf die Bewohnerinnen und Bewohner entgegnete sie:

> »Die Lieder aus ihren früheren Lebenszeiten haben den Seniorinnen und Senioren Gesprächsstoff geliefert, über den sie sich gemeinsam austauschen konnten. Sonst findet sowas nicht oft statt, da der Ansporn fehlt, ein Gespräch zu eröffnen. Der Austausch hatte viele positive Effekte auf unsere Bewohnerinnen und Bewohner, sie gehen viel gelöster und fröhlicher aus diesen Veranstaltungen.«

Den Kontakt zu außenstehenden Personen herzustellen sowie das Erschaffen einer Möglichkeit, innerhalb einer Gruppe zusammenzukommen und mehrere Personen miteinzubeziehen, benennt die Ergotherapeutin als Lösungsansätze gegen aufkommende Herausforderungen bei einem Einzug in eine Altenpflegeeinrichtung.

Mithilfe des Musik-Cafés, welches die Interviewpartnerin für die Seniorinnen und Senioren als »Alltagserleben« in Relation zum früheren Tanztee umschreibt, kann in Zukunft »auf die sich verändernden Präferenzen einer Altersgruppe und auch auf ihre individuellen Präferenzen« reagiert werden, da klassische Angebote entfallen werden und die musikalische Ausgestaltung

Alltagserleben

eines Musik-Cafés stets an die Präferenzen der Gruppe sowie der Einzelnen durch einfach umzusetzende Wunschmöglichkeiten im digitalen Format angepasst werden kann.

hemmende Faktoren   Zu den hemmenden Faktoren zählt die Fachergotherapeutin die aufwendige Vorbereitung, Organisation und Bewerbung der ersten Musik-Cafés innerhalb der Einrichtung, die sich jedoch nach der Einstiegsphase relativiert und verbessert haben. Obwohl aus Sicherheitsgründen stets eine Person bei den Bewohnerinnen und Bewohnern während des Angebotes anwesend sein sollte, sieht sie »jedoch großes Potenzial in diesem Projekt, das langfristig gesehen eine sehr große Bereicherung darstellen kann.«

Dieser Beitrag über das virtuelle Musik-Café als Betreuungsangebot von ViVerA dient dazu, Interessierten einen Einblick in die Ausgestaltungsmöglichkeiten einer programmatischen Musikpräsentation in der Altenpflege zu geben und damit Anknüpfungspunkte aufzuzeigen, wie aktives Musikhören für die Bewohnerinnen und Bewohner von Altenpflegeeinrichtungen gestaltet und in die Wochengestaltung integriert werden kann. Die zentralen Erfolgsfaktoren für ein bereicherndes Musikhören im musikgeragogischen Sinne, abgeleitet aus den Erfahrungen und Rückmeldungen aus der Praxis, bestehen aus:

1. einer Offenheit aller Beteiligten,
2. hochqualitativen Video- und Tonwiedergaben,
3. einer an die Biographien einer Gruppe anknüpfenden Musiktitelauswahl,
4. neuen und wissenswerten Hintergrundinformationen zu altbekannten Stücken oder Künstlern sowie
5. aus einem gesprächsanregenden Vortragstil eines zuvor aufgestellten musikalisch-programmatischen Konzeptes.

Durch die Berücksichtigung der zuvor genannten Erfolgsfaktoren ist sowohl eine Erweiterung der Zielgruppe (Personen im betreuten Wohnen, private Seniorengruppen), des Kommunikations- und Präsentationsmediums (real, digital) als auch des Personenkreises (eine oder mehrere Einrichtungen) bei einem gleichbleibenden sozialen Nutzen in Form einer Verknüpfung von durch Musik ausgelösten Erinnerungen und gegenwärtigen Werkbezügen denkbar.

Literatur

Benzinger, P., Kuru, S., Keilhauer, A. et al. (2021). *Psychosoziale Auswirkungen der Pandemie auf Pflegekräfte und Bewohner von Pflegeheimen sowie deren Angehörige – Ein systematisches Review.* Zeitschrift für Gerontologie und Geriatrie, 54(2), 141–145.

Buckley, C. & McCarthy, G. (2009). *An exploration of social connectedness as perceived by older adults in a long-term care setting in Ireland.* Geriatric Nursing, 30(6), 390–396.

BMBF (Hrsg.) (2022). *Ideenübersicht.* Zugriff am 31.03.2023 unter: https://www.gesellschaft-der-ideen.de/SiteGlobals/Forms/Suche/Ideen/Ideensuche_Formular.html?nn=638870

Czaja, S. J., Boot, W.R., Charness, N. et al. (2018). *Improving social support for older adults through technology: Findings from the PRISM randomized controlled trial.* The Gerontologist, 58(3), S. 467–477.

Deutscher Bundestag (2020). *Dritter Engagementbericht. Zukunft Zivilgesellschaft: Junges Engagement im digitalen Zeitalter und Stellungnahme der Bundesregierung.* Drucksache 19/19320. Berlin: Bundesministerium für Familie, Senioren, Frauen und Jugend. Zugriff am 31.03.2023 unter:https://www.bmfsfj.de/resource/blob/156652/164912b832c17bb6895a31d5b574ae1d/dritter-engagementbericht-bundestagsdrucksache-data.pdf

Evers, A. & Ewert, B. (2010). *Hybride Organisationen im Bereich sozialer Dienste. Ein Konzept, sein Hintergrund und seine Implikationen.* In: Klatetzki, T. (Hrsg.) *Soziale personenbezogene Dienstleistungsorganisationen* (S. 103–128). Wiesbaden: VS Verlag für Sozialwissenschaften.

Hauge, S. & Kirkevold, M. (2010). *Older Norwegians' understanding of loneliness.* International journal of qualitative studies on health and well-being, 5(1), 4654.

Held, T. (2019). *Face to Face. Sozio-interaktive Potentiale der Videotelefonie.* Journal for Media Linguistic, 2(2), 157–194. doi: 10.21248/jfml.2019.16

Hinz, U., Wegener, N., Weber, M., Fromm, J. (2014). *Digitales bürgerschaftliches Engagement.* Berlin: Fraunhofer-Institut für Offene Kommunikationssysteme.

Holt-Lunstad, J., Smith, T.B., Baker, M. et al. (2015). *Loneliness and social isolation as risk factors for mortality: a meta-analytic review.* Perspectives on psychological science, 10(2), 227–237.

Hyde, M., Dunn, J., Bax, C., Chambers, S.K. (2016). *Episodic volunteering and retention: An integrated theoretical approach.* Nonprofit and Voluntary Sector Quarterly, 45(1), 45–63.

Jansson, A.H., Muurinen, S., Savikko, N. et al. (2017). *Loneliness in nursing homes and assisted living facilities: prevalence, associated factors and prognosis.* Journal of Nursing Home Research, 3, 43–49.

Kappas, A. & Krämer, N.C. (2012). *Face-to-Face Communication over the Internet. Emotions in a Web of Culture, Language, and Technology.* Cambridge: Cambridge University Press.

Koch, K. (2019). *Musikhören.* In: Hartogh, T. & Wickel, H.H. (Hrsg.) *Handbuch Musik in der sozialen Arbeit* (S. 247–262). Weinheim: Beltz Juventa.

Larsson, E., Padyab, M., Larsson-Lund, M., Nilsson, I. (2016). *Effects of a social internet-based intervention programme for older adults: An explorative randomised crossover study.* British Journal of Occupational Therapy, 79(10), 629–636.

McArthur, C., Saari, M., Heckman, G.A. et al. (2021). *Evaluating the effect of COVID-19 pandemic lockdown on long-term care residents' mental health: A data-driven approach in New Brunswick.* Journal of the American Medical Directors Association, 22(1), 187–192.

Plattner, L., Brandstötter, C., Paal, P. (2021). *Einsamkeit im Pflegeheim – Erleben und Maßnahmen zur Verringerung.* Zeitschrift für Gerontologie und Geriatrie, 55(1), 5–10.

Port, C.L., Gruber-Baldini, A.L., Burton, L. et al. (2001). *Resident contact with family and friends following nursing home admission.* The Gerontologist, 41(5), 589–596.

Rachinger, M., Rauter, R., Müller, C. et al. (2018). *Digitalization and its influence on business model innovation.* Journal of Manufacturing Technology Management, 30(8), 1143–1160.

Riedl, M., Mantovan, F., Them, C. (2013). *Being a nursing home resident–a challenge to one's identity.* Pflege Zeitschrift, 65(5), 280–285.

Savikko, N., Routasalo, P., Tilvis, R.S. et al. (2005). *Predictors and subjective causes of loneliness in an aged population.* Archives of gerontology and geriatrics, 41(3), 223–233.

Shah, S.G.S., Nogueras, D., van Woerden, H.C., Kiparoglou, V. (2020). *Are digital technology interventions effective to reduce loneliness in older adults? A systematic review and meta-analysis.* medRxiv, https://doi.org/10.1101/2020.08.27.20183012

Steptoe, A., Shankar, A., Demakakos, P., Wardle, J. (2013). *Social isolation, loneliness, and all-cause mortality in older men and women*. Proceedings of the National Academy of Sciences, 110(15), 5797–5801.

Trautwein, S., Liberatore, F., Lindenmeier, J., von Schnurbein, G. (2020). *Satisfaction with informal volunteering during the COVID-19 crisis: An empirical study considering a Swiss online volunteering platform*. Nonprofit and Voluntary Sector Quarterly, 49(6), 1142–1151.

Tsai, H.H., Tsai, Y.F., Wang, H.H. et al. (2010). *Videoconference program enhances social support, loneliness, and depressive status of elderly nursing home residents*. Aging and Mental Health, 14(8), 947–954.

Van der Heide, L.A., Willems, C.G., Spreeuwenberg, M.D. et al.(2012). *Implementation of CareTV in care for the elderly: the effects on feelings of loneliness and safety and future challenges*. Technology and Disability, 24(4), 283–291.

Van Tilburg, T.G., Steinmetz, S., Stolte, E. et al. (2021). *Loneliness and mental health during the COVID-19 pandemic: A study among Dutch older adults*. The Journals of Gerontology: Series B, 76(7), e249–e255.

22 Wie aus Lebensanekdoten neue Lieder entstehen – Musikwerkstatt für Menschen mit Demenz

Irina Lehnert

22.1 Einleitung

Musik wird oftmals als Königsweg in der Verständigung mit demenziell veränderten Menschen angesehen. Wo über die rein sprachliche Ebene Kommunikation immer seltener möglich ist, öffnen Töne, Melodien und Klänge über die emotionale Erfahrungsebene neue Wege der Verständigung. Diesem Leitgedanken folgend stellt das 2014 durchgeführte Projekt unter dem Titel »Bilder von Dir« die Musik ins Zentrum der gemeinsamen Interaktion.

Die Grundidee bestand darin, über drei von mir vorgegebene Themen in einen Dialog mit einer Gruppe von Menschen mit Demenz zu treten, sie Geschichten aus ihrem Leben erzählen zu lassen, die wir gemeinsam mit ihnen in Liedtexte umwandeln wollten. Die Vertonung erfolgte durch die beteiligten Musikerinnen und Musiker mit dem Ziel, die Lieder zum Abschluss von den Seniorinnen und Senioren einsingen zu lassen, um eine CD als bleibende Erinnerung für die Teilnehmenden zu generieren.

Geschichten werden zu Liedern

Dabei soll die Musik einerseits als Untermalung und Verklanglichung der Geschichten dienen, andererseits auch als Türöffner zu früher Erlebtem. Ein »Soundtrack des Lebens« der Teilnehmenden sollte auf diesem Weg entstehen, bestehend aus vielen Einzelgeschichten.

Soundtrack des Lebens

22.2 Rahmenbedingungen

Das Projekt wurde im Rahmen des in Kehl-Goldscheuer bestehenden Betreuungsangebots »Café Vergissmeinnicht«, eine Initiative des Deutschen Roten Kreuzes für Menschen mit Demenz, durchgeführt. Die Vorteile dieses Settings waren, dass den Teilnehmenden der Ort und die Betreuenden des DRK vertraut waren und die nötige Infrastruktur, inklusive Klavier, gegeben war. Ein weiteres Plus: Das Betreuungsangebot dauerte jeweils von 14 bis 18 Uhr, beginnend mit einem gemeinsamen Kaffeetrinken und mit einem abschließenden Abendbrot endend, was uns die Möglichkeit gab, die Teilnehmenden über das eigentliche Projekt hinaus kennenzulernen. Für die Umsetzung der Ateliers blieben uns jeweils zwei völlig ausreichende Stunden.

Café Vergissmeinnicht

Unterstützung durch »Musik macht Schule«

Bei der Durchführung wurde ich von den Initiatoren des Freiburger Projekts »Musik macht Schule« unterstützt, die als Musikerinnen und Musiker und Sozialpädagoginnen bzw. Sozialpädagogen in Musikworkshops (v. a. Hip-Hop) mit Kindern und Jugendlichen erprobt waren. Gemeinsam förderten wir die Geschichten in Gesprächen zutage, wobei die Musikerinnen/Musiker insbesondere dafür Sorge zu tragen hatten, die musikalischen Inputs zu geben und musikalisch flexibel auf das Erzählte einzugehen.

Die Gruppe bestand aus 15 unterschiedlich stark von der Krankheit betroffenen Teilnehmenden im Alter von 65 bis 90 Jahren. Ich hatte mich bewusst dafür entschieden, vorab keine Biografiebögen zu lesen und keine Details über das Leben der Teilnehmenden in Erfahrung zu bringen, um völlig unvoreingenommen an die Menschen herantreten zu können und nicht in die Falle zu tappen, uns schon bekannte Ereignisse »abzufragen«.

Zeitachse des Projektes

Von mir waren ursprünglich fünf aufeinanderfolgende Tage als Zeitrahmen des Projektes angedacht. Grund hierfür war die Annahme, dass nur so ausreichend Kontinuität gewährleistet werden kann. Durch die Durchführung des Projektes im Rahmen des bestehenden Betreuungsangebotes und die Disponibilitäten aller Beteiligten ergab sich jedoch ein völlig anderer zeitlicher Rahmen: An drei aufeinanderfolgenden Donnerstagen im März sollte Zeit zum Erzählen, Texten und Komponieren sein, und nach einer längeren Pause im April und Mai, die sich mangels der Verfügbarkeiten der beteiligten Musikerinnen und Musiker ergab, fixierten wir im Juni zwei Probentermine sowie einen weiteren Termin zur abschließenden Aufnahme der Lieder im Studio der Musikerinnen und Musiker in Freiburg. Ziel war es, dass die die Teilnehmenden am Ende des Workshops eine bleibende Erinnerung in Form einer CD in Händen halten konnten.

22.3 Didaktisch-methodische Überlegungen

Geschichten als Startpunkt für Erinnerungen

Ausgehend von den drei konkret vorgegebenen, aber weit gefassten Themen »Freude erleben und bereiten«, »Kuchengeschichten« und »Sommergeschichten« sollten bei den Teilnehmenden Erinnerungen in Form von Anekdoten hervorgerufen werden. Diese wollten wir anschließend mit den Seniorinnen und Senioren in Reimform bringen, um die Textgrundlage der neu komponierten Lieder zu erhalten. Bei den Liedern selbst wollte ich einerseits für die Ohren der Teilnehmenden ungewohntes Terrain betreten, ihnen aber andererseits auch mit wenigstens einem Stück melodisch entgegenkommen und auf ihre musikalischen Gewohnheiten eingehen. Bei der Texterstellung sollte es keine Wertung im Sinne von richtig oder falsch geben, getreu der methodischen Leitlinie von Herbert Gudjons, Birgit Wagener-Godjons und Marianne Pieper (2008). Stattdessen sollte jede Äußerung wertgeschätzt werden und in das neue Liedgut einfließen. Nur so konnte sichergestellt werden, dass die Teilnehmenden das Lied als ihres annahmen und bereit waren, sich trotz ungewöhnlicher Melodik und Rhythmik auf den Einübungsprozess einzulassen.

Ein weiterer Aspekt meiner methodisch-didaktischen Überlegungen war, dass ich auf die Suche nach individuellen Stärken der Teilnehmenden gehen und sie herausstellen wollte, wann immer sich eine Gelegenheit bot, um »die individuelle Einmaligkeit erkennbar werden zu lassen« (Clausen, 2010, S. 75).

individuelle Einmaligkeit

Im Umgang mit den demenziell veränderten Menschen orientierte ich mich an den Grundlagen für eine gelingende Kommunikation nach Flavia Neubauer und Kim de Groote, zu denen »respektvoller Umgang«, »präsent sein und (aktiv) zuhören«, »authentisch sein«, »Geduld und Zeit haben« sowie »ruhig und gelassen bleiben, Spaß und Freude an den gemeinsamen Aktivitäten haben und zeigen« gehören (Neubauer & de Groote, 2012, S. 88 ff.).

22.4 Umsetzung

Jedes Treffen wurde durch eine Stunde Zusammensein bei Kaffee und Kuchen eingeläutet, um den Teilnehmenden, den Betreuenden und uns zu ermöglichen, sich miteinander bekannt zu machen und eine vertraute Atmosphäre zu schaffen. Im Stuhlkreis ging es anschließend mit diversen Aufwärmübungen weiter, von Rhythmusklatschen über Body-Percussion und Beatboxen bis hin zum Singen vertrauter Schlager, um das Eis zu brechen. Die Live-Begleitung am Klavier war hier sicherlich ein großer Gelingensfaktor. Das erste Thema, zu dem wir arbeiteten, war weit gefasst und lautete: »Schöne Momente des Lebens oder: Was uns zum Lächeln bringt«. Die Musikerinnen und Musiker hatten bereits einen eingängigen Refrain, angelehnt an den Namen des Treffpunkts »Vergissmeinnicht«, komponiert:

Methoden

> »Ich schenk Dir ein Vergissmeinnicht,
> einfach nur so, das ist keine Pflicht.
> Ich zauber ein Lächeln in Dein Gesicht,
> hör nur gut zu, was ich Dir bericht'.«

Dazu wählten wir eine eingängige Melodie mit einem für diese Generation eher ungewöhnlichen Rhythmus, bei dem die Texteinsätze nicht immer auf die Eins gesungen werden. Ziel hier war das bewusste Experimentieren mit neuen Klängen und das Motivieren der Teilnehmenden, sich auf Neues einzulassen. Von den Teilnehmenden sollten nun die Geschichten kommen, die wir gemeinsam in Strophen umwandeln wollten. Wir sind dabei folgendermaßen vorgegangen:

Experimentieren

Ausgehend vom Refraintext haben wir die Frage gestellt, was die Teilnehmenden glücklich macht oder wie man andere schon einmal glücklich gemacht hat. Es fielen schnell Begriffe wie *Liebe, Blumen, Frohsinn, ein gutes*

Sammlung von Assoziationen und Reimen

Wort für jemanden einlegen, im Café zusammenkommen, Fahrrad fahren, singen. Wir fragten anschließend nach der konkreten Geschichte hinter dem jeweiligen Schlagwort. So erzählte uns ein Teilnehmender, dass er Standesbeamter gewesen sei, viele Paare getraut und dabei viele schöne Frauen gesehen habe, was uns zu unserer ersten Textvorlage angeregt hat. Wir haben daraufhin folgenden Satz in den Raum geworfen: »*Ich hab so manche schöne Frau...*«, der die Teilnehmenden auffordert, Ideen für einen passenden Reim einzubringen. Aus »Frau« wurde alsbald »Braut«, woraufhin wir »Spitzenbraut« vorschlugen, was mit einheitlichem Lachen goutiert wurde. Als sich reimende Zeile schlug der Teilnehmende vor: »mit ihrem schönen Mann getraut«, woraufhin ein anderer Teilnehmender noch weiterging und vorschlug, »Mann« durch »Hecht« zu ersetzen, was wir dankend annahmen. Dies war während der gesamten Arbeit das Leitprinzip, möglichst eins zu eins konkrete Wortbeiträge der Teilnehmenden aufzugreifen und in den Text einzubauen. Die Teilnehmenden hatten sichtlich Spaß daran, mitzudenken wie der Reim weitergehen könnte. Auf diesem Weg haben wir am ersten Projekttag vier Geschichten in entsprechende Liedstrophen umsetzen können.

Herausforderung bei unbekannten Melodien und beim Rhythmus

Beim zweiten Termin haben wir gegen Ende des Kaffeetrinkens das erste selbst komponierte Lied abgespielt und zum Mitsingen aufgefordert, sodass Melodie und Text wieder in Erinnerung gerufen wurden. Anschließend ging es wieder in den Stuhlkreis, wo wir den Refrain ein paar Mal wiederholt haben, bevor wir dann Strophe für Strophe am Lied gearbeitet haben. Dabei haben wir jeweils zunächst die Strophen gemeinsam gelesen und anschließend gesungen. Als Höhepunkt baten wir diejenigen, von denen die Geschichten stammten, ihre eigene Strophe allein zu singen. Der Text bereitete dabei weniger Probleme; die Melodie und der Rhythmus waren jedoch für die Ohren der Teilnehmenden gewöhnungsbedürftig und daher anfangs schwer nachzusingen. Wir haben zwar versucht, durch klares Signalisieren der Einsätze und unterstützendes Mitsingen Hilfestellung zu geben, aber die Teilnehmenden behielten oftmals ihren eigenen Rhythmus bei.

Um das Lied abzuschließen, machten wir uns auf die Suche nach weiteren Geschichten der Teilnehmenden. Ein Mann erzählte uns von seinen Reisen nach Israel und Russland, ein anderer verriet uns, wie er zum Mundharmonikaspielen kam. So kamen wir zu zwei weiteren Strophen:

> »Weil ich in Israel und auch in Russland war
> reiste ich durch die Welt, und zwar so manches Jahr:
> Ich hab in Viniza feinen Schnaps getrunken
> und in Jerusalem Jesus' Grab gefunden.
> In der Nachkriegszeit sangen wir bei uns daheim,
> spielten schöne Lieder in Dundenheim am Rhein.
> Mein Papa nahm die Mundharmonika so gern heraus
> und spielte ›Muss i denn zum Städtele hinaus‹«.

Die Strophen haben wir anschließend ebenfalls einzeln und gemeinsam geprobt, den Refrain immer wieder zwischendurch wiederholend, was den Teilnehmenden sehr gefiel. Das erste Lied war somit zu Ende getextet.

Daran anschließend haben wir ein neues Lied angeregt. Da das gemeinsame Kaffeetrinken und Kuchenessen ein wichtiger Bestandteil des Café Vergissmeinnicht ist, haben wir vorgeschlagen, gemeinsam zum Thema »Kuchen« zu texten und so die Kuchenvorlieben der einzelnen Teilnehmenden zum Ausdruck zu bringen. Das Thema eignete sich meiner Ansicht nach, da jeder einen Lieblingskuchen hat und da insbesondere für diese Generation von Frauen das Kuchenbacken zum selbstverständlichen Bestandteil der Hausarbeit gehörte.

weitere Themenbeispiele

Eine Teilnehmerin erzählte, dass sie einmal das Backpulver vergessen habe und ihr Kuchen nicht aufgegangen sei, ein Herr schwärmte von einer Kuchenspezialität aus Italien mit Feigen und Nüssen, ein anderer von seinem Lieblingskuchen, der Schwarzwälder Kirschtorte. Wir schlugen nach jeder Anekdote oder Bemerkung Reimanfänge vor und animierten die Teilnehmenden wieder, die Reime mit uns zu vervollständigen. So entstanden der Refrain und einzelne Zeilen, die die Musiker in ihrem Studio zu Strophen arrangierten und aufnahmen, damit wir das Lied zu Beginn des nächsten Workshops vorspielen und einüben konnten.

Das dritte Liedthema hieß »Sommererlebnisse«, zum Einstieg diente das Gedicht »Ich bin der Juli« von Paula Dehmel. Es sollte erste Bilder in den Köpfen der Teilnehmenden entstehen lassen und Erinnerungen wachrufen. Im Anschluss haben wir wieder eine konkrete Frage gestellt: Was verbinden Sie mit dem Sommer, womit haben Sie sich im Sommer gern die Zeit vertrieben? Wieder sammelten wir zunächst erste Schlagwörter und Erinnerungsblitze, die vom Spaziergang über Eisessen bis hin zur Heuernte reichten.

Die Musikerinnen und Musiker hatten meinem Thema entsprechend textlich und musikalisch bereits einen Refrain vorbereitet, den wir nun vorspielten, um die passende musikalische Atmosphäre zu schaffen. Auch für die Melodie hatte ich eine Vorgabe gemacht: Nachdem die ersten beiden Lieder sowohl rhythmisch als auch melodisch ungewohnt für die Ohren der Teilnehmenden waren, wollte ich beim dritten Lied stärker auf die Hörgewohnheiten der Personen eingehen und eine eingängige, an Schlager oder Volksmusik angelehnte einfache und eingängige Melodie wählen. Der Refrain lautete:

Wechsel zwischen einfachen und anspruchsvollen Melodien

> »Schöne Geschichten und Bilder von Dir,
> wo geht die Reise hin? Ich hoffe zu mir.«

Die Teilnehmenden schunkelten spontan mit und stimmten in Melodie und Text ein, daher wiederholten wir sogleich den Refrain mehrmals, bevor wir danach wieder konkret wurden und die schon genannten Stichworte zu den Sommeranekdoten aufgriffen, um nun gezielt nach den Geschichten zu fragen.

Vorgehensweise am Beispiel von zwei Reimen

Um den Einstieg zu erleichtern, gaben wir, anknüpfend an die Stimmung des Gedichts, eine weitere Zeile vor mit der Bitte, dazu eine Folgezeile zu dichten: »Der Sommer ist heiß und so wunderschön ...« Spontan kam von einem Teilnehmer die Fortsetzung: »So schön, wie mit einem schönen Mädchen spazieren zu gehen.« Das fand allgemeine Zustimmung, war jedoch für den Rhythmus zu lang und da wir den Teilnehmenden keinen »passenderen« Reim aufzwingen wollten, ließen wir die Personen nach passenderen, kürzeren Verben suchen. Ein anderer Teilnehmer schlug sodann »baden am See« vor, und erst jetzt halfen wir mit, daraus einen rhythmisch passenden Reim zu formen. So entstand die Folgezeile: »mit meinem Madel mag ich baden gehn.«

An anderer Stelle erzählte eine Frau sehr konkret von Grillabenden am Schutterstrand, woraus wir umgehend die Einstiegszeile »Wir grillen gemeinsam am Schutterstrand« machten. Anschließend fragten wir, was gegessen und getrunken wurde, woraufhin die Dame von gegrillten Würstchen sprach, bei den Getränken aber zögerlich antwortete, bis sie schließlich zugab, dass natürlich auch Bier getrunken wurde. Damit war der passende Reim gefunden: »mit Steak und Wurst und Bier in jeder Hand«. Das führte zu allgemeiner Heiterkeit, wahrscheinlich, weil der Reim bei den Teilnehmenden ein klares Bild der Situation im Kopf entstehen ließ und so eine fröhliche, ausgelassene Stimmung an glückliche Jugendmomente wachgerufen wurde.

Festigen durch Wiederholung

Da nun eine längere Pause bis zum nächsten Termin folgte, wurde mit der Leiterin des Cafés Vergissmeinnicht vereinbart, dass sie die Lieder in unserer Abwesenheit immer mal wieder abspielen und singen sollte, damit sich Text und Melodie langsam festigen konnten. Die Musikerinnen und Musiker hatten dafür die Lieder mit Instrumentalbegleitung eingesungen, sodass ein präzises Ausgangsmaterial zur Verfügung stand. Außerdem hatten wir die Texte in Großdruck vervielfältigt und allen Teilnehmenden und ihren Familien zur Verfügung gestellt.

Im Juni trafen wir die Gruppe zu zwei weiteren Musikworkshops. Bei diesen Treffen arbeiteten wir mit den Teilnehmenden im Grunde wie mit einem Chor und übten die fertigen Lieder ein. Dabei durfte man die Personen jedoch nicht als Gruppe ansprechen, sondern musste alle individuell im Blick behalten, niemanden zu lange unangesprochen lassen und einen Ton finden, von dem sich alle angesprochen fühlten, auch wenn ich kurz individuell mit einer Person arbeitete. Humor trug in diesem Zusammenhang entscheidend zum Gelingen bei.

Motivation beim Singen fördern

Eine große Motivationsarbeit war beim Singen vonnöten, da viele der Teilnehmenden sich nicht mehr zutrauten, laut zu singen, auch vielleicht nicht mehr daran gewöhnt waren, ihre Stimmen auf diese präsente Art und Weise wahrzunehmen.

Chorpassagen

Bei allen drei Liedern nahmen wir eine Aufteilung in solistische und chorische Parts vor, um einerseits niemanden durch zu viel Text zu überfordern, andererseits aber auch den Urheberinnen und Urhebern der jeweiligen Strophe die Möglichkeit zu geben, ihre Geschichten selbst vorzutragen. Mir war wichtig, dass auf der späteren CD die »Expressivität und Einzigartigkeit dieser faltigen, mal dünnen oder brüchigen, mal vollen und warmen Stimmen« (König, 2011, S. 310) hörbar werden sollten. Einigen gefiel das sehr gut, andere reagierten etwas scheu, wollten es aber dennoch versuchen. Eine Dame war sehr aufgeregt, dass sie den Text vergessen würde, doch als sie nun allein sang, kam ihre Stimme erstmals zum Tragen, außerdem sang sie ihre beiden Zeilen fehlerfrei, was wir mit großer Begeisterung und Applaus bedachten. Generell wurde jedes Solo von der ganzen Gruppe gewürdigt.

Beim »Kuchensong« wurden selbst die einzelnen Reime aufgeteilt, um auch hier wieder die Barriere anzupassen. Ein Beispiel:

> »Selbst gemachter Kuchen ist für uns der Hit!
> Wir gehen nicht zu Lidl, bringen ihn gern selber mit.
> Nachts haben wir Hunger und liegen auf der Pirsch,
> wir suchen im Kühlschrank die Schwarzwälder Kirsch.«

Die Kürze der verbleibenden Texte und die Tatsache, dass diese sich auf das bereits Gesungene reimen, vereinfachten das Lied für die Teilnehmenden enorm. Es erschien ihnen plötzlich ganz selbstverständlich, wann sie ihren Einsatz hatten.

Am 26. Juni 2014 fand die Aufnahme der selbst komponierten Lieder im Musikstudio der beteiligten Musiker in Freiburg statt. Dieser letzte Termin war aus meiner Sicht aus zwei Gründen von besonderer Bedeutung für die Teilnehmenden: Zum einen stand am Ende der Aufnahme ein Resultat, das die Teilnehmer in Händen halten können; es ist außerdem ein bleibendes Resultat, da die Musik immer wieder abgespielt und somit die Erinnerung an die Musikwerkstatt wachgerufen werden kann. Zum anderen war der gemeinsame Ausflug an sich für die Teilnehmenden eine willkommene Abwechslung, der sie aus ihrem Alltag herausholte. Das Singen vor einem Mikrofon in einer Studiosituation war zudem für alle Beteiligten etwas völlig Neues. Es ist dieses Gefühl, trotz der Krankheit Neues tun und erleben zu können, das ich bei solchen Projekten für sehr wichtig erachte.

Einsingen im Studio

Alle Teilnehmenden hatten eine halbe Stunde mit den Musikerinnen und Musikern, durften sich ausprobieren, wurden beim Einsingen unterstützt und ermutigt. Sie waren sehr stolz beim Anhören der eigenen Stimme.

22.5 Bilanz

Unser Anspruch, eine CD unter professionellen Bedingungen in einem Studio aufzunehmen, führte von Anfang an zu einer großen Motivation seitens der Teilnehmenden. Da ich das Projekt von Anfang an auf diese einfache Formel bringen konnte, war unser Vorhaben für alle verständlich und wurde als großes gemeinsames Vorhaben wahrgenommen. Die Teilnehmenden spürten, dass sie von uns wertgeschätzt wurden und wir ihnen etwas zutrauten, was sicherlich zum Gelingen des Projektes beitrug.

Zwei weitere Erfolgsfaktoren möchte ich erwähnen: Beim Texten der Lieder haben wir immer darauf geachtet, den Teilnehmenden einerseits den

Erfolgsfaktor: leichter Einstieg

Einstieg zu erleichtern, indem wir die erste Textzeile, basierend auf einer zuvor erzählten Geschichte eines Teilnehmenden, vorgegeben haben. Anschließend war es an ihnen, den passenden Reim zu finden. Da diese Generation mit dem Auswendiglernen von Gedichten und Liedern groß wurde, fiel es ihnen entsprechend leicht, sich auf das Dichten einzulassen. Wenn dies gelang, war das Erfolgserlebnis am Ende des Reimes immer auf der Seite der Teilnehmenden. Stimmte ein Detail im Liedtext noch nicht, haben wir den Text so lange gemeinsam gedreht und gewendet, bis der Inhalt sich am Ende mit der tatsächlichen Geschichte deckte.

personelle Ausstattung und notwendige Kompetenzen

Abschließend empfehle ich dieses in vielerlei Hinsicht anspruchsvolle Projekt insbesondere erfahrenen Musikgeragoginnen und -geragogen, die idealerweise ein Begleitinstrument spielen und sich auf Komposition verstehen. Wichtig ist auch ein selbstverständlicher, kreativer und spontaner Umgang mit Sprache, der die Ad-hoc-Umsetzung der Geschichten in Reimform bestmöglich unterstützt. Wer Erfahrung mit Poetry-Slam oder Hip-Hop hat, ist hier sicher im Vorteil. Das Projekt sollte im Idealfall von zwei Personen angeleitet werden, damit jeder Teilnehmende die nötige Aufmerksamkeit erhält.

Das Endprodukt in Form einer CD ist nicht zwingend erforderlich, aber natürlich die perfekte Ergänzung, um dieses Projekt noch attraktiver zu machen und für eine bleibende Erinnerung bei den Teilnehmenden zu sorgen.

Was die Themenwahl angeht, so empfehlen sich weitgefasste, niedrigschwellige und positiv besetzte Sujets, sodass jeder eine Geschichte beitragen kann. Hinsichtlich der Teilnehmerauswahl lässt sich ergänzend sagen, dass darauf geachtet werden sollte, dass die Gruppe im Idealfall 8 bis 10 Personen nicht überschreitet, um jedem Teilnehmenden gerecht werden zu können.

Zielgruppe: Menschen mit leichter bis mittlerer Demenz

Ein Projekt wie dieses eignet sich, dies sei abschließend herausgestellt, insbesondere für Menschen mit leichter bis mittelschwerer Demenz, da für die Umsetzung die Fähigkeit zur verbalen Äußerung zwar bereits eingeschränkt sein darf, aber noch vorhanden sein sollte.

Literatur

de Groote, K. & Neubauer, F. (2012). *Auf Flügen der Kunst. Ein Handbuch zur künstlerisch-kulturellen Praxis mit Menschen mit Demenz*. München: Institut für Bildung und Kultur.

Clausen, J. (2010). *Rahmenbedingungen intergenerationeller Projekte*. In: Ganß, M.& Narr, B. (Hrsg.) *Alt und Jung im Pflegeheim. Intergenerative Projekte mit Malen, Werken und Theater* (S. 69–72). Frankfurt am Main: Mabuse.

Gudjons, H., Wagener-Godjons, B., Pieper, M. (2008). *Auf meinen Spuren. Übungen zur Biografiearbeit*. Völlig neu bearbeitete und aktualisierte Ausgabe. Bad Heilbrunn: Verlag Julius Klinkhardt.

König, B. (2011). *Komponieren für alte Stimmen*. In: Hartogh, T. & Wickel, H.H. (Hrsg.) *Praxishandbuch Musizieren im Alter. Projekte und Initiativen* (S. 309–320). Mainz: Schott.

23 »Es könnte immer Dienstag sein« – Elementare Musikpraxis (EMP) in Alteneinrichtungen

Barbara Metzger

Die folgenden Ausführungen basieren auf den Erfahrungen zahlreicher Projekte in Würzburger Altenheimen im Rahmen des Studiengangs Elementare Musikpädagogik an der Hochschule für Musik Würzburg sowie auf der Theorie der Elementaren Musikpädagogik. Beginnend im Jahr 1996 und erweitert um den Bereich des intergenerativen Musizierens im Jahr 2006 umfasste jedes Projekt den Zeitraum von fünf Monaten mit einer wöchentlichen Musizierstunde in einem Seniorenheim.

Praxis als Basis dieses Beitrags

Die beiden grundlegenden Erkenntnisse waren, dass zum einen die enge und positive Zusammenarbeit mit der Alteneinrichtung Voraussetzung für das Gelingen eines Musizierangebotes darstellt und dass zum anderen jede Gruppe ein individuell zusammengestelltes und in ständiger Anpassung befindliches Konzept benötigt.

»Sie machen da immer so was mit uns, und dann kommt was ganz Schönes dabei raus.« Dieses Zitat eines 84-jährigen Herren in einem Seniorenheim öffnet den Blick für die Elementare Musikpraxis.

23.1 Konzept zum Elementaren Musizieren

Ähnlich wie das wöchentlich stattfindende gemeinsame Kochen, Gärtnern, Handarbeiten, Malen oder Basteln findet jeden Dienstag von 10 bis 11 Uhr im Seniorenheim für den Zeitraum von drei Monaten eine Musizierstunde statt. Die Bewohnerinnen und Bewohner werden dazu eingeladen, für eine Stunde am Vormittag in den Gemeinschaftsraum zu kommen und gemeinsam unter der Anleitung einer externen Elementarmusikpädagogin oder eines Elementarmusikpädagogen zu musizieren. Die Konzeption der einzelnen Musizierstunden richtet sich an den Zielen, Inhalten und Methoden der Fachdisziplin Elementare Musikpädagogik (EMP) aus (vgl. Metzger & Busch, 2014).

Zeitraum des Angebots

Anliegen der Elementaren Musikpädagogik ist es,

Anliegen der EMP

- Menschen jeden Alters anzuregen, in der Gruppe mit dem Kulturgut Musik aktiv umzugehen,

- sich selbst und sich mit anderen Menschen durch Musik zu erleben sowie
- selbst Musik zu machen oder ihr aktiv zu begegnen.

Die Handlungsbereiche umfassen Singen, Sprechen, Hören, elementares Instrumentalspiel, Instrumente kennenlernen sowie Bewegung und Tanz. Im Vordergrund der Gruppenaktivitäten stehen das eigene Tun und der gestalterische Umgang mit Inhalten wie Liedern, Gedichten, Kompositionen großer und kleiner Meister, Bildern, Bewegungsanregungen, Tänzen und vielem mehr (vgl. Metzger, 2011).

Arten der Begegnung

Die Art der Begegnung mit musik- und bewegungsorientierten Inhalten kann im Sinne der EMP für alle Altersgruppen folgendermaßen beschrieben werden (vgl. Dartsch, 2006):

- *Entdecken und experimentieren:*
  Das eigene praktische Ausprobieren führt zu Erfahrungen und Erkenntnissen.
- *Körperorientiert handeln:*
  Der Körper wird als Ausdrucksmittel und Auslöser von Klängen eingesetzt.
- *Erlebnisorientiert und mit allen Sinnen der Musik begegnen:*
  Hören, Fühlen, Sehen, Riechen und Schmecken stehen im Zusammenhang mit musikalisch-bewegungsorientierten Angeboten.
- *Emotional erfasst werden:*
  Sachinformationen sind eingebettet in die Gefühls- und Erlebniswelt.
- *Psychosoziale Prozesse erleben:*
  Sich als Individuum und als Teil der Gruppe fühlen.
- *Mehrkanaligkeit nutzen:*
  Unterschiedliche Wahrnehmungs- und Gedächtniswege erfahren.
- *Wertfrei und offen agieren:*
  Nicht zielorientiert, sondern prozessorientiert handeln.

»Was gilt es denn zu bedenken, wenn Sie Musizierstunden bei uns anbieten?« Diese Frage einer Seniorenheim-Leiterin führt zu den Rahmenbedingungen.

23.2 Rahmenbedingungen zum Elementaren Musizieren in Alteneinrichtungen

Damit ein Musizierangebot im Sinne der Elementaren Musikpädagogik für eine Gruppe von Seniorinnen und Senioren gelingt, sind unterschiedliche Aspekte zu beachten.

Zusammenarbeit mit der Heimleitung sowie den zuständigen Betreuenden

Vor Beginn eines Musizierangebots muss der Musikfachkraft das Konzept der Alteneinrichtung gut bekannt sein, die Alteneinrichtung wiederum benötigt klare Informationen zum Vorhaben der Musikfachkraft. Auch während des Angebots ist ein kontinuierlicher Austausch über die Teilnehmenden und die Themen von großer Hilfe.

Klare Festlegung der Aufgabenbereiche

Die Musikfachkraft ist für die Zeit während der Musikstunde zuständig. Das Informieren über und das Erinnern an die Musizierstunde, das Bringen und Abholen der Teilnehmenden obliegen dem Betreuungspersonal.

Aktive Teilnahme einer Bezugsperson aus dem Betreuerkreis des Seniorenheims

Bei jeder Musizierstunde ist eine den Teilnehmenden vertraute Person aus dem Heim aktiv dabei. Zum einen kann und darf eine externe Musikfachkraft keinerlei betreuerische Aufgaben übernehmen, zum anderen erfahren die Seniorinnen und Senioren durch eine vertraute Person Sicherheit und werden durch deren aktive Beteiligung am Musizieren und Bewegen motiviert.

Anzahl der Teilnehmenden sowie Raumgröße und Raumqualität

Die Raumgröße muss der Anzahl der Teilnehmenden entsprechen. Je nach Zusammensetzung der Gruppe erscheint es sinnvoll, sich mit 10 bis 15 Personen zum gemeinsamen Musizieren zu treffen. Heterogene Gruppen bieten die Chance der gegenseitigen Unterstützung, bei homogenen Gruppen können die individuellen Bedürfnisse und Wünsche leichter erfüllt werden. Die Raumgröße sollte einen lockeren Sitzkreis mit Stühlen bzw. Platz für Rollstühle ermöglichen. Ablageflächen für Instrumente und Materialien sollten vorhanden sein. Ob die Teilnehmenden an Tischen sitzen wollen oder im offenen Kreis, hängt von ihren Gewohnheiten ab. Tische verhindern einerseits die Bewegungsfreiheit bei Sitztänzen und beim Instrumentalspiel, bieten andererseits oft Sicherheit.

Ob die teilnehmenden Heimbewohnerinnen und -bewohner das Musikangebot selbständig aufsuchen oder von den Betreuenden begleitet werden, hängt von der jeweiligen individuellen Situation in der Betreuungseinrichtung ab. Niemand darf gegen seinen/ihren Willen zum Musizieren gebracht werden. Demenziell veränderte Menschen wissen aber oft nicht, worum es geht und sind glücklich, wenn sie begleitet werden. Hier gilt es sehr feinfühlig mit den Betreuenden zusammenzuarbeiten.

Ausstattung mit Instrumenten, Musikanlage sowie Bewegungsmaterialien

Mit der Einrichtung ist zu klären, ob sie über elementare Musikinstrumente sowie Bewegungsmaterialien wie Seile, Igelbälle, Bänder u. ä. verfügt oder ob die Musikfachkraft diese mitbringt. Dies gilt ebenso für eine klanglich gute Musikanlage.

Adäquate Bezahlung

Die Honorierung der externen Musikfachkraft ist vor Beginn des Angebotes eindeutig zu klären. Hier sind sehr unterschiedliche Modelle möglich: Gelder der Einrichtung, die ihr für kulturelle Bildung zur Verfügung stehen, Gelder aus Drittmitteln, Kooperation mit einer Musikschule, Kooperation mit dem Träger der Einrichtung etc. Entscheidend ist, dass alle Leistungen der Musikfachkraft, also z. B. das Mitbringen von Instrumenten, hier berücksichtigt werden.

Empfehlung eines Kooperationsvertrags

Um all die Rahmenbedingungen sinnvoll zu klären, ist es dringend angeraten, mit der jeweiligen Alteneinrichtung einen Vertrag zu vereinbaren, in dem Details klar festgelegt sind.

»Was machen wir denn heute in der Musikstunde?« Diese Frage einer betagten Dame führt zu den Hinweisen zum Verlauf.

23.3 Verlauf eines Musikprojektes im Sinne der Elementaren Musikpädagogik

Vororganisation

Nach Kontaktaufnahme zu einer Alteneinrichtung, dem persönlichen Vorstellen meiner Person und meines Konzepts, nach Besichtigung des Raumes und seiner Ausstattung, Klärung der Teilnehmenden sowie nach gelungenen Verhandlungen über einen Kooperationsvertrag naht die erste Musizierstunde. Ich weiß, dass etwa 15 Personen im Alter von 76 bis 95 Jahren teilnehmen werden, bunt gemischt in Hinsicht auf körperliche und geistige Fertigkeiten. Ich kenne auch schon die Betreuerin des Heimes, die mitmachen wird, persönlich.

Vorbereitung der ersten Stunde

Wie in der EMP üblich, bereite ich eine themenorientierte Stunde vor: »Reisen früher und heute« (Erlebnisthema). Als Material zur Einführung in das Thema habe ich einen Rollkoffer und einen Rucksack dabei, einen alten Wanderstock aus meiner Kindheit und Walking-Stöcke, eine Wanderkarte und einen Globus. An Liedern habe ich auf dem Smartphone Einspielungen von »Über den Wolken« von Reinhard Mey (1974), »Autobahn« von Kraftwerk (1974) sowie meine Gitarre und Texte mit Begleitakkorden verschiedener Wanderlieder und Seemannslieder dabei, außerdem ein Begrüßungslied mit variiertem Text zum Abschiednehmen, das unser Rituallied für mehrere Wochen werden soll, falls es der Gruppe gefällt. Ein Sprech-Text (Rhythmical) mit passenden Bewegungen und Klanggesten zum Thema Eisenbahn-Fahren sowie einige Klein-Percussion-Instrumente sind auch dabei, um das Eisenbahn-Rhythmical evtl. mit Instrumenten zu begleiten. Mit diesem Repertoire ausgestattet, kann ich in der Erstbegegnung mit der Gruppe erproben, was Anklang findet, was zu einfach oder zu komplex ist und wie die einzelnen Personen reagieren.

Verlauf der ersten Stunde

Nach dem Begrüßungslied, das nur zögerlich mitgesungen wird, da unbekannt, dafür aber die im Lied vorkommenden Begrüßungsgesten (winken, imaginären Hut schwenken, klatschen usw.) spontan und lustvoll mitgezeigt werden, begrüße ich die Gruppe und stelle mich kurz vor. Dann zeige ich den Wanderstock und den Rollkoffer. Einige Personen fragen, ob ich verreisen wolle, und schon sind wir mitten im Thema. Einige berichten von ihren Reiseerlebnissen. Wir singen ein ihnen bekanntes Wanderlied bzw. Seemannslied mit Gitarrenbegleitung, dann spiele ich »Über den Wolken« an. Wir könnten also mit dem Flugzeug verreisen. Da gibt es noch etwas, womit wir reisen könnten. Ich spreche das (ganz kurze) Eisenbahn-Rhythmical vor und mache die passenden Klanggesten und Bewegungen dazu. Viele Seniorinnen und Senioren imitieren dies sofort, einige sind noch zögerlich, schauen und hören aber interessiert zu. Nach einigen Wiederholungen begleite ich einzelne Phrasen des Rhythmicals mit elementaren Instrumenten, biete sie dann den Seniorinnen und Senioren an und einige spielen sofort mit. Die anderen bleiben beim Sprechen und/oder bei den Bewegungen. Mit unserer Bahnfahrt sind wir in die Berge bzw. ans Meer gelangt und singen noch ein ihnen bekanntes Lied. Und schon ist die erste Musikstunde um. Wir singen das Begrüßungslied mit leicht variiertem Text als Abschiedslied, nehmen die Gesten dazu wie am Anfang der Stunde und verabschieden uns so bis zum nächsten Dienstag. Ich lade alle ein, wieder zur Musikstunde zu kommen.

Die weiteren Stunden

Zu den weiteren 14 Stunden kommen etwa ein Drittel der Personen regelmäßig, einige bleiben weg, einige kommen sporadisch dazu. Die Zahl von 15 Teilnehmenden bleibt in etwa erhalten. Jede Stunde hat ein eigenes Erlebnisthema, das mir als roter Faden bei der Vorbereitung hilft und das den Teilnehmenden als Kommunikationsanlass sowie als Gedächtnisstütze dient. Ich kann immer vielseitigere Angebote machen bzw. auf die Wünsche der Teilnehmenden eingehen: Sitztänze und rhythmische Bewegungsanregungen, weitere Instrumente, alte und neue Lieder, unterschiedliche Hörbeispiele aus verschiedenen Stilrichtungen. Ausgewählte Anschauungsmaterialien wie Fotos, Bilder bekannter Künstler sowie Gegenstände zum Betrachten und Befühlen geben Anlass zu Gesprächen und unterstützen z. B. das Textverständnis von Liedern. Es stellt sich heraus, dass Wiederholungen von manchen Personen gar nicht bemerkt werden, für andere willkommen sind, wenn sie die Aktionen mögen, anderen missfallen Wiederholungen. Ich kann also die Inhalte nicht aufbauend anbieten, sondern konzipiere die Musikstunden mit neuen oder schon bekannten Inhalten möglichst immer in einem neuen Kontext. Dies ist durch die Stundengestaltung anhand eines immer wechselnden Erlebnisthemas pro Stunde gut zu leisten.

»Gibt es überhaupt generelle Tipps zum Elementaren Musizieren mit alten Menschen?« Diese Frage einer Musikfachkraft führt zu den Erfahrungen.

23.4 Erfahrungen aus dem Elementaren Musizieren im Seniorenheim

Erfahrungen hinsichtlich des Gelingens

In vielen Vor- und Nachgesprächen mit den Betreuerinnen und Betreuern, die an den Musizierstunden teilgenommen haben, mit der Heimleitung sowie in der Nachbereitung der Musizierstunden mit den Studierenden, die aktiv daran teilgenommen und auch einige Sequenzen innerhalb der Stunden angeleitet haben, ebenso durch die Auswertung von Videos konnten im Laufe der Jahre die folgenden Erfahrungswerte erarbeitet werden. Sie sind hier in Form einer Checkliste zusammengestellt.

Zusammenarbeit mit der Alteneinrichtung:

- Klare Absprache (Kooperationsvertrag) mit der Alteneinrichtung vor Beginn des Projekts
- Regelmäßiger Austausch mit der Leitung und dem Personal während des Projekts

Zusammenarbeit mit den teilnehmenden Betreuerinnen und Betreuern:

- Die Arbeitsweisen der EMP kurz darstellen: aktives Mitmachen, Anregung über Bilder und Vorstellungshilfen (Metaphern), außermusikalische Erlebnisthemen, ähnliche Inhalte oft anbieten und nicht einmalig »einpauken«
- Zur aktiven Teilnahme an den Stunden ermutigen, denn die Seniorinnen und Senioren lassen sich sehr von deren Engagement beeinflussen
- Um Zurückhaltung beim direkten Helfen bitten, denn zur Überraschung des Pflegepersonals reagieren die Seniorinnen und Senioren oft anders als im Heimalltag und »können« ganz viel
- Lieder oder Tänze zur Verfügung stellen, damit diese auch unter der Woche von ihnen angeboten werden können
- Direkte Nachgespräche sind oft sehr aufschlussreich für beide Seiten und helfen zur Vorbereitung der nächsten Musikstunde

Zur Musizierstunde im Einzelnen:

- Flexiblen Stundenaufbau mit Erlebnisthema und unterschiedlichen Inhalten vorbereiten: Lieder, Texte, Musik-Hörbeispiele, Instrumente, prägnante Bilder oder Materialien zum Sehen, Hören, Tasten, Riechen und Schmecken, Sitztänze und Bewegungsanregungen, Gesprächsanlässe
- Rituale zum Anfang und Ende der einzelnen Musizierstunden einplanen
- Bringen und Abholen der Teilnehmenden organisieren
- Aktive Teilnahme an der Musizierstunde von Betreuerinnen und Betreuern aus dem Heimpersonal kurzfristig sichern
- Sitzordnung vorbereiten: bewegliche und Rollstuhlfahrer, geistig rege und weniger ansprechbare Teilnehmenden »in bunter Reihe«, damit sie sich gegenseitig helfen und anregen können
- Halten und Spielen der Instrumente oder Materialien bedenken
- Für schönes Äußeres sorgen: Raumgestaltung, Materialbereitstellung, eigene Kleidung
- Häufig persönlich mit Namen ansprechen, dies auch untereinander anregen
- Als Leitung starke Animations- und Imitationsmöglichkeiten anbieten: singen, sprechen, Gestik, Mimik
- Laut und langsam sprechen, zu allen mit Blickkontakt
- Weniger kognitiv-verbal anleiten; wenn, dann kurze, prägnante Sätze, nicht mehrere Ideen oder Aufforderungen direkt hintereinander äußern
- Leise und hochfrequente Instrumente vermeiden
- Für sehr gute Qualität der Musikanlage und Lautsprecher sorgen

»Kann ich diese Erfahrungen auch anderweitig anwenden?« Diese Frage einer EMP-Studierenden führt zum Aspekt der Perspektiven und Übertragbarkeit.

23.5 Perspektiven und Übertragbarkeit des Elementaren Musizierens

Alle oben genannten Erfahrungen lassen sich auf weitere Gruppen-Musikangebote für ältere Menschen übertragen, sei es in der Tagespflege, im offenen Stadtteil-Treff, in der Volkshochschule o. ä. Die konzeptionelle Flexibilität, die das Elementare Musizieren per se ausmacht, kommt hier zum Tragen. Je nach Interessen, körperlichen wie geistigen Bedürfnissen der Teilnehmenden kann das Musikangebot variiert bzw. adaptiert werden.

Exkurs: Intergeneratives, also generationenverbindendes Elementares Muszieren

Besondere Aufmerksamkeit gebührt der Übertragung der EMP auf das intergenerative Musizieren von Menschen unter 10 und über 70 Jahren, zu dem ebenfalls aus dem Studiengang der Elementaren Musikpädagogik an der Hochschule für Musik Würzburg Erfahrungen aus über zehn Jahren Projektarbeit vorliegen. Wieder steht die EMP als Grundkonzept im Vordergrund. Die Teilnehmenden sind nun die älteren Menschen im Heim sowie eine halbe Klasse, also ca. zwölf Kinder, einer benachbarten Grundschule, die einmal wöchentlich für ein halbes Schuljahr zur Musikstunde ins Heim kommt.

Außer den oben genannten Vorarbeiten gilt es jetzt auch die Schulleitung sowie die Lehrkraft, die mit den Kindern zur Musikstunde kommt, zu kontaktieren und in alle Vorbereitungen miteinzubeziehen. Die Finanzierung ist zu klären: Mischfinanzierung, evtl. gleicher Träger von Heim und Schule, über Musikschule in Kooperation mit dem Heim und der Grundschule etc.

Die Inhalte der Musizierstunden sind jetzt auf die Bedürfnisse und Interessen sowohl der Kinder als auch der älteren Menschen abzustimmen. Besonders die Tonhöhe und das Tempo beim Musizieren werden innerhalb einer Stunde ständig variiert, um beiden Gruppen gerecht zu werden. Ganz bewusst werden musikorientierte Interaktionen und Gespräche initiiert, die beide Generationen in Kontakt bringen. Erlebnisthemen wie »In Afrika«, »Zu Besuch bei J. S. Bach«, »Ein Ausflug in die Berge« und »Musik aus dem Smartphone« bieten eine große Bandbreite an gegenseitigem Austausch (vgl. Metzger, 2011).

Literatur

Metzger, B. (2011). *Elementare Musikpädagogik. Ein Kooperationsprojekt von Musikhochschule und Senioreneinrichtungen in Würzburg.* In: Wickel, H.H. & Hartogh, T. (Hrsg.) *Praxishandbuch Musizieren im Alter* (S. 94–107). Mainz: Schott.

Busch, B. & Metzger, B. (2017). *Musizieren verbindet Generationen. Anregungen zum intergenerativen Musizieren.* üben & musizieren, (2), 50.

Dartsch, M. (2006). *Vom Kern des Musizierens.* üben & musizieren, (5), 8–14.

Dartsch, M., Meyer, C., Stiller, B. (Hrsg.) (2020). *EMP kompakt. Kompendium der Elementaren Musikpädagogik. Teil 1 Lexikon.* Innsbruck: Helbling.

24 »Die Kinder sind immer ein Lichtblick« – Rhythmik als Möglichkeit der Begegnung von Kindern und älteren Menschen

Monika Mayr

24.1 Chancen durch intergenerative Bildung

24.1.1 Intergenerative Bildung

intergenerative Angebote bauen Vorurteile und Stereotypen ab

In einer Gesellschaft, die immer älter wird und in der die Generationen immer stärker voneinander getrennt zu sein scheinen, sind Begegnungsangebote auf Augenhöhe zwischen Jung und Alt von großer Bedeutung. Intergenerative Rhythmik-/Musik- und Bewegungsangebote bieten eine einzigartige Chance, die Altersbilder in unserer Gesellschaft nachhaltig zu verändern. Durch das Zusammentreffen von jungen und alten Menschen entstehen wunderbare musikalisch bewegte Momente, und so können Vorurteile und Stereotypen beider Generationen aufgebrochen werden.

Definition intergenerative Bildung

Was versteht man unter intergenerativer Bildung? Intergenerative Bildung bezieht sich auf die Begegnung verschiedener Generationen und die Chance zu einem Lernaustausch von zwei nicht benachbarten Generationen (Voss, 2020). Es geht nicht um ein Nebeneinander, sondern um ein Miteinander. An dieser Stelle spielen gemeinsame Lern- und Bildungsprozesse eine zentrale Rolle. Wenn Generationen die Möglichkeit haben, etwas von-, über- und miteinander zu lernen, haben sie die Chance, sich wertschätzend kennenzulernen und die Sichtweise der jeweils anderen Generation zu verstehen. In solchen Lernprozessen wird die Rolle von Intergenerationalität – also der Verbindung zwischen verschiedenen Generationen – bewusst reflektiert (Franz, 2014).

Wirkungen intergenerativer Angebote

Ältere Menschen werden in unserer Gesellschaft oft als gebrechlich, hilfsbedürftig und nicht mehr leistungsfähig wahrgenommen. Durch die aktive Teilnahme an einem Rhythmikangebot können sie jedoch zeigen, dass sie noch immer über Talente und Fähigkeiten verfügen. Sie können ihre Kreativität ausleben und zeigen Bereitschaft, Neues zu lernen, was zu einer Stärkung des Selbstbewusstseins und einer positiven Wahrnehmung des Alters führt.

Kooperationen zwischen Kindergärten und Seniorenzentren fördern das Verständnis und die Akzeptanz zwischen den Generationen und tragen so zur Entwicklung einer inklusiven und solidarischen Gesellschaft bei. Frühzeitig haben Kinder durch das gemeinsame aktive Musizieren und Bewegen mit älteren Menschen die Chance, sie in ihrer Unterschiedlichkeit und ihren individuellen Bedürfnissen kennenzulernen, Verantwortung zu übernehmen und sich gegenseitig zu unterstützen.

Die Begegnung auf Augenhöhe zwischen Jung und Alt ermöglicht, dass Menschen unterschiedlicher Generationen sich gegenseitig respektieren, wertschätzen und als gleichwertige Gruppenmitglieder erleben. Ältere Menschen können ihre Lebenserfahrung und ihr Wissen weitergeben und erleben sich als wichtige Unterstützung für die Kinder innerhalb der Rhythmikeinheit. Gleichzeitig können die Kinder durch ihre kreativen Ideen, ihre Energie und ihre Bewegungsfreude die ältere Generation inspirieren.

24.1.2 Rhythmik – Inhalte, Ziele, Methoden

Freude durch Musik und Bewegung

Der Fachbereich Rhythmik/Musik- und Bewegungspädagogik ist ein einzigartiges und vielseitiges Feld, das solch generationenübergreifende Begegnungen schaffen kann. Rhythmik bezieht sich auf die Verbindung und *Wechselwirkung von Musik, Bewegung und Sprache* und bietet eine ganzheitliche Herangehensweise an die künstlerisch-agogische Arbeit mit Menschen aller Altersstufen (vgl. Hartogh & Wickel, 2020; Mayr 2016; 2020; 2023).

Rhythmik ermöglicht allen Teilnehmenden, ihre *Kreativität und Ausdrucksfähigkeit* gemeinsam durch spielerische *Interaktionen* zu entdecken und zu entfalten. Durch das gemeinsame Musizieren, Bewegen, Tanzen, Sprechen und Experimentieren öffnen sich rhythmisch-musikalische Spielräume. Alle Beteiligten können ihre individuelle Rolle in der Gruppe finden, unabhängig von Alter oder Vorkenntnissen. Innerhalb der Rhythmikeinheit entstehen viele Momente der sozialen Interaktion zwischen den Generationen durch Musik, Bewegung und dem Spiel mit Materialien. Den Spaß und die Freude dabei kann man in den Gesichtern wunderbar erkennen, und das Lachen steckt an. Durch die Wechselwirkung von Musik und Bewegung entsteht innerhalb der Rhythmikeinheit eine Kommunikationsebene, die ein spielerisches Lernen miteinander, voneinander und übereinander ermöglicht, unabhängig vom Alter und eventuellen Einschränkungen. Das besondere an der intergenerativen Rhythmik ist, dass es ein niederschwelliges Angebot ist. So können auch Menschen aus den Alteneinrichtungen teilnehmen, die in motorischen, kognitiven, sprachlichen oder wahrnehmenden Bereichen Einschränkungen haben.

Rhythmik fördert Kreativität und Interaktion

Freude durch die Begegnung von Jung und Alt

Rhythmik fördert die soziale Interaktion und den Zusammenhalt zwischen den Generationen. Darüber hinaus bietet Rhythmik eine Möglichkeit, körperliche und geistige Fähigkeiten zu fördern. Durch das Ausführen von rhythmischen Bewegungen werden Koordination, Gleichgewicht und motorische Fähigkeiten verbessert. Dies ist besonders für ältere Menschen von Vorteil, da es ihnen hilft, ihre körperliche Fitness zu erhalten und mögliche Einschränkungen zu überwinden.

positive Wirkung auf Bewegung und Emotionen

Neben den physischen Vorteilen bietet Rhythmik auch eine Möglichkeit, Emotionen auszudrücken und Stress abzubauen. Musik und Bewegung haben eine therapeutische Wirkung und können dazu beitragen, Spannungen zu lösen und das allgemeine Wohlbefinden zu steigern. Durch das gemeinsame Erleben von kontinuierlichen Rhythmikeinheiten können Menschen jeden Alters ihre Gefühle ausdrücken und eine positive und freudvolle gemeinsame Zeit erleben sowie neue Freundschaften schließen.

Freude, die Kreativität zu wecken

Innerhalb der Rhythmikeinheiten spielt die *Improvisation* eine wesentliche Rolle. Durch spontane und ohne Vorplanung ausgeführte Bewegungen mit und ohne Materialien erleben alle Gruppenmitglieder ihre Selbstwirksamkeit, ihre Fähigkeit, die Rhythmikeinheit *mitzugestalten*. Oft werden diese kreativen Bewegungsideen durch Musik aufgegriffen und unterstützt, sei es mit der Stimme als naheliegendem Instrument, einem Rhythmusinstrument wie z. B. Trommel, Rassel, Schellenkranz, Klanghölzer oder einem Melodieinstrument wie Gitarre, Flöte, Klavier, Akkordeon etc.

Bewegungsbegleitung als Zusammenspiel von Bewegung und Musik

Die Kunst im bewegten Musizieren ist es, aufeinander zu horchen, zu reagieren und sich gegenseitig zu inspirieren. Dies erfordert eine große Flexibilität sowohl seitens der Gruppenleitung als auch von allen Beteiligten und schenkt oft zauberhafte Momente im Hier und Jetzt. Diese Form des Zusammenspieles von Bewegung und Musik wird innerhalb der Rhythmik als *Bewegungsbegleitung* beschrieben. Diese Methode unterstützt Menschen dabei, ihre Spiellust wiederzuentdecken, sich wieder kreativ zu erleben sowie ihre körperliche Ausdrucksfähigkeit wahrzunehmen und weiterzuentwickeln. Manchmal inspiriert die Bewegung die musikalische Begleitung, aber auch umgekehrt kommt es in einer Rhythmikeinheit vor, dass Musik der Initiator für neue Bewegungsideen sein kann.

Freude, Tänze zu entwickeln

Jung und Alt werden ermutigt, ihre Bewegungsideen einzubringen und diese in Einklang mit der Musik zu gestalten. Dadurch entstehen ein bewusstes Körpergefühl und eine verbesserte Körperwahrnehmung, die zum Tanz führen. Selbst erfundene Tänze mit Materialien wie Tücher, Seile, Bälle, Steine, Blätter, Federn, Pinsel etc. sind besonders beliebt bei Kindern und Senioren, da sie in der Ausführung nicht überfordern und den Fähigkeiten und Ressourcen adäquat angepasst werden können.

Intergenerative Musik- und Bewegungsangebote können in verschiedenen Kontexten stattfinden: in Kindertagesstätten, Schulen, Gemeindezentren, Musikschulen, Tagespflegezentren und in allen Einrichtungen für ältere Menschen.

Im Folgenden stelle ich ein Angebot vor, das seit vielen Jahren von mir in Österreich durchgeführt wird.

24.2 Rhythmikpädagogik inspiriert Rhythmikgeragogik

24.2.1 Begegnung auf Augenhöhe

Unbeschwert und voller Freude kommen ca. zwölf Kinder im Alter von fünf bis sechs Jahren in den Speisesaal des Seniorenzentrums, um sich regelmäßig montags von 10.00 bis 11.00 Uhr mit einer Seniorengruppe von ebenfalls ca. zwölf Teilnehmenden zu treffen. Der regelmäßige Kontakt einmal in der Woche zwischen den jungen und alten Menschen bereichert und durchbricht auf spannende Weise den Alltag in beiden Einrichtungen und führt zu einem besseren Verständnis und einer größeren Offenheit zwischen den Generationen. Die Kinder kommen aus einem städtischen Kindergarten mit zwei Begleitpersonen, die sich an den Rand des Raumes setzen und nicht aktiv in der Runde teilnehmen. So können sie die Kinder in ihrer neuen Spiel- und Lernumgebung beobachten und oftmals neue Fähigkeiten und positive Verhaltensweisen beobachten.

Die älteren Menschen sitzen bereits in einem großen Kreis im Speisesaal auf Holzstühlen mit Lehne. Das Personal im Seniorenzentrum sorgt dafür, dass die älteren Menschen rechtzeitig aus dem Tageszentrum gebracht werden oder eigenständig aus dem Wohnbereich zum Rhythmikangebot kommen können. Die Kinder stellen sich zwischen die Stühle oder jeweils vor eine Seniorin bzw. einen Senior, sodass sie sich im wahrsten Sinne des Wortes auf Augenhöhe begegnen. Alle Rhythmikeinheiten stehen unter einer übergeordneten Thematik, sodass sich Lieder, Sprüche, Bilder und der Einsatz von Materialien darauf beziehen können. Dies erleichtert die Vorbereitung und macht den »roten Faden« deutlich. Die im Folgenden beschriebene Rhythmikeinheit steht unter der Thematik »Handwerker«.

24.2.2 Verlauf einer Rhythmikeinheit: »Die fleißigen Handwerker«

Einstimmung in die gemeinsame Rhythmikzeit

Ein Lied wird zur Begrüßung und zur Vitalisierung des Körpers gemeinsam gesungen und mit unterschiedlichen Körperklängen rhythmisch-metrisch begleitet nach der traditionellen Melodie von »Bruder Jakob« mit einem neuen situationsbezogenen Text:

> »Guten Morgen, guten Morgen jetzt geht's los, jetzt geht's los, lasst uns musizieren, lasst uns musizieren klein und groß, klein und groß.«

Jung und Alt geben Vorschläge, auf welchem Körperteil wir das Lied in der Wiederholung noch begleiten können (beispielsweise: auf den Knien überkreuz, auf den Schultern, auf dem Bauch, auf der Nase, auf dem Ellenbogen, auf dem Rücken etc.). Bei dem Wort »klein« beugen sich alle tief nach unten und bei dem Wort »groß« strecken sie sich hoch nach oben. Die Gruppenleitung singt und bewegt sich anfangs mit der Gruppe, kann aber im weiteren Verlauf das Lied mit einem Instrument (Gitarre, Akkordeon, Klavier etc.) begleiten und somit ein gemeinsames Musizieren und Bewegen hinsichtlich unterschiedlicher Tempi und Dynamiken unterstützen (schnell, langsam, schneller werden, langsamer werden, laut, leise, lauter werden, leiser werden).

Rhythmisch-musikalische Vitalisierung

Zur musikalischen Vitalisierung wird jeweils ein Musikstück aus der Jugendzeit der Seniorengruppe gewählt und eingespielt und so den Kindern vorgestellt. Für die hier beschriebene Rhythmikeinheit wird das Musikstück »Pata, Pata« (der 1967 von der südafrikanischen Sängerin Miriam Makeba gesungene Welthit) eingespielt und alle bewegen sich am Platz dazu. Die Gruppenleitung beginnt mit einigen Bewegungsideen wie beispielsweise Schütteln der Hände, Abstreichen der Oberschenkel, abwechselndes Tippen mit den Fußspitzen etc. im Tempo und Takt der Musik. Dann lädt sie alle Beteiligten ein, ihre Bewegungsideen zu zeigen, greift einzelne Ideen auf und verstärkt sie, indem sie sie namentlich hervorhebt (»Wunderbar, Florentine, alle machen nun deine Idee zur Musik, und nun wechseln wir zur Idee von Frau Margot...«).

Gesehen und bestärkt zu werden ist für alle Menschen, egal ob jung oder alt, ein wichtiger Aspekt im Leben. Es schenkt Selbstwirksamkeit (ich kann etwas bewirken) und stärkt somit die Ich-Identität.

Rhythmusinstrumente begleiten die Bewegung der Kinder

Zwei Kinder gehen mit einem Korb voller Rhythmusinstrumente durch den Kreis und alle Seniorinnen und Senioren wählen ein Instrument zur Begleitung der Bewegung aus. Beim Start des intergenerativen Angebotes waren fast alle Instrumente der Seniorengruppe unbekannt, und vor allem haben sie noch nie damit musiziert. Dies änderte sich jedoch im Laufe der gemeinsamen Rhythmikzeit, und so manche Seniorinnen und Senioren greifen mittlerweile gezielt zu bestimmten Lieblingsinstrumenten.

Angebote für den Bewegungsdrang der Kinder

Die Kinder laufen, springen, schleichen, gehen rückwärts, springen im Seitgalopp oder bewegen sich beispielsweise wie Pferde, Frösche, Dinosaurier im Innen- und Außenkreis, und die sitzenden älteren Menschen begleiten ihre Bewegungsideen mit den Rhythmusinstrumenten. Die Gruppenleitung begleitet zusätzlich die Bewegungen mit Sprechgesang (eine frei erfundene einfache Melodie mit dem Text, der die Handlung beschreibt) oder einem Melodieinstrument. Stoppt die Musik durch die Gruppenleitung, bleiben alle Kinder stehen (»starr wie Steine«). Auch die Rhythmusinstrumente der Seniorengruppe sind still, bis die Gruppenleitung durch Musik das Spiel wieder beginnt und die Bewegung und die rhythmische Begleitung wieder starten. Dies ist ein besonders beliebtes Spiel, das dem Bewegungsdrang der

Kinder entgegenkommt, und die »äußere Bewegung« überträgt sich auf eine starke »innere Bewegtheit« der sitzenden älteren Menschen. In anderen Rhythmikeinheiten spielen die Kinder und Seniorinnen und Senioren gemeinsam jeweils ein Instrument. Beispielsweise hält eine ältere Person die Triangel und ein Kind spielt mit dem Schlegel zu einem Lied dazu. Genauso teilen sich Jung und Alt die Klanghölzer, Trommeln, Klangbausteine etc.

Wahrnehmungsspiele

In vier unterschiedlich farbigen Tüchern ist jeweils ein Werkzeug eingepackt: Hammer, Zollstock, Pinsel und Zange. Die Tuchpakete werden im Kreis weitergegeben und ertastet. Der haptische Wahrnehmungsbereich ist immer mit dem Bereich der Berührung verbunden und fördert die innere Vorstellungskraft: Wie fühlt es sich an? Was könnte es sein? Dann wird gemeinsam das Rätsel gelöst. Die einzelnen Werkzeuge regen zu spontanen rhythmisch-metrischen Bewegungen an.

Wahrnehmungsspiele wecken die Sinne

Wortschatz- und Sprachspiele

Die Gruppenleitung eröffnet eine Gesprächsrunde durch Fragen wie:

- Wer braucht solche Werkzeuge?
- Welche Werkzeuge sind noch in einem Werkzeugkoffer?
- Welche Werkzeuge braucht ein Tischler?
- Welche Handwerker gibt es?
- Welche Lieder kennt ihr/kennen Sie zum Thema Handwerker?

Traditionelles Liedgut wiederbeleben

Schon führt das themenbezogene Gespräch zu bekannten Liedern, die gemeinsam gesungen und mit Bewegungen unterstützt werden.

- »Wer will fleißige Handwerker sehen, der muss zu uns Menschen gehen…«
- »Grün, grün, grün sind alle meine Kleider«
- »Es klappert die Mühle am rauschenden Bach«

Nach der Arbeit wird getanzt! Jeweils ein Kind und eine Seniorin bzw. ein Senior reichen sich zum Tanz die Hände:

- »Brüderchen, komm tanz mit mir«

Die ganze Gruppe singt und tanzt, während die Gruppenleitung mit einem Melodieinstrument die Lieder unterstützen kann. Allerdings ist dies oft erst nach vielen Wochen des Kennenlernens möglich, wenn die Vertrautheit der

Gruppenmitglieder gewachsen ist und vor allem die entsprechenden Bewegungen abgespeichert sind. Die Gruppenleitung ist oft auch in den Bewegungen das Vorbild und beobachtet, ab welchem Zeitpunkt sie die Gruppe eigenständig handeln lassen und zusätzlich eine musikalische Begleitung dazu einsetzen kann.

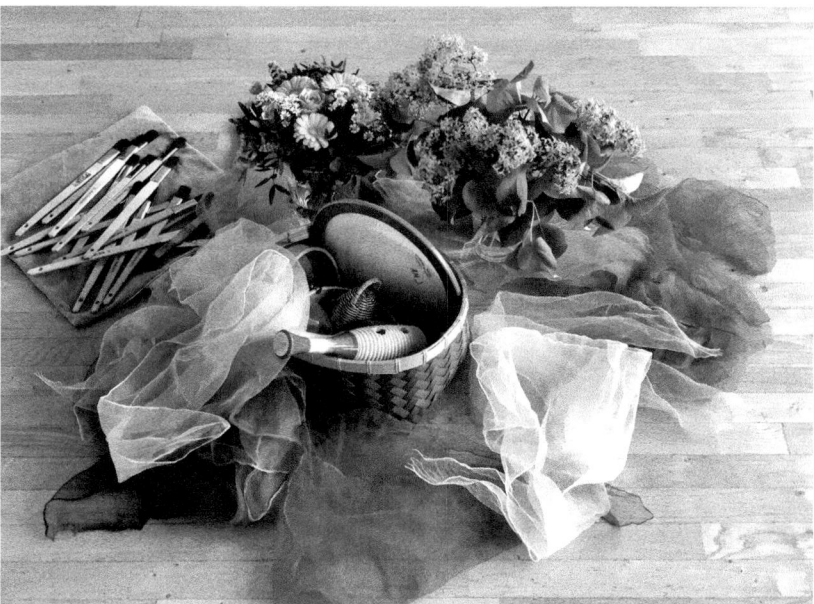

Abb. 24.1: Kreativer Tanz mit dem Pinsel

Improvisation in Musik und Bewegung

Zwei Kinder verteilen an jedes Gruppenmitglied einen Pinsel, spontan werden Bewegungsideen gesammelt und mit Sprechgesang oder einem Instrument von der Gruppenleitung unterstützt. Dieses Zusammenspiel von Musik und Bewegung ist eine spezifische Methode innerhalb der Rhythmik, die als Bewegungsbegleitung eingesetzt wird und zur individuellen Ausdrucksfähigkeit von Jung und Alt anregt.

Beispiel: den Pinsel vor dem Körper auf- und abwärts streichend bewegen:

- »Rauf und runter immer munter streichen wir die Wände an.«
- »Rundherum im Kreise malt mein Pinsel leise, manchmal winzig kleine Kreise, doch dann große auch ganz leise.«
- »Sonnenstrahlen langgestreckt, hat sich hier die Sonne versteckt?«

Pinselmalerei als Massage

Diese Bewegungen mit den rhythmischen Sprüchen können aus der Luft nun von den Seniorinnen und Senioren auf den Rücken der vor ihnen stehenden Kinder übertragen werden und danach natürlich umgekehrt von den Kindern auf den Rücken der Seniorinnen und Senioren. Wer möchte, kann die Augen schließen, um die Pinselmalerei intensiver zu genießen.

Experimentieren und Improvisieren zu zweit

Die Kinder- und Seniorengruppe finden gemeinsame Spielideen, beispielweise: die Pinselborsten zueinander halten und gemeinsam langsam spiegelbildlich malen oder die Pinsel als Rhythmusinstrument zusammenklopfen oder beide Pinsel gemeinsam an den Enden halten und Schwungbewegungen hin und her und rauf und runter ausprobieren. Auch aus dieser freien experimentellen Spielphase werden Ideen aufgegriffen und von der Gruppe übernommen, die Musik dazu übernimmt improvisatorisch die Gruppenleitung.

Abschlussgestaltung zu einem Musikstück

Die Gruppenleitung wählt ein Musikstück mit einer klar strukturierten Form (beispielsweise aus: Djingalla – Bewegt im Alter, Ensemble Rossi). Aus den von der Gruppe gefundenen Ideen wählt die Gruppenleitung zwei bis vier Bewegungen aus und setzt sie zu einer wiederholten Abfolge entsprechend der Struktur des Musikstückes zusammen. Daraus entwickelt sich eine gemeinsame Abschlusschoreografie mit den Pinseln. Danach werden die Pinsel von den Kindern in einen Sack eingesammelt und das Stundenende im Kreis eingeläutet.

Ausklang und Verabschiedung

Eine sehr bekannte Liedmelodie der älteren Generation und ein neuer situationsbezogener Text werden in vielen Stunden als Ritual immer wieder gesungen. Die Kinder übernehmen rasch die Melodie und den für sie passenden Text. Wir reichen uns im Kreis die Hände oder halten uns an einer gemeinsamen langen Zauberschnur fest und singen nach der erweiterten Melodie »Muss i denn zum Städtele hinaus«:

> »Nun ade, nun ade, auf Wieder-, Wiedersehn, Wieder-, Wiedersehn, wir müssen in den Kindergarten gehn. Wir schütteln nochmal fest und drücken ganz leicht zu, auch du, auch du, eins, zwei, drei, die Rhythmikzeit ist vorbei.«

Danach gibt es immer noch ein paar kurze persönliche Gespräche, und die Seniorinnen und Senioren bedanken sich herzlich bei den Kindern für ihren Besuch.

24.3 Erfahrung und Übertragbarkeit

24.3.1 Unendliche Themenvielfalt

Dieser Stundenverlauf einer Rhythmikeinheit ist exemplarisch und auf viele weitere Themen übertragbar, beispielsweise: Gartenarbeit mit dem Material Blätter, Küche mit dem Material Kochlöffel, Badezimmer mit dem Material Duschschwämme, Kinderzimmer mit verschiedenen Kuscheltieren, die die Kinder mitbringen, Wohnzimmer mit dem Material Zeitungsblätter, Frühlingserwachen mit dem Material bunte Tücher etc.

24.3.2 Rhythmik ermöglicht soziale und kulturelle Teilhabe

Rhythmik bezieht sich auf die gemeinsame musikalische Interaktion zwischen Menschen unterschiedlicher Generationen. Durch meine langjährige Praxiserfahrung in der intergenerativen Begegnung durch Rhythmik sehe ich eine große Bereicherung für beide Generationsgruppen. Rhythmik eröffnet somit die Chance der sozialen und kulturellen Teilhabe innerhalb der Gesellschaft. Die eigene Kindheit und vor allem das eigene Familienleben werden reflektiert und im Vergleich zu der heutigen Erziehungsweise der Kinder beobachtet und verglichen. Die Kinder hingegen hören gespannt den Erzählungen der Seniorinnen und Senioren zu und bekommen einen Einblick in die Unterschiede vom Leben damals und heute. Traditionelles Liedgut wird von den Seniorinnen und Senioren reaktiviert und von den Kindern gemeinsam gelernt.

So beende ich meinen Beitrag mit einem sehr treffenden Zitat von dem französischen Schriftsteller und Journalist Guy de Maupassant: »Es sind die Begegnungen mit Menschen, die das Leben lebenswert machen.«

> **Weitere Informationen**
>
> *Rhythmik für Jung und Alt – ein intergeneratives Projekt*
> Der folgende Link führt zu einem Video, das einen Einblick in ein generationsübergreifendes Rhythmikprojekt der Autorin Monika Mayr gibt: Mayr, M. (2020, 29. Dezember). *Monika Mayr // Rhythmik verbindet Generationen.* [YouTube]. Zugriff am 01.07.2023 unter: https://www.youtube.com/watch?v=dHsj9wlRpT0

Literatur

Franz, J. (2014). *Intergenerationelle Bildung. Lernsituationen gestalten und Angebote entwickeln*. Bielefeld: Bertelsmann.
Hartogh, T. & Wickel, H.H. (2020). *Musikgeragogik in der Praxis. Alteneinrichtungen und Pflegeheime*. Münster: Waxmann.
Mayr, M. (2016). *Rhythmik in der Geragogik – ein Berufsfeld der Zukunft*. In: Hauser-Dellefant, A. & Witoszynskyj, E. (Hrsg.) *Leben ist Bewegung ist Musik. Entwicklungen und Konzepte der Wiener Rhythmik an der Universität für Musik und darstellende Kunst Wien* (S. 172–177). Wiesbaden: Reichert.
Mayr, M. (2020). *Rhythmik bewegt Generationen. Dialog von Musik und Bewegung für Jung und Alt*. In: Wickel, H.H. & Hartogh, T. (Hrsg.) *Musikgeragogik in der Praxis. Alteneinrichtung und Pflegeheime* (S. 103–111). Münster: Waxmann.
Mayr, M. (Hrsg.) (2023). *Musik und Bewegung mit älteren Menschen. Einblick in die Rhythmikgeragogik*. Wiesbaden: Reichert.
Voss, R. (2020). *Intergeneratives Singen. Eine empirische Untersuchung mit didaktischem Entwurf*. Münster: Waxmann.

25 Wenn mein Mond deine Sonne wäre – intergenerationelles Begegnungsprojekt des SWR Symphonieorchesters

Wolfram Lamparter

»Wenn mein Mond deine Sonne wäre« war das Motto eines musikalischen Generationenprojektes des SWR Symphonieorchesters und ist der Titel einer Geschichte von dem Kinderbuchautor Andreas Steinhöfel, die er zu einer Musikauswahl von kurzen Orchestersuiten für ein Kinderkonzert des SWR Sinfonieorchesters geschrieben hatte. Sie erzählt von dem Jungen Max, der seinen Großvater anlässlich dessen Geburtstags aus der Seniorenwohnanlage entführt, um ihm Erinnerungen an früher zu schenken. Auf einfühlsame, aber auch humorvolle Weise wird aus Kindersicht das Leben in einer Senioreneinrichtung beschrieben und das Thema »Menschen mit Demenz« aufgegriffen.

25.1 Vorgeschichte

Ausgangspunkt des Generationenprojekts: ein Kinderkonzert

Im SWR Sinfonieorchester Baden-Baden und Freiburg[16] entstanden zwischen 2010 und 2016 insgesamt fünfzehn Kinderkonzertprogramme, bei denen verschiedene Kinderbuchautoren Auftragsgeschichten zu vorher ausgewählter Orchestermusik schrieben. 2013 entstand in dieser Reihe von dem Deutschen Jugendliteraturpreisträger Andreas Steinhöfel die Erzählung »Wenn mein Mond deine Sonne wäre« zu Orchestersuiten von Sergej Prokofjew (Ein Sommertag) und Georges Bizet (Jeux d'enfants). Die Geschichte wurde als Buch mit der Erzählung, Illustrationen und Musik auf CD beim Carlson-Verlag herausgegeben.

25.2 Generationenprojekt

Hörkonzentration

Die Geschichte, die sehr gekonnt die musikalischen Stimmungen in eine Handlung überträgt, war Anlass, im Jahr 2018 ein Begegnungsprojekt für

---

16 Das SWR Symphonieorchester ging 2016 aus der Zusammenführung der beiden Vorgängerorchester SWR Sinfonieorchester Baden-Baden und Freiburg und dem Radio-Sinfonieorchester Stuttgart des SWR hervor.

Kinder und ältere Menschen mit klassischer Musik zu gestalten. Das Konzertprogramm erwies sich für diesen Anlass als besonders geeignet, da die einzelnen Musikstücke sehr kurze Formate hatten – alle Sätze zwischen zwei und vier Minuten Dauer – und somit die Hörkonzentration von Jung und Alt gleichermaßen nicht überforderte. Bei den Aufführungen wechselten sich die kurzen Orchestersätze mit den dazu geschriebenen Kapiteln ab. Diese wurden von einem Erzähler live vorgetragen. Die Geschichte diente als inhaltliche Vorlage für Begegnung von Kindern und Senioren. Die vorliegende Buchfassung konnte im Begegnungsprojekt in idealer Form in allen Gruppen zur Vorbereitung eingesetzt werden.

Das Projekt geht zurück auf eine Initiative des SWR Symphonieorchesters, es sollte ein Einstieg in ein regelmäßiges Engagement der SWR-Musikvermittlung in die Kulturarbeit für Seniorinnen und Senioren sein. Dazu wurde fachlicher Rat von Elisabeth von Leliwa mit ihrer Kompetenz zum Thema Musik und Demenz bzw. Demenzkonzerte eingeholt.

externe Beratung

Aus dieser Kooperation entstand ein schriftliches Workshopkonzept, das an den drei Projektstandorten eingesetzt wurde. Ausgehend von geplanten Konzertaufführungen in der Stuttgarter Liederhalle, im Freiburger Konzerthaus und im Franziskaner Konzerthaus Villingen-Schwenningen wurde das Begegnungsprojekt über die Presse und lokale Verteiler bei Grundschulen und Alteneinrichtungen an diesen Standorten ausgeschrieben und zur Teilnahme eingeladen. Von großer Bedeutung waren hier die neu aufgenommen Kontakte des SWR Symphonieorchesters zu den städtischen Seniorenbüros, die die Informationen zielgruppengerecht weitergaben und zu zahlreichen Anmeldungen führte. Die Gesamtkoordination des Projektes lag bei der Musikvermittlung des SWR Symphonieorchesters, an den Einrichtungen wurde die Koordination jeweils von Mitarbeitenden des Sozialen Dienstes bzw. den Leitungen der Begegnungsgruppen betreut.

Kooperationen

Die Teilnahme an den Workshops war für die Schulklassen und die Senioreneinrichtungen kostenlos. Kosten für Projektmanagement, Materialien, (Bücher) und Aufwandsentschädigungen für die mitwirkenden Musikerinnen und Musiker wurden durch das SWR Symphonieorchester übernommen, in Villingen-Schwenningen in Kooperation mit dem dortigen Kulturamt Villingen-Schwenningen. Die Räumlichkeiten für die Workshoptreffen stellten die Senioreneinrichtungen zur Verfügung. Für den Besuch der Konzerte erwarben die Teilnehmer stark ermäßigte Konzertkarten.

Kosten und Finanzierung

An den Standorten entstanden so die folgenden Zusammensetzungen:

Reichweite und Anzahl der Teilnehmerinnen und Teilnehmer

- Villingen-Schwenningen: 4 Senioreneinrichtungen mit rund 50 Seniorinnen und Senioren und 3 Schulen mit rund 100 Schülerinnen und Schülern im Grundschulalter
- Freiburg: 6 Senioreneinrichtungen mit rund 50 Seniorinnen und Senioren und 5 Grundschulklassen mit rund 50 Schülerinnen und Schülern
- Stuttgart: 5 Seniorenreinrichtungen mit rund 50 Seniorinnen und Senioren, 2 KiTas und 3 Grundschulklassen mit insgesamt rund 75 Kindern

Die Seniorengruppen waren teilweise Begegnungsgruppen, teilweise aber auch Gruppen aus Pflegeeinrichtungen, in denen auch Menschen mit (beginnender) Demenz vertreten waren.

25.3 Workshopinhalte

Organisation des Workshops

Das Begegnungsprojekt bestand darin, den gemeinsamen Konzertbesuch vorzubereiten. Hierzu wurden gemischte Gruppen von älteren Menschen und Schulklassen gebildet, die sich im Vorfeld der Konzerttermine zu drei Workshops à 90 Minuten trafen. Für die Treffpunkte wurden jeweils Räumlichkeiten der Senioreneinrichtungen gewählt, um der eingeschränkten Mobilität gerecht zu werden.

musikalische Inhalte des Workshops

Bei den Treffen waren insgesamt 15 Musikerinnen und Musiker des SWR Symphonieorchesters eingebunden, die jeweils einzeln musikalische Schwerpunkte einbrachten. Dazu gehörten eine ausführliche Vorstellung ihres jeweiligen Instruments mit Klang- und Spielbeispielen und solistischem Vortrag, Gespräche über das Berufsfeld Orchestermusik, das gemeinsame Hören von Motiven und Melodien aus dem Buch bzw. der CD-Aufnahme und das Lernen von gemeinsam gesungenen Liedern, die im Kontext mit dem Konzert standen. Im Mittelpunkt stand dabei die liedhafte Arie »Reich mir die Hand, mein Leben« aus der Mozart-Oper Don Giovanni, die in der Geschichte von Andreas Steinhöfel als »Reminiszenz« erwähnt wird. Diese wurde bei den Treffen dann auch jeweils als Schlusspunkt gemeinsam gesungen.

Leitungsteam

Die Workshopleitung und lokale Koordination lagen bei Susanne Wolf (i. A. des Kulturamts Villingen) für den Standort Villingen-Schwenningen, Jasmin Bachmann (SWR Symphonieorchester) für den Standort Stuttgart und Wolfram Lamparter (SWR Symphonieorchester) für den Standort Freiburg und die Gesamtprojektleitung.

Aufführungstermine 2018

Generationenkonzerte

- 28.06.2018: Villingen-Schwenningen, Franziskaner Konzerthaus
- 29.06.2018: Freiburg, Konzerthaus
- 30.06.2018: Stuttgart, Liederhalle

Rainer Strecker, Erzähler
Hannes Krämer, Dirigent
SWR Symphonieorchester

25.4 Musikalische Erfahrungen

Das Projekt wurde nicht wissenschaftlich begleitet bzw. evaluiert. Die folgenden »Erfahrungen« sind daher gesammelte Eindrücke: Die gemeinsame Erfahrung, Musik generationenübergreifend zu erleben, wurde für Kinder sowie Seniorinnen und Senioren gleichermaßen als große Bereicherung gesehen.

Die Methode, kurze musikalische Werke von maximal fünf Minuten zu wählen und mit einer Erzählung in ein Wechselformat zu bringen, hatte sich bereits zuvor in zahlreichen Kinderkonzerten bewährt. Es ermöglicht vor allem Kindern im Grundschulalter, mit ihrer zur Verfügung stehenden Hörkonzentrationsspanne, klassische Musikwerke zu verfolgen.

Dauer der Musikstücke

Die Übertragung dieses Konzepts auf ein Begegnungsprojekt mit Senioren bleibt unter diesem Aspekt wichtig und sinnvoll. Allerdings sind die musikalischen Rezeptionsmöglichkeiten bei den Seniorengruppen deutlich heterogener als bei den Kindern: Für ältere Menschen ohne Einschränkungen kann in diesem Konzertformat eher eine Unterforderung eintreten, die allerdings im gemeinsamen Hören mit den Kindern »solidarisch« kompensiert wurde. Für Menschen mit Demenz wiederum zeigt sich die Verbindung von klassischer Musik mit einer Geschichte im Konzerterlebnis als weniger hilfreich, hier könnte ein ausschließlicher Schwerpunkt auf Musik möglicherweise zielführender sein. Kurze Dauern der einzelnen Musikwerke wiederum bleiben auch dabei von Bedeutung. Eine Auswahl von passenden bekannten klassischen Werken mit Wiedererkennungscharakter und eine durchdachte musikalische Ablaufdramaturgie können möglicherweise ohne Textebene zu einem noch intensiveren Konzerterlebnis bei den betreffenden Menschen beitragen.

Übertragung von Kinder- auf Generationenkonzerte

25.5 Hürden

Die Konzertbesuche erwiesen sich erwartungsgemäß als logistische Herausforderung für die Senioreneinrichtungen. Zum einen war für die Mehrzahl dieser Konzertbesucher eine persönliche Betreuungsperson erforderlich, was hohen Personalaufwand erfordert. Zum anderen war die Organisation von Transportmitteln aufwändig, da eine Anreise mit öffentlichen Verkehrsmitteln nicht gemeinsam durchgeführt werden konnte, die Mehrzahl der älteren Menschen war auf Rollstuhl oder Rollator angewiesen.

Personal- und Transportaufwand

Eine weitere Herausforderung entstand, weil die Konzerthäuser zwar über Rollstuhlplätze verfügen, diese aber in der Regel nicht sehr zahlreich und an bestimmte Positionen gebunden sind. Die intendierte gemischte Platzierung der Begegnungsgruppen mit Jung und Alt war aus diesem Grund nicht durchgängig durchführbar.

Barrierefreiheit

25.6 Erfahrung in der Umsetzbarkeit

Herausforderungen und Gelingen des Formats

Als Begegnungsprojekt zwischen Jung und Alt ist das Konzept sehr lohnend, aber recht aufwändig in der terminlichen Koordination der verschiedenen Beteiligten. Es erfordert ein ausreichendes Zeitkontingent im Projektmanagement. Flexibler und möglicherweise auch zielgruppengerechter wäre vielleicht eine Reduktion auf den Seniorenteil des Projektes mit anderer musikalischer Programmierung. Die Unterstützung der vorbereitenden Workshops durch Musikerinnen und Musiker an den Einrichtungen bereichern die Vorbereitung auf den Konzertbesuch und sind bei entsprechenden Voraussetzungen auch stark anzuraten.

25.7 Folgeprojekte

Das insgesamt sehr positive und ermutigende Ergebnis des Generationenprojekts führte in der Folge zu verschiedenen Formaten, die seit 2018 regelmäßig im SWR Symphonieorchester durchgeführt werden.

classic@home – Videovorführungen von Sinfoniekonzerten und Live-Auftritt einer Solistin bzw. eines Solisten in Alteneinrichtungen

Konzertvideos, Musikvermittlung, Soloauftritte

In drei bis vier Projektwochen bzw. einer Saison werden in diesem Projekt professionelle Videomitschnitte von ausgewählten aktuellen Sinfoniekonzerten vorgeführt. Diese werden in passenden Ausschnitten in Räumen von Senioreneinrichtungen in Stuttgart und Freiburg gezeigt. Die Musikauswahl ist für ca. 30 bis 40 Minuten konzipiert, zum Konzept gehört eine Beamer-Projektion und eine Beschallung mit professioneller Audio-Anlage. Die Musikstücke werden zielgruppengemäß durch die SWR Musikvermittlerinnen und -vermittler live moderiert. Ergänzend findet ein ca. 15-minütiger Soloauftritt einer Orchestermusikerin bzw. eines Orchestermusikers statt, bei dem auch Live-Musik mit Solowerken eingebunden ist.

Interaktion

Eine »persönliche Verbindung« entsteht, indem das Instrument vorgestellt wird und Gespräche und Antworten auf Fragen möglich sind. Das Projekt wird auch von den Alteneinrichtungen und von den mit Menschen mit Demenz gut angenommen und wird regelmäßig an zahlreichen Einrichtungen angefragt.

Classic mobil – Auftritte von Kammermusikensembles in sozialen Einrichtungen abseits der kulturellen Zentren

musikalische Besuche in Alteneinrichtungen

In weiteren drei oder vier Projektwochen pro Saison reisen Kammermusikensembles des SWR Symphonieorchesters in die Randbezirke des SWR

Sendegebiets und bieten jeweils für einen Landkreis kostenlose Kammerkonzerte in sozialen Einrichtungen an. Die Live-Programme dauern 30 bis 60 Minuten und werden jeweils für die Zielgruppen individuell konfektioniert und moderiert. Das Angebot wird von Kitas, Schulen, Einrichtungen für Menschen mit Behinderung und vor allem von Senioreneinrichtungen genutzt. In den Einrichtungen finden die Auftritte zumeist in Gruppenräumen statt, aber auch Konzerte in Pflegestationen haben stattgefunden. Durch das »Nomadenkonzept« mit wechselnden Landkreisen des Sendegebiets ist eine lokale Nachhaltigkeit eingeschränkt, aber es ermöglicht eine räumlich große Abdeckung.

Ständchenkonzerte

In Lockdown-Zeiten während der Corona-Pandemie 2020 und 2021 waren Besuche an Senioreneinrichtungen zeitweise nicht mehr möglich. In diesen Phasen führten zahlreiche Solisten oder – soweit möglich – auch Kammermusikensembles des SWR Symphonieorchesters kurze Konzerte im Freien außerhalb der Einrichtung auf, die von den Bewohnern und Bewohnerinnen auf Balkonen oder hinter offenen Fenstern verfolgt werden konnten. Es war ein willkommenes Kulturangebot, das allerdings den persönlichen Kontakt in der Einrichtung nicht vollständig ersetzen konnte.

»Seniorenkonzerte« im Konzertsaal

Konzerte für Senioren(-gruppen) in Konzertsälen, bei denen auf die Besonderheiten der Mobilität, Konzertrahmen, -dauer und -beginn und niederschwellige Programmauswahl Rücksicht genommen wird, sind ab der Saison 2023/24 regelmäßig in Planung.

Literatur

Steinhöfel, A. (2015). *Wenn mein Mond deine Sonne wäre*. Buch mit CD. Hamburg: Terzio Verlag.

26 »Sing ma a weng« – ein Teilhabeangebot des Bayerischen Demenzfonds

Eva-Luisa Schnabel, Aiske Ihnken, Christine Schwendner

Wirkung von Musik auf Wohlbefinden und Lebensqualität

Die Teilhabe am gesellschaftlichen Leben trägt bedeutsam zum Wohlbefinden und der Lebensqualität von Menschen mit Demenz bei. Insbesondere kreativtherapeutische Ansätze, wie z. B. musikalische Aktivitäten, spielen unter der Vielzahl von psychosozialen Teilhabeangeboten eine wichtige Rolle (vgl. Tesky et al., 2023). Die unmittelbare Wirksamkeit von Musik ist inzwischen gut belegt (vgl. DGN & DGPP, 2023). Die positiven Effekte reichen von einer Reduktion der Agitation über eine Verbesserung der Kommunikation bis hin zu einer Förderung des emotionalen Wohlbefindens (vgl. Schall et al., 2015; Vink et al., 2013).

26.1 Musik als Königsweg zur Lebenswelt von Menschen mit Demenz

Die empirischen Befunde decken sich mit zahlreichen Erfahrungsberichten aus der Praxis. Musik eröffnet einen besonderen Zugang zu Menschen mit Demenz und wird daher oft als »Königsweg« zur Lebenswelt von Menschen mit Demenz bezeichnet (Schmauck-Langer, 2022, S. 76):

1. Musik bietet als eine kreative und oftmals nonverbale Ausdrucksform die Möglichkeit zur *aktiven Mitgestaltung*. Musik entfaltet ihre Wirkung über die Aktivierung von Ressourcen und die Förderung der nonverbalen Kommunikation, was wiederum das Selbstwertgefühl und die Identität von Menschen mit Demenz stärkt (vgl. Schmitt & Frölich, 2007). Somit leistet Musik einen bedeutsamen Beitrag dazu, dass Menschen mit Demenz als aktive Gestalter in die Gesellschaft integriert werden und ihre kreativen Potenziale erleben können.
2. Musik entfaltet ihre Wirkung über *Emotionen*. Während die verbale Kommunikation im Laufe der Demenz zunehmend Verluste erleidet, zeigen sich oftmals beeindruckende Stärken im emotionalen Ausdruck und der emotionalen Wahrnehmung bis in späte Stadien der Demenz (vgl. Blessing et al., 2014; Kuemmel et al., 2014). Im Vergleich zu anderen Teilen des Gedächtnisses bleibt das Langzeit-Musikgedächtnis während der fortschreitenden Degeneration des Gehirns bei Alzheimer-Patientinnen und -Patienten weitgehend erhalten (vgl. Jacobsen et al., 2015).

3. Musik in Form von vertrauten Melodien und Texten weckt Erinnerungen und kann im Rahmen der *biografischen Arbeit* genutzt werden. Durch das gemeinsame Hören und Singen von Liedern mit biografischem Bezug (»preferred music«) können Gefühle von Verbundenheit und Geborgenheit erlebt werden (vgl. Sung & Chang, 2005). Musik trägt dadurch zur Entspannung und Reduktion von agitiertem sowie aggressivem Verhalten bei (vgl. Sung & Chang, 2005) und stellt einen gewinnbringenden Ansatz zur Stressbewältigung dar (vgl. Schmitt & Frölich, 2007).

26.2 Erforderliche Strukturen zur Umsetzung von musikalischer Teilhabe

Angesichts der vielfältigen positiven Effekte von Musik bedarf es gezielter Maßnahmen, damit musikalische Angebote zu einem festen Bestandteil in der alltäglichen Lebenswelt sowie der Versorgung von Menschen mit Demenz werden. Dies gelingt aber nur, wenn die Gesellschaft für die Bedürfnisse von Menschen mit Demenz sensibilisiert ist und den entsprechenden Rahmen für inklusive Teilhabeangebote schafft. »Inklusiv« bedeutet, dass Menschen mit Demenz nicht in »Sonder- oder Parallelwelten« agieren, sondern gemeinsam mit anderen Menschen – sei es jung oder alt – kreativ tätig werden können (vgl. Wißmann & Ganß, 2020). Damit sich Menschen mit Demenz gehört, verstanden und angenommen fühlen, ist es wichtig, ihnen auf Augenhöhe zu begegnen, ihre Ressourcen zu fördern und ihre »Andersartigkeit« zu akzeptieren bzw. nicht infrage zu stellen (vgl. DNQP, 2019).

Normalitätsanspruch als Grundlage für Teilhabe

Gleichzeitig braucht es zur Umsetzung von Teilhabeangeboten aber auch finanzielle, räumliche und personelle Ressourcen. Seit Januar 2020 unterstützt der Bayerische Demenzfonds daher den Auf- und Ausbau von Strukturen, die Angebote zur gesellschaftlichen Teilhabe von Menschen mit Demenz sowie ihren An- und Zugehörigen im häuslichen Umfeld ermöglichen. In den vergangenen Jahren wurden beispielsweise musikalische, kulturelle, sportliche, spirituelle oder digitale Teilhabeangebote gefördert (Schnabel et al., 2022a; Schnabel et al. 2022b). Im Fokus der Angebote steht die Verbesserung der Lebenssituation und -qualität von Menschen mit Demenz, die durch beziehungsfördernde und -gestaltende Angebote maßgeblich beeinflusst werden kann (vgl. DNQP, 2019). Im Rahmen eines systemischen Ansatzes werden dabei stets auch An- und Zugehörige von Menschen mit Demenz mitgedacht, da die subjektive Belastung von An- und Zugehörigen eng mit der Gesundheit des Betroffenen, dem Risiko einer Institutionalisierung sowie der Beziehungsqualität assoziiert ist (vgl. Eska et al., 2013; DNQP, 2019; van der Lee et al., 2014).

Förderung durch den Bayerischen Demenzfonds

Zentrale Kriterien für eine Förderung durch den Bayerischen Demenzfonds sind inklusive und partizipative Ansätze, die ein Miteinander von

Menschen mit und ohne Demenz an ihrem Lebensort ermöglichen, das von Vertrauen, Akzeptanz und Wertschätzung geprägt ist. Bei den Angeboten sollen nach Möglichkeit bürgerschaftlich Engagierte beteiligt werden. Zudem sollen die Angebote so konzipiert sein, dass sie langfristig Bestand haben.

26.3 Von der Idee zum erfolgreichen Projektantrag

Die Entstehung des Teilhabeangebots »Sing ma a weng« der Initiatorin Martina Pfeilschifter von der Seniorenkontaktstelle des Landkreises Cham geht auf eine persönliche Geschichte zurück:

> »Im Hof der ambulant betreuten Wohngemeinschaft meiner Mutter steht eine große hölzerne Sitzgruppe, auf der sich die Bewohnerinnen und Bewohner sowie Besucherinnen und Besucher im Frühjahr und Sommer gerne versammeln. Wenn ich meine Mutter besuchte und wir draußen saßen, fragte Rosi oft »Sing ma a weng?« und die meisten stimmten mit ein und alle freuten sich über das spontane Singen. Oft wusste ich die Texte der Lieder nicht, die Rosi gerne anstimmte, und ich dachte mir, hier könnte ein Liederheft hilfreich sein, damit alle mitsingen können. So ein Liederheft könnte auch für alle Tagespflegeeinrichtungen, Seniorenwohngemeinschaften und Seniorenclubs im Landkreis Cham von Vorteil sein.« (Martina Pfeilschifter)

Auf der Suche nach einer möglichen Finanzierung des Vorhabens wurde Frau Pfeilschifter über einen Newsletter der Fachstelle für Demenz und Pflege Oberpfalz auf den Bayerischen Demenzfonds aufmerksam und setzte sich mit der zuständigen Geschäftsstelle am Bayerischen Landesamt für Pflege (LfP) in Amberg in Verbindung, die interessierte Personen vor der Einreichung gerne unverbindlich und kostenfrei berät:

> »Die Geschäftsstelle des Bayerischen Demenzfonds hat mir mitgeteilt, dass allein die Idee von einem Liederheft für eine Förderung noch nicht ausreicht. Vielmehr ist es wichtig, dass Menschen mit Demenz, die noch zu Hause oder in einer Wohngemeinschaft leben, zusammen mit anderen Menschen musizieren und so aktiv am gesellschaftlichen Leben teilhaben können. Deshalb sind regelmäßige Singstunden für Menschen mit und ohne Demenz als ein weiterer Baustein des Vorhabens in das Konzept aufgenommen worden. Im Juni 2021 stellte ich einen Projektantrag. Im November 2021 hielt ich den Zuwendungsbescheid in den Händen.« (Martina Pfeilschifter)

Das Teilhabeangebot »Sing ma a weng« wurde schlussendlich mit rund 4855 Euro aus Mitteln des Bayerischen Demenzfonds gefördert.

26.4 Ziele und Maßnahmen des Teilhabeangebots

Das Teilhabeangebot »Sing ma a weng« verfolgt das Ziel, Menschen mit Demenz durch gemeinsames Singen von altbekannten Liedern in die Gesellschaft zu integrieren und dabei Erinnerungen zu wecken sowie die Kommunikation anzuregen. Zielgruppe des Teilhabeangebots »Sing ma a weng« sind Menschen mit Demenz, die zu Hause leben, sowie ihre An- und Zugehörigen. Zudem können Besucherinnen und Besucher von Tagespflegeeinrichtungen, Bewohnerinnen und Bewohner von ambulant betreuten Wohngemeinschaften sowie Seniorinnen und Senioren im Landkreis Cham gerne an den Singstunden teilnehmen. Das Teilhabeangebot wurde bewusst für eine breite Zielgruppe im Landkreis Cham geöffnet, um den Inklusionsgedanken zu »leben« und Menschen mit Demenz mit verschiedenen Personengruppen zusammenbringen.

breite Zielgruppe fördert den Inklusionsgedanken

In einem ersten Schritt des Vorhabens wurde ein Liederheft entwickelt, bei dessen Gestaltung speziell auf die Bedürfnisse von Menschen mit Demenz geachtet wurde. Im zweiten Schritt erfolgte die Durchführung von regelmäßigen Singstunden in 16 Seniorengruppen, 6 Tagespflegeeinrichtungen und 4 ambulant betreuten Wohngemeinschaften im Landkreis Cham, in welchen das Liederheft genutzt wurde. Im Folgenden soll die Umsetzung der Maßnahmen Schritt für Schritt beschrieben werden.

Schritt 1: Entwicklung eines Liederheftes

Als erste Maßnahme des Vorhabens wurde ein Liederheft erstellt, das insbesondere Lieder enthalten sollte, die der Zielgruppe bekannt sind. Die Auswahl fiel dabei auf Lieder aus der Oberpfalz und deutsche Volkslieder, deren Texte und Melodien selbst bei Personen mit fortgeschrittener Demenz bzw. eingeschränkter verbaler Kommunikationsfähigkeit Gefühle von Vertrautheit, Geborgenheit und Verbundenheit wecken können.

> »Es ist schön bei den Singnachmittagen zu sehen, wie viel Freude es bringt, wenn altbekannte Melodien in Erinnerung gerufen werden und Menschen mit Demenz mitsingen, die ansonsten nicht mehr viel sprechen.« (Martina Pfeilschifter)

Die Lieddateien wurden vom Bezirk Oberpfalz, vom Volksmusikarchiv des Bezirks Oberbayern und vom Alojado Lieder Archiv (www.lieder-archiv.de) kostenfrei zur Verfügung gestellt.

Das Liederheft umfasst insgesamt 30 bekannte Lieder, die verschiedene Themenbereiche abdecken:

- Wandern (»Wem Gott will rechte Gunst erweisen«)
- Hoffnung, Hochzeit, Hausbau (»Aitz hob i mei Haiserl in Wold«)

- Tiere (»Gell mei Bibihenderl oder Bäurin hat Katz verlorn«)
- Dorfleben und Grenze (»Mir san ma de Schwirza vom Landl«)
- Am Abend (»Guten Abend, gut Nacht«)
- Weihnachten (»Ihr Kinderlein kommet«, »Leise rieselt der Schnee«)
- Hymnen (»Gott mit dir du Land der Bayern« oder »Deutschlandlied«)

biografisch bedingte Musikauswahl

Musik begleitet uns durch unser ganzes Leben. Wenn ein Baby nicht schlafen will, singen die Eltern ein Schlaflied. Im Kindergarten singt man zum Geburtstag: »Wie schön, dass du geboren bist.« Im Musikunterricht in der Grundschule lernen Kinder früher wie heute Lieder. Lernten die in den 60er Jahren Geborenen noch »Es klappert die Mühle am rauschenden Bach«, sangen Kinder in den 90er Jahren »Meine Biber haben Fieber«. Beim Tanzabend waren Schlager aus der jeweiligen Zeitepoche angesagt: »Marmor, Stein und Eisen bricht« oder »Du kannst nicht immer siebzehn sein« sind noch vielen Ü-80ern im Ohr.

Musik berührt uns, weckt Erinnerungen an frühere Ereignisse und regt zum Gespräch an:

> »Gerne erzählen die älteren Frauen bei den Singnachmittagen nach dem Lied ›D'Res, d'Res, d'Res hat an Michl gern‹ über die eigene *Hochzeit*.«
> »Bei den *Tierliedern* berichten die älteren Leute, dass sie auch Hühner zu Hause hatten und in der Kindheit die Aufgabe hatten, die Eier abzunehmen.«
> »Das Lied ›Mir san ma de Schwirza vom Landl‹ kennen fast alle älteren Menschen im Landkreis Cham auswendig. Auf dem Foto unter dem Liedtext sind Zuckerstücke abgebildet. Sie erzählen, dass in ihrer Kindheit Zucker Mangelware war und heimlich Zucker genascht wurde.« (Martina Pfeilschifter)

Am besten wirkt Musik, wenn sie einen Bezug zur eigenen Biografie hat. Hier gilt es, individuelle Erlebnisse, Lieblingsinstrumente, Lieblingslieder und Lieblingssängerinnen und -sänger in Erfahrung zu bringen.

Das Liederheft, das insgesamt 32 Seiten umfasst, wurde im DIN-A4-Format erstellt, um älteren Sängerinnen und Sängern das Lesen zu erleichtern. Darüber hinaus wurde zu jedem Liedtext ein passendes Bild abgedruckt, damit die Sängerinnen und Sänger schnell die richtige Seite finden und sich den Inhalt des jeweiligen Liedes noch besser vergegenwärtigen können. Die Bilder sollen zusätzlich eine Anregung bieten, um mit Menschen mit Demenz ins Gespräch zu kommen Beim Lied »Horch, was kommt von draußen rein« sollen beispielsweise zwei sich berührende rote Herzen auf das Thema »Hoffnung, Hochzeit, Hausbau« einstimmen.

> »Die beiden roten Herzen bringen die meisten mit Liebe in Verbindung.«
> »Gerne erzählen die Sängerinnen und Sänger von früher, als sie noch Hühner hatten oder eine Katze zum Streicheln oder dass der Fuchs die Hühner aus dem Hühnerstall geholt hat, wenn vergessen wurde, abends die Türe zu schließen.«
> »Beim Lied ›Es klappert die Mühle am rauschenden Bach‹ wird bei *klipp klapp* gerne mitgeklatscht. Das gefällt auch Menschen, bei denen die Demenz schon weit fortgeschritten ist.« (Martina Pfeilschifter)

Schritt 2: Durchführung von regelmäßigen Singstunden

Als Kooperationspartner für das Teilhabeangebot konnte der Treffpunkt Ehrenamt beim Landratsamt Cham gewonnen werden, über den sich 30 musikalisch Begeisterte fanden. Die Singstunden wurden von 30 ehrenamtlichen Koordinatorinnen und Koordinatoren in 6 Tagespflegeeinrichtungen und 4 ambulant betreuten Wohngemeinschaften regelmäßig durchgeführt und dauerten – abhängig von der täglichen Verfassung der Teilnehmerinnen und Teilnehmer – etwa eine Stunde. In den 16 Seniorengruppen übernahmen die Leiterinnen die Koordination des gemeinsamen Singens.

Bevor das Liederheft zum Einsatz kam, wurden die ehrenamtlichen Koordinatorinnen und Koordinatoren durch Frau Sandra Kapinsky von der Deutschen Alzheimer Gesellschaft Landesverband Bayern e. V. Selbsthilfe Demenz im Umgang mit Menschen mit Demenz geschult. Im ersten Teil der Schulung wurden allgemeine Informationen zum Thema Demenz sowie Strategien für eine gelungene Kommunikation bei Demenz vermittelt.

Schulung der ehrenamtlichen Koordinatoren

Die Tipps im Umgang mit Menschen mit Demenz erwiesen sich an den Singnachmittagen als äußerst hilfreich:

> »Ein gutes Beispiel hierfür ist eine Frau in einer Tagespflegeeinrichtung, die während des Singens immer wieder aufsteht. Hier nimmt eine Koordinatorin diese Frau an der Hand und geht mit ihr um den langen Tisch herum und setzt sie anschließend wieder auf ihren Platz. Dies wiederholt sich in der Singstunde drei- oder viermal.« (Martina Pfeilschifter)

Im zweiten Teil der Schulung wurde gemeinsam der Ablauf einer Singstunde erarbeitet:

- Ein einleitender Text oder ein Gebet soll auf den Nachmittag einstimmen:
  - »Lieber Gott, unsere Herzen sind rein, mögest du stets bei uns sein. Halte zu uns, heut' den ganzen Tag, leg' die Hände schützend über uns, egal was auch noch kommen mag.«
- Lieder aus dem eigens für das Projekt gestalteten Liederbuch »Sing ma a weng« oder Lieblingslieder der Teilnehmerinnen und Teilnehmer werden gemeinsam gesungen.
- Vor oder nach einem Lied sollen die Teilnehmerinnen und Teilnehmer auch zu Wort kommen.
- Ein Abschiedslied soll den Singnachmittag beenden und auf das nächste Wiedersehen hinweisen:
  - »Muss i denn, muss i denn«, »Guten Abend, gut Nacht«.

Die Bekanntmachung der Singstunden erfolgte über die örtliche Presse und über die Seniorenzeitung »Abseits-DENKSTE« des Landkreises Cham, die viele Seniorinnen und Senioren im Landkreis Cham erreicht. Weiterhin wurde das Teilhabeangebot auf der Homepage des Landkreises Cham sowie auf Facebook bekannt gemacht. Um die verschiedenen Zielgruppen zu erreichen, wurden zudem alle Pflegedienste mit Tagespflege sowie ambulant betreuten Wohngemeinschaften angeschrieben und Bürgerinformationsblätter in den Gemeinden verteilt. Die Teilnehmerzahl schwankte je nach Einrichtungsform zwischen 12 und 30 Teilnehmerinnen und Teilnehmern.

Schritt 3: Sicherstellung der Nachhaltigkeit des Teilhabeangebots

Die Singstunden finden auch nach Ende des Förderzeitraums weiterhin durch die ehrenamtlichen Koordinatorinnen und Koordinatoren statt. Die eigens für das Teilhabeangebot entwickelten Liederhefte können nach wie vor zu Hause, bei den Seniorennachmittagen sowie in den Tagespflegeeinrichtungen und ambulant betreuten Wohngemeinschaften genutzt werden, um gemeinsam altbekannte Lieder zu singen und Menschen mit Demenz in die Gesellschaft zu integrieren. Das Liederrepertoire wird dabei kontinuierlich erweitert, indem die Sängerinnen und Sänger nach ihren Liederwünschen gefragt und die entsprechenden Texte bereitgestellt werden. Die Liederhefte wurden zudem durch ein Preisrätsel in der Seniorenzeitung als Gewinn zur Verfügung gestellt. Dadurch können pflegende Angehörige, Enkelkinder oder Betreuungspersonen gemeinsam mit den Betroffenen zu Hause singen und Ideen für passende Lieder generieren.

26.5 Fazit

Das Teilhabeangebot »Sing ma weng« liefert weitere Belege aus der Praxis für die Wirksamkeit von Musik in der alltäglichen Lebenswelt sowie der Versorgung von Menschen mit Demenz. Hierbei ist eine individuelle und generationsspezifische Auswahl von Liedern wichtig.

Die Auswahl der Lieder im Liederheft erwies sich als passend. So weckten die Lieder Erinnerungen an bedeutsame Ereignisse aus der Biografie wie die eigene Hochzeit und regten zum Gespräch an. Selbst Personen mit fortgeschrittener Demenz reagierten auf die altbekannten Texte und Melodien.

positive Effekte auch für professionelle Akteure

Das Teilhabeangebot ist aber nicht nur für Menschen mit Demenz gewinnbringend, sondern wurde auch von der Projektverantwortlichen, den ehrenamtlichen Koordinatorinnen und Koordinatoren sowie den An- und Zugehörigen als sehr positiv wahrgenommen. So tragen die positiven Effekte des musikalischen Angebots, wie z. B. die Reduktion von Agitation, zur Stärkung der Beziehungsqualität und einer Entlastung der An- und Zugehörigen bei.

Fördermöglichkeiten in Bayern

Um musikalische Angebote als festen Bestandteil des Zusammenseins mit Menschen mit Demenz in verschiedenen Settings implementieren zu können, bedarf es entsprechender Mittel und Formate. Es ist daher wünschenswert, dass noch mehr Personen auf die Möglichkeit einer Förderung durch den Bayerischen Demenzfonds aufmerksam werden und diese nutzen. Seit Januar 2023 gibt es eine weiterentwickelte Förderrichtlinie für den Bayerischen Demenzfonds, die neben der Fördersäule »Teilhabeangebote« um die Fördersäule »Demenzsensible Kommunen« ergänzt wurde. Mit der neuen Fördersäule unterstützt der Bayerische Demenzfonds jetzt auch Programme zum Auf- und Ausbau demenzsensibler Kommunen, die beispielsweise Maßnahmen im Bereich der Netzwerkarbeit, Sensibilisierung und Digitalisierung für Menschen mit Demenz sowie ihre An- und Zugehörigen anbieten (weitere Informationen unter: www.demenzfonds.bayern.de).

Literatur

Blessing, A., Forstmeier, S., Eschen, A. (2014). *Emotionen als Wirkfaktoren psychosozialer Interventionen bei Alzheimer-Demenz.* Zeitschrift für Psychiatrie, Psychologie und Psychotherapie, 62(3), 191–199. doi: 10.1024/1661-4747/a000195

Deutsche Gesellschaft für Neurologie & Deutsche Gesellschaft für Psychiatrie und Psychotherapie, Psychosomatik und Nervenheilkunde e. V. (Hrsg.) (2023). *S3-Leitlinie Demenzen, Version: 4.0, 28.11.2023.* Zugriff am 26.04.2024 unter: https://register.awmf.org/de/leitlinien/detail/038-013

Deutsches Netzwerk für Qualitätsentwicklung in der Pflege (Hrsg.) (2019). *Expertenstandard Beziehungsgestaltung in der Pflege von Menschen mit Demenz.* Osnabrück: Hochschule Osnabrück.

Eska, K., Graessel, E., Donath, C. et al. (2013). *Predictors of institutionalization of dementia patients in mild and moderate stages: A 4-year prospective analysis.* Dementia and Geriatric Cognitive Disorders Extra, 3(1), 426–445. doi: 10.1159/000355079

Jacobsen, J.-H., Stelzer, J., Fritz, T.H. et al. (2015). *Why musical memory can be preserved in advanced Alzheimer's disease.* Brain, 138(8), 2438–2450. doi: 10.1093/brain/awv135

Kuemmel, A., Haberstroh, J., Pantel, J. (2014). *CODEM instrument: Developing a tool to assess communication behavior in dementia.* GeroPsych: The Journal of Geropsychology and Geriatric Psychiatry, 27(1), 23–31. doi: 10.1024/1662-9647/a000100

Schall, A., Haberstroh, J., Pantel, J. (2015). *Time series analysis of individual music therapy in dementia: Effects on communication behavior and emotional well-being.* GeroPsych: The Journal of Gerontopsychology and Geriatric Psychiatry, 28(3), 113–122. doi: 10.1024/1662-9647/a000123

Schmauck-Langer, J. (2022). *Kammerkonzerte für Menschen mit Demenz (WDR Köln).* In: Koch, K. & Reuschenbach, B. (Hrsg.) Konzerte für Menschen mit Demenz: Grundlagen, Durchführung, Erfahrungen (S. 72–78). Stuttgart: Kohlhammer.

Schmitt, B. & Frölich, L. (2007). *Kreative Therapieansätze in der Behandlung von Demenzen – eine systematische Übersicht.* Fortschritt der Neurologie Psychiatrie, 75 (12), 699–707. doi: 10.1055/s-2006-944298

Schnabel, E.-L., Ihnken, A., Schwendner, C., Rester, C. (2022a). *Neue Wege gelungener Teilhabe von Menschen mit Demenz in Zeiten der Pandemie.* Demenz. Das Magazin, 54, 41–42.

Schnabel, E.-L., Weiß, A., Schwendner, C. (2022b). *Soziale Teilhabe als Schlüsselfaktor.* Pflegezeitschrift, 75(1-2), 27–29. doi: 10.1007/s41906-021-1180-x

Sung, H. & Chang, A.M. (2005). *Use of preferred music to decrease agitated behaviours in older people with dementia: A review of the literature.* Journal of Clinical Nursing, 14 (9), 1133–1140. doi: 10.1111/j.1365-2702.2005.01218.x

Tesky, V.A., Schall, A., Pantel, J. (2023). *Nichtmedikamentöse Interventionen für Menschen mit Demenz [Non-pharmacological interventions for people with dementia]*. Innere Medizin, 64(2), 139–146. doi: 10.1007/s00108-022-01446-1

van der Lee, J., Bakker, T.J.E.M., Duivenvoorden, H.J., Dröes, R.-M. (2014). *Multivariate models of subjective caregiver burden in dementia: A systematic review*. Ageing Research Reviews, 15, 76–93. doi: 10.1016/j.arr.2014.03.003

Vink, A.C., Zuidersma, M., Boersma, F. et al. (2013). *The effect of music therapy compared with general recreational activities in reducing agitation in people with dementia: A randomised controlled trial*. International Journal of Geriatric Psychiatry, 28(10), 1031–1038. doi: 10.1002/gps.3924

Wißmann, P. & Ganß, M. (2020). *Öffentliche Einrichtungen als Orte gesellschaftlicher Teilhabe für Menschen mit Demenz*. Zugriff am 10.11.2023 unter: https://www.bmfsfj.de/bmfsfj/service/publikationen/oeffentliche-einrichtungen-als-orte-gesellschaftlicher-teilhabe-fuer-menschen-mit-demenz/160816

Teil D

Die Autorinnen, die Autoren

Dr. Ludwig Amrhein, Diplom-Soziologe (Universität Bamberg) und Diplom-Psychogerontologe (Universität Erlangen-Nürnberg); Promotion am Institut für Gerontologie der Universität Vechta; 1995–2001 Dozent an Fachschulen für Altenpflege und Ergotherapie; 2001–2013 wissenschaftlicher Mitarbeiter an den Universitäten Kassel und Vechta; 2014–2023 Vertretungsprofessor für Soziologie an der FH Dortmund; seit 2023 Vertretungsprofessor für Soziale Gerontologie an der Universität Vechta; Forschung und Lehre zu Themen der Alters- und Lebenslaufsoziologie, der Sozialen Gerontologie und der Altenhilfe/-pflege; seit 2013 im Vorstand der Sektion »Alter(n) und Gesellschaft« der Deutschen Gesellschaft für Soziologie (DGS).

Jeremy Apken, M. A., Studium Management Sozialer Dienstleistungen an der Universität Vechta; seit 2022 wiss. Mitarbeiter im Fachbereich Management Sozialer Dienstleistungen der Universität Vechta; Verhaltensökonomische Forschungen im Bereich motivationsfördernder Anreizsysteme und Spendenverhalten in der analogen und digitalen Freiwilligenarbeit, klimaspezifische Zahlungsbereitschaft und Offenohrigkeit in der Musikgeragogik; Gründungsmitglied des Generationen Digital Verbinden e. V.

Jürgen Bachmann, Dipl.-Kfm., Dipl.-Musikpäd.; Studium der Betriebswirtschaftslehre und Diplom-Musikpädagogik in Nürnberg, 2012–2013 Honorarprofessor für Kultur-, Musik- und Theatermanagement an der Universität für angewandtes Management in Erding; Vorträge und Publikationen zum Seniorenkulturmanagement und zur Musik in der Sozialen Arbeit.

Sabine Baumbach, Ergotherapeutin; Leitung Ergotherapie in verschiedenen Einrichtungen; 2002 freiberufliche Dozentin und Lehrkraft im Gesundheitswesen; Zusatzausbildungen bzw. Weiterbildungen: 2005 Palliative Care für psychosoziale Berufe, 2020 Musikgeragogin.

Friederike Frenzel, Musiktherapeutin und interkulturelle Musikpädagogin; Studium der Musiktherapie an der Hogeschool van Arnhem en Nijmegen (NL); Studium Kulturelle Diversität in der musikalischen Erziehung an der Universität Hildesheim, Center of World Music (Master of Arts); 2012–2016 musiktherapeutische Arbeit, seit 2016 freiberuflich tätig im Bereich Community Music, soziokulturelle Projektentwicklung; Dozentin für Musik in der Altenpflege, seit 2019 Lehrbeauftragte an verschiedenen Hochschulen im Rhein-Main-Gebiet.

Andrea Glodek, Doktorandin Katholische Universität Eichstätt; Studium der Betriebswirtschaftslehre an der Verwaltungs- und Wirtschaftsakademie München; Soziale Arbeit (B. A.) und Angewandte Bildungswissenschaften (M. A.) an der Katholischen Stiftungshochschule München; derzeit Promotionsstudium zu »Digitalen Kompetenzen von Fachkräften der Sozialen Arbeit in der Arbeit mit älteren Menschen« an der Katholischen Universität Eichstätt – Ingolstadt in Kooperation mit der Katholischen Stiftungshochschule München; 2011–2012 wiss. Mitarbeiterin an der KSH München zur Erforschung von Berufseinmündungsprozesse nach dem Studium der Sozialen Arbeit und Pflege, 2012–2022 Grundsatzreferentin im Erzbischöflichen Jugendamt München und Freising; seit 2022 wiss. Mitarbeiterin im Forschungsprojekt »Hochschulische Praxisanleitung« HOPA in der Pflege.

Aiske Ihnken, M. Sc. Gerontologin; Studium der Gerontologie an der Universität Vechta (B.A.) und an der Friedrich-Alexander-Universität Erlangen-Nürnberg (M. Sc.); 2017–2020 Studienkoordinatorin und Raterin für klinische Medikamentenstudien u. a. für Asarina Pharma und Axon Neuroscience; seit 2021 Mitarbeiterin am Bayerischen Landesamt für Pflege.

Dr. Andrea Kenkmann, Studium der Anglistik, Soziologie und Politikwissenschaft (M. A.) Münster; Development Studies (M. A.) University of East Anglia, Norwich, Promotion Soziologie/Philosophie sowie berufsbegleitendes Studium Advanced Educational Practice (M. A.) in Norwich; 1999–2017 verschiedene Teilzeittätigkeiten in Pflegeeinrichtungen und in der Erwachsenenbildung, Lehraufträge an Hochschulen und als wiss. Mitarbeiterin an Forschungsprojekten im Bereich stationäre Versorgung älterer Menschen; 2017–2023 wiss. Mitarbeiterin am Kompetenzzentrum »Zukunft Alter« an der Katholischen Stiftungshochschule München; seit 2021 Vertretungsprofessur in Sozialer Gerontologie an der Hochschule Nordhausen.

Prof. Dr. phil. Kai Koch, Studium Schulmusik und Chemie für das Lehramt an Gymnasien und Gesamtschulen in Detmold und Paderborn sowie Orgel (M. Mus.) und Chorleitung (M. Mus.) in Münster und Berlin; Promotion im Fach Musikpädagogik an der Universität Paderborn; 2013–2018 Studienrat in Münster und Annweiler; 2018–2020 Professor für Musikpädagogik in der Sozialen Arbeit an der Katholischen Stiftungshochschule München; 2020–2024 Professor für Musikpädagogik an der Universität Vechta; seit 2024 Professor für Musik und ihre Didaktik an der Pädagogischen Hochschule Karlsruhe; Forschungen zur Musikpädagogik und -didaktik, Gründer des Netzwerks »Singen im Alter«, Mitglied im Bundesvorstand des Bundesverbands Musikunterricht e. V. und erster Vorsitzender der Deutschen Gesellschaft für Musikgeragogik e. V.

Prof. Dr. phil. Ute Konrad, 2005–2011 Lehramtsstudium GHR/Ge in Wuppertal; 2011–2013 Referendariat in Solingen; seit 2021 Masterstudium Geragogik an der PH Karlsruhe; 2013–2014 Lehrerin in Dortmund; 2014–2022 wiss. Mitarbeiterin an der Universität Bremen und der Hochschule für Musik, Theater und Medien Hannover sowie an der Bergischen Universität Wuppertal; 2021 Promotion Musikpädagogik; 2022–2023 Gastprofessorin Musikpädagogik an der Universität der Künste Berlin; 2023–2024 Verwaltung der Professur für Musikpädagogik und Heterogenität an der Hochschule für Musik, Theater und Medien Hannover; seit 2024 Professorin für Musikpädagogik an der Universität der Künste Berlin; Forschung zur Musikpädagogik und Musikgeragogik.

Devin Kwasniok, M. A.; Studium Gerontologie (B. A.) und Management Sozialer Dienstleistungen (M. A.) in Vechta; seit 2020 wiss. Mitarbeiter und Promotionsstudent am Fach Management Sozialer Dienstleistungen der Universität Vechta; Forschungen zu Digital Volunteering im Bereich der Altenhilfe, Verhaltens- und Gesundheitsökonomik; 2. Vorsitzender des Generationen Digital Verbinden e. V.

Wolfram Lamparter, Studium Orchestermusik mit Hauptfach Trompete an den Musikhochschulen in Stuttgart und Mannheim; 1992–1999 Projektmanagement im Freiburger Barockorchester, seit 2000 im Managementteam des SWR Symphonieorchesters mit wechselnden Aufgabenbereichen, seit 2008 mit dem Schwerpunkt Musikvermittlung.

Irina Lehnert, Studium der Literaturwissenschaften (mit Nebenfächern Politikwissenschaften und Geschichte); M. A. in Münster, Lyon und Berlin; anschließend als Sprachassistentin ein Jahr in Kerkrade/Niederlande; 2008 Volontariat in der Presseabteilung des Rowohlt Verlags Hamburg; anschließend bis 2010 Pressereferentin beim Rowohlt Verlag; seit 2010 bis heute beschäftigt als Pressereferentin beim europäischen Kulturkanal ARTE in Straßburg; 2014 berufsbegleitende Weiterbildung zur Kulturgeragogin an der FH Münster, seitdem regelmäßige Durchführung von Musik- und Theaterprojekten mit älteren Menschen, Fokus auf der Arbeit mit an Demenz erkrankten Menschen.

Bernd Josef Leisen, M. A.; Studium Dienstleistungsmanagement an der Universität Vechta, konsekutives Masterstudium im Bereich Wirtschafts- und Rechtswissenschaften(M. A.) an der Universität Oldenburg; seit 2015 wiss. Mitarbeiter und Praktikumsbeauftragter im Fachbereich Management Sozialer Dienstleistungen der Universität Vechta; Praxisprojekte und verhaltensökonomische Forschung zu aktuellen Fragestellungen im Feld Sozialer Dienstleistungen wie intergenerationale Kooperation, Digitale Freiwilligenarbeit, Soziale Integration Geflüchteter etc.

Marcus Maier, LL.M. Krankenpfleger, Lehrer für Pflegeberufe, Studium der Rechtswissenschaften, Geschäftsführer des Damenstift am Luitpoldpark.

Monika Mayr, Mag. art.; Studium Rhythmik/Musik und Bewegungspädagogik an der Universität für Musik und darstellende Kunst in Wien; Weiterbildungen: 1993–1995 TAKETINA nach Reinhard Flatischler, München; 2008 Zertifizierung zur Musikgeragogin im Fachbereich Sozialwesen, FH Münster; 2014 Zertifizierung zur Rhythmik mit Senioren, Institut Jaques Dalcroze, Genf/Basel; 2016 LIMA (Lebensqualität im Alter) – SeniorInnentrainerin, Wien; 1992–2004 Vorstandsmitglied im Bildungswerk Rhythmik/ BWR Rhythmik e. V. in Deutschland; seit 2009 Senior Lecturer, Institut für Musik- und Bewegungserziehung sowie Musikphysiologie an der Universität für Musik und darstellende Kunst Wien; langjährige Seminartätigkeit im In- und Ausland sowie Forschungen zur Rhythmikpädagogik und Rhythmikgeragogik; www.monika-mayr.de

Prof. Dr. rer. pol. Vanessa Mertins, Studium der Volkswirtschaftslehre (Dipl.-Volkswirtin) und Wirtschaftspädagogik (Dipl.-Handelslehrerin) Universität des Saarlandes und University of Newcastle-upon-Tyne; 2009 Promotion im Fach Wirtschaftswissenschaften an der Justus-Liebig-Universität Gießen; seit 2015 Professorin für Betriebswirtschaftslehre mit dem Schwerpunkt Management Sozialer Dienstleistungen an der Universität Vechta; Forschung zu bürgerschaftlichem Engagement, intergenerativer Zusammenarbeit sowie Digitalisierung sozialer Dienstleistungen; 1. Vorsitzende des Vereins Generationen Digital Verbinden e. V.

Prof. em. Barbara Metzger, Lehramtsstudium für Grund- und Hauptschulen, Diplompädagogik mit Nebenfächern Soziologie und Psychologie, Künstlerische Reifeprüfung Querflöte; Musikschulleiterin, Dozentin an der Fachakademie für Musik Würzburg, Prof. für Elementare Musikpädagogik an der Hochschule für Musik Würzburg; Workshops, Fachartikel und Fortbildungen im In- und Ausland zur Instrumental- und Elementarpädagogik sowie -geragogik.

Jutta Michel-Becher, Studium der Kirchenmusik und Musikpädagogik an der Münchner Musikhochschule; Meisterkurse sowie weitere Studien zur der Musikwissenschaft und Phonetik; seit über 30 Jahren als Kirchenmusikerin tätig; organisiert und leitet überregionale Chortreffen sowie Veranstaltungsreihen etc.; 2011 mit einem Kulturpreis für ihr Engagement ausgezeichnet; seit einigen Jahren Leitung des Seniorenchores im Augustinum München-Neufriedenheim; Herausgeberin und Autorin der Seniorenchorbuch-Reihe »Silberklang« bei Schott-Music; Vorträge und Workshops zum Thema (Chor-)Singen mit Seniorinnen und Senioren.

Simone Viviane Plechinger, Dipl.-Musiktherapeutin (FH, DmtG); Neurologische Musiktherapeutin, Heilpraktikerin für Psychotherapie; Studium der Musiktherapie in Heidelberg, Weiterbildung zur Neurologischen Musiktherapeutin, Colorado State University; seit 1999 in freier Praxis tätig mit Schwerpunkt Demenz, Neurologie und Palliative Care; Weiterbildung zum Dementia Care Mapper; Autorin der Lernapp Supernurse sowie mehrfache

Fachbuchautorin; berät und begleitet mit kreativen Mitteln interprofessionelle Teams in der Pflege im In- und Ausland.

Ricarda Raabe, Dipl.-Sozialpädagogin; Altenpflegerin; Drum Circle Facilitatorin, HealthRHYTHMS® Moderatorin, VivaRhythm® Facilitatorin; lösungs- und systemorientierter Coach; langjährige Erfahrung in der internationalen Moderation von Drum Circles; nationale und internationale Referententätigkeit zum Thema »Drum Circle Facilitation – die Kunst des Anleitens« in verschiedenen Hochschulen, Musikakademien und Bildungseinrichtungen; Leiterin der Fortbildung zum »Creative Rhythm Facilitator« in Deutschland und der Schweiz; Homepage: https://www.Lust-auf-trommeln.de

Prof. Dr. phil Bernd Reuschenbach, Krankenpfleger; Studium der Psychologie und Gerontologie an den Universitäten Bonn und Heidelberg; 1999–2008 wiss. Mitarbeiter an der Universität bzw. am Universitätsklinikum Heidelberg; seit 2009 Professor für gerontologische Pflegewissenschaft und Qualitätsmanagement an der Katholischen Stiftungshochschule München.

Dr. phil. Kerstin Schatz, Kirchenmusikdirektorin; Studium der Kirchenmusik (B) in Bayreuth sowie Inklusive Musikpädagogik (M. A.) und Community Music (M. A.) in Eichstätt; Promotion im Fach Musikpädagogik an der Universität Vechta; zertifizierte Musikgeragogin und Altenbetreuungskraft; seit 1996 Dekanatskantorin in der Evang.-Luth. Kirche in Bayern; Arbeitsschwerpunkte: kirchenmusikalische Breitenarbeit, inklusive Kirchenmusik, Kirchenmusikgeragogik; Forschungen zu inklusiver Kirchenmusik und Kirchenmusikgeragogik; Mitglied des Community Music Netzwerk e. V., Mitglied im Projektbeirat für das Bundesmusiktreffen 60plus (BMCO e. V.), zweite Vorsitzende der Deutschen Gesellschaft für Musikgeragogik e. V.

Dr. phil. Eva-Luisa Schnabel, Studium der Psychologie in Bamberg; Promotion im Fach Psychologie Universität Heidelberg; 2015–2019 wiss. Mitarbeiterin und Stipendiatin an der Universität Heidelberg; seit 2020 Mitarbeiterin am Bayerischen Landesamt für Pflege und seit 2021 Leitung des Referats »Demenz und Teilhabe«; seit 2022 nebenberufliche Lehrbeauftragte an der Katholischen Stiftungshochschule München.

Dr. phil. Oliver Schöndube, Lehramtsstudium (Deutsch/Musik) an der TU Braunschweig, Dipl.-Musiktherapie an der Universität Münster, Promotion an der Universität Münster im Fach Musiktherapie; umfassende praktische pädagogische und klinische Erfahrung als Beratungslehrer, Musikpädagoge und Musiktherapeut; Dozententätigkeit in Fort- und Weiterbildung, Lehrauftrag für Musikpsychologie an der Universität Vechta, langjährig freiberuflich im Netzwerk für ambulante Musiktherapie »Musik auf Rädern«.

Dr. phil. Christine Schwendner, Dipl.-Gerontologin, Dipl.-Sozialpädagogin (FH), Industriekauffrau (IHK); seit 2018 Leiterin des Referats Demenzstrategie, Beratung in der Pflege, Angebote zur Unterstützung im Alltag im Bayerischen Staatsministerium für Gesundheit, Pflege und Prävention; 2003–2017 Referentin bzw. stv. Leiterin des Referats Seniorenpolitik und Seniorenarbeit im Bayerischen Staatsministerium für Arbeit und Soziales, Familie und Integration; 1991–2002 Leiterin eines Alten- und Service-Zentrums in München.

Armando Sommer, Experte für Marketing und Außenkommunikation, Klangschalen Experte Demenz Peter Hess®, Betrieblicher Gesundheitsmanager; Initiator des Wir Sind Altenpflege e. V., seit 2015 Vorstand und seit 2021 Geschäftsführer; verantwortlich für Finanzen, Marketing, Netzwerk, Akquise, Organisation und Durchführung der Angebote; Workshopleiter, Projektentwickler und Eventveranstalter.

Juno Sommer, Pflegefachkraft, Heim- und Pflegedienstleitung, Fachwirtin im Gesundheitswesen, Qualitätsmanagerin, Dozentin, Trainerin & Coach, Referentin und Workshopleiterin, Klangschalen Expertin Demenz Peter Hess®; seit 2015 Vorstand im Wir Sind Altenpflege e. V., verantwortlich für fachliche und inhaltliche Gestaltung der Angebote; Referentin für Personalentwicklung.

Prof. Dr. sc. mus. Jan Sonntag, Dipl.-Musiktherapeut (FH, DMtG, HPG); Studium der Musiktherapie an der FH Heidelberg, 2013 Promotion an der Hochschule für Musik und Theater Hamburg, seit 2015 Professur für Musiktherapie an der MSH Medical School Hamburg; seit 1999 Musiktherapie in Praxis, Forschung und Lehre mit Schwerpunkt Demenz; Internationale Vortrags- und Publikationstätigkeit; Entwickelte das Atmosphärenkonzept in der Musiktherapie; Homepages: https://www.jansonntag.de und https://www.arts-and-change.de

Martina Stauber, Bankkauffrau, ärztlich geprüfte Gesundheitsberaterin GGB; seit 2011 Betreuungskraft im Seniorenheim; Hochschulzertifikat Musikgeragogik; Veeh-Harfen-Seminar »Ensembleleiter werden«; Ausbildungskurs »Lebensqualität fürs Alter«; Ausbildungskurs »Heilsames Singen und Tanzen«; seit 2020 Dozentin für Fortbildungen von Betreuungskräften im Bereich der Musikgeragogik; seit 2022 Dozentin im Bistum Regensburg für Kurse »Lebensqualität fürs Alter«.

Katrin Steudemann, Dipl.-Musiktherapeutin, Dipl.-Musiklehrerin; Studium Schulmusik Lehramt Gymnasium, Violin-Pädagogik sowie Musikalische Früherziehung an der Hochschule für Musik Weimar, Geschichte Lehramt Gymnasium an der Universität Jena, 2003–2005 Musiktherapie an der Universität Münster; 1995–2003 Tätigkeit als Gymnasiallehrerin, seit 2005 selbständige Musiktherapeutin, seit 2019 im Netzwerk »Musik auf Rädern«, seit 2012 angestellte Musiktherapeutin am LVR Klinikum Essen; als Dozentin in Fort- und Weiterbildung tätig.

Prof. Dr. sc. hum. Alexander F. Wormit, Diplomstudiengang Musiktherapie in Heidelberg; Promotion im Fach Anaesthesiologie und Schmerztherapie an der Universität Heidelberg; 1998–2008 wiss. Mitarbeiter am Deutschen Zentrum für Musiktherapieforschung e. V.; seit 2008 Professor für Klinische Musiktherapie an der SRH Hochschule Heidelberg; seit 2021 Prodekan für Forschung an der Fakultät für Therapiewissenschaften; Forschungen zur Musiktherapie in der geriatrischen Pflege, in der Palliativmedizin sowie bei chronisch nichtmalignen und malignen Schmerzen; seit 2010 Mitglied im Wissenschaftlichen Beirat der Deutschen Musiktherapeutischen Gesellschaft; seit 2022 Mitglied in der Bundesinitiative Musik und Demenz.

Anette Zanker-Belz, Lehramtsstudium an Realschulen für Musik, Deutsch, Geschichte in Ludwigsburg und Freiburg (Staatsexamen); CAS Musikvermittlung (ZHDK Zürich); CAS Geragogik (PH Karlsruhe); Hochschulzertifikat Musikgeragogik (FH Münster/Vechta), Pflegeberatung (Forum Berufsbildung Berlin); Gründung und Geschäftsführung des Sozialunternehmens »Lebenslang lebendig Mensch gGmbH« (seit 2021) für Beratungen, Seminare, Vorträge u. a. für pflegende Angehörige, Initiierung des Projekts »Lebenslang Musik«.